THÉRAPEUTIQUE

DES

EMPYÈMES

LA THÉRAPEUTIQUE

DES

EMPYÈMES

PAR

Le Docteur E. CESTAN

ANCIEN INTERNE DES HÔPITAUX DE PARIS

———— ❦ ————

PARIS

GEORGES STEINHEIL, Éditeur

2, RUE CASIMIR-DELAVIGNE, 2

—

1898

AVANT-PROPOS

Il peut sembler téméraire, après le remarquable traité
de Bouveret et le très élégant livre de Debove et Courtois-
Suffit, de vouloir ajouter quelque chose au traitement des
pleurésies purulentes.

De ces ouvrages, le premier, monument solide, fait de
matériaux lentement amassés, minutieusement examinés,
longuement réfléchis, est et restera toujours à consulter;
nous y avons puisé largement. Le second, œuvre facile,
de langue alerte et vive, mettant à profit les recherches
antérieures de l'un des auteurs, après un clair exposé de
l'étude bactériologique des empyèmes, en déduit avec
aisance les conséquences thérapeutiques nouvelles.

Mais ces deux très bons livres ne vont pas sans quelques
lacunes. J'ai hâte de dire que la plupart étaient inévitables, inhérentes aux travaux les meilleurs de la veille
que distancent les progrès incessants du lendemain. Le
traité de Bouveret devait forcément passer sous silence la
question microbienne des épanchements purulents de la
plèvre, puisque en 1888 cette question ne se posait pas
encore. D'autre part, ne faut-il pas constater aujourd'hui
la réaction légère qui tend à diminuer la portée absolue
des conclusions formulées en 1892 par Debove et Courtois-
Suffit, à la suite des discussions d'alors ?

Enfin ces deux ouvrages ont été écrits par des médecins

pour des médecins ; et cette nuance délicate, à laquelle nous ne voulons attacher nulle ironie, plus facile à saisir encore sur le second, indique mieux qu'une longue phrase les reproches dont ils sont passibles. Suffisants pour ce qui touche à la thoracentése et à la pleurotomie dont un regretté praticien a dit paradoxalement qu'elle était le triomphe et devait rester l'apanage du médecin, ces livres ne le sont pas assez pour ce qui regarde l'empyéme chronique. Et ce défaut s'accuse encore au moment où naissent et grandissent nombre de méthodes opératoires nouvelles qui, en des sens divers, semblent heureusement reculer les bornes de l'intervention chirurgicale.

Grouper les faits nouveaux, les statistiques récentes venues surtout de l'étranger, les travaux bien français de Jaboulay, Quénu, Delagenière, Boitin, Delorme, etc. et quelques recherches personnelles, pour en tirer si possible des conclusions solides, tel est simplement notre but. Cet ouvrage serait de trop large envergure s'il voulait embrasser tous les côtés de la très vaste question des empyémes. Nous le voulons borner à la thérapeutique. Ainsi volontairement, l'historique ne comportera-t-il pas de paragraphe spécial ; aussi bien a-t-il été résumé par Debove et Courtois-Suffit avec une complète maîtrise et nous contenterons-nous d'ajouter les détails nécessaires au cours de notre description. Ainsi également des notions étiologiques, anatomiques et cliniques, nous userons seulement dans la mesure où elles pourront éclairer et justifier la question du traitement.

Ce travail comprendra deux parties, la première consacrée à la cure des empyémes récents[1], la deuxième à

____

[1] Nous sommes les premiers à reconnaître combien notre division risque de paraître spécieuse ; entre les empyémes récents et les empyémes

celle des empyèmes chroniques. Chacune d'elles, après un chapitre préliminaire touchant les causes et les traits principaux des lésions observées, comprendra l'étude successive : 1° des procédés opératoires; 2° des résultats; 3° des indications et contre-indications générales et particulières.

---

chroniques tous les intermédiaires existent. Il est cependant pour ces derniers des différences habituellement si grandes, dans les lésions anatomiques et les indications opératoires, que nous avons voulu les traduire d'un mot, imparfait sans doute, suffisant peut-être à notre but. Aussi malgré ses défauts et ne cherchant d'ailleurs en elle qu'un cadre commode pour notre description, conserverons-nous notre classification en empyèmes récents et empyèmes chroniques.

PREMIÈRE PARTIE

LES EMPYÈMES RÉCENTS

Notions préliminaires.

§ I. — Étiologie et Bactériologie des Empyèmes.

L'histoire des causes de l'empyème a subi l'influence inévitable des découvertes bactériologiques modernes et doit, pour ce motif, être divisée en deux périodes.

La première est d'observation clinique pure : on se borne à noter la succession des faits et du « post hoc, propter hoc » à déduire des notions étiologiques souvent trop incomplètes ou trop absolues. C'est ainsi que les affections pulmonaires : pneumonie, broncho-pneumonie, tuberculose, gangrène ; les infections générales : scarlatine, variole, rougeole, fièvre typhoïde, puerpéralité, pyohémie, morve même, viennent avec les lésions thoraciques et viscérales de voisinage : paroi costale, trachée, œsophage, foie et appendice aussi, constituer les causes des empyèmes dits secondaires, à côté du groupe des pleurésies purulentes dites idiopathiques ou primitives.

Un examen plus attentif montra bientôt que l'évolution de la maladie différait avec son origine, et dès 1881 Gerhardt créait le groupe des pleurésies métapneumoniques dont Ewald[1] avait déjà estimé la fréquence à 36 °/₀ des empyèmes. C'était un acheminement heureux vers les recherches bactériologiques modernes.

[1] Ewald. *Charités Annalen.* 1875.

Seule l'étude microbienne du pus pouvait et devait donner du problème étiologique une solution rigoureuse.

Cette étude remonte à dix ans à peine.

Fraenkel[1] en 1885 et 1888, Renvers[2] en 1889 en furent les instigateurs à l'étranger — En France, elle fut brillamment inaugurée en 1889-1890 par Netter[3] dont les importantes communications à la Société médicale des Hôpitaux furent très remarquées. Presque simultanément, Marfan[4], dans une bonne revue, enregistrait les résultats acquis dans cette voie et, deux ans plus tard Vignalou[5], Courtois-Suffit[6] écrivaient sur ce sujet leurs remarquables thèses inaugurales. Depuis, les recherches se sont multipliées assez nombreuses et assez concordantes pour qu'on puisse aujourd'hui en tirer des conclusions fermes.

Ce n'est pas cependant que tous les auteurs aient, depuis ces travaux importants, apporté dans leurs statistiques une rigoureuse précision. Bon nombre se contentent encore d'appréciations étiologiques grossières et dépourvues du contrôle bactériologique qui semble indispensable aujourd'hui. Ces données approximatives ne sont pas cependant sans intérêt.

Au point de vue *étiologique* pur, on a divisé les empyèmes en métapneumoniques, idiopathiques, pyohémiques et tuberculeux. Nous verrons de quelles réserves formelles la bactériologie est venue tempérer pareilles appréciations. Pourtant voici quelques résultats.

Chez l'enfant d'abord. — Simmonds[7] de Hambourg, sur 40 cas, notait 31 pneumonies, 11 scarlatines, 8 rougeoles, 12 tuberculoses; Israël[8], de Copenhague, sur 59, 11 pneumonies, 7

---

[1] Fraenkel, *Soc. de méd. de Berlin*, 1885. — et: *Charité's Annalen*, 1888.

[2] Renvers, *Charité's Annalen*, 1889.

[3] Netter, *Soc. méd. des Hôpitaux*, janvier 1889 et 10 mai 1890, p. 151.

[4] Marfan, *Gaz. des Hôpitaux*, 31 août 1889, p. 901, n° 99.

[5] Vignalou, Thèse de Paris, 1891.

[6] Courtois-Suffit, Thèse de Paris, 1891.

[7] Simmonds, *Deutsch. Arch. f. klin. Med.*, Bd XXXIV, cité par Finkelstein et Netter.

[8] Israël, Thèse de Copenhague, 1882, cité par Finkelstein et Netter.

scarlatines, 5 rougeoles, 10 tuberculoses ; Robertson[1], sur 13,
7 pneumonies ; Netter[2], sur 27, 11 pneumonies franches, 3
broncho-pneumonies et 9 pneumonies méconnues ; Anna Finkelstein[3], réunissant aux séries précédentes d'autres cas nouveaux arrivait à un total de 288 faits avec 99 (35 %) pneumonies,
35 (12 °) scarlatines, 30 (10 5 °) rougeoles, 29 (10 ° °) tuberculoses.

Emmet Holt[4] accuse la pneumonie 19 fois sur 20 ; Poore[5],
sur 14 cas, relève 9 pneumonies, 1 scarlatine et 4 étiologies
douteuses ; Hottinger[6] note 36 pneumonies sur 43 ; Adam[7],
22 sur 32 ; Hofmokl[8], 24 sur 28 ; Sutherland[9], sur 24 cas
d'empyème double, distingue 14 pleurésies métapneumoniques,
1 idiopathique, 1 bronchopneumonique, 1 gangréneuse, 3 douteuses ; Martinez Vargas[10], sur 5 faits, note 2 pneumonies et 3
bronchopneumonies grippales. Enfin Wightman[11], sur 1008 cas
de scarlatine relevés dans les St-Thomas Hospital's Reports et
dans The Lancet de 1891, n'a pu trouver un seul fait de pleurésie
suppurée.

Chez l'adulte, Dœrfler[12], sur 24 cas, trouve 12 empyèmes
métapneumoniques, 1 septique, 1 grippal, 1 consécutif à une
bronchite, 6 tuberculeux ; Carl Aust[13], sur 33 cas, dont 1 enfant, note 12 pleurésies métapneumoniques, 3 post-typhiques,
3 putrides, 2 puerpérales, 13 tuberculeuses ; Bohland[14], sur

[1] Robertson, *Medical Chronicle*, 1888, t. VIII, pages 107, 216, 264.
[2] Netter, *Soc. méd. des Hôp.*, janvier 1888 et mai 1890.
[3] Finkelstein, Thèse de Paris, 1889-1890.
[4] E. Holt, *The Archives of Pædiatrics*, 1892, p. 350.
[5] Poore, *The New-York Medical Journ.*, 24 septembre 1892, p. 347.
[6] Hottinger, Thèse de Zurich, 1892, cité par Netter.
[7] Adam, Analyse in *Jahrb. für Kinderheilk.*, Band XV, 1893 ; H. V et VI,
p. 415 et cité par Netter.
[8] Hofmokl, cité par Netter.
[9] Sutherland, *The Lancet*, 9 juin 1894, t. I, p. 1450.
[10] M. Vargas, *Congrès de Bordeaux*, 1895.
[11] Wightman, *The Lancet*, 30 novembre 1895, t. II, p. 1357.
[12] Dœrfler, *Münchener med. Woch.*, 1892, Nos 5 et 16, p. 79 et 820.
[13] Carl Aust, *Münchener med. Woch.*, 1892, Nos 5 et 16, p. 79 et 817.
[14] K. Bohland, *Deutsche med. Woch.*, 26 mars 1896, N° 13, p. 186.

20 cas, dont 3 enfants, relève 7 épanchements métapneumoniques, 6 idiopathiques, 3 tuberculeux, 2 fétides, 1 par rupture d'un kyste hydatique du foie et 1 traumatique.

Si nous ajoutons à ces importantes séries les statistiques où l'âge des malades n'est pas explicitement mentionné, nous trouvons que Warbasse[1], sur 17 cas, compte 4 empyèmes métapneumoniques, 7 pyohémiques, 1 traumatique, 1 d'origine hépatique, 4 tuberculeux. Schede[2], dans un ensemble des plus considérables qui aient été fournis, sur un total de 709 empyèmes, en note 543 de métapneumoniques, 101 d'idiopathiques, 50 de secondaires ou métostatiques, 15 de tuberculeux.

Ces résultats, tout grossiers qu'ils soient, ont leur valeur. Ils nous montrent déjà le rôle prédominant des pleurésies dites métapneumoniques, qui, sur la somme des chiffres rapportés plus haut, entrent pour 61 °, et dépassent même 65 °, chez l'enfant, proportion qui s'accorde d'ailleurs avec les données bactériologiques que nous allons examiner.

La *bactériologie* est venue cependant montrer que la classification étiologique a seulement une valeur très relative et ne peut être acceptée qu'à titre d'indication générale. Netter[3], le premier, Laveran[4] après lui ont prouvé que le terme de « pleurésie métapneumonique » devait être abandonné, car il réunit à tort dans un groupe commun des empyèmes de nature et d'évolution essentiellement variables. Après la pneumonie, en effet, l'empyème ne contient pas toujours nécessairement des pneumocoques ou rien que des pneumocoques. Le pus peut en être au contraire totalement dépourvu et présenter seulement ou des streptocoques ou des associations microbiennes diverses qui en modifient complètement la marche et le pronostic.

C'est ainsi que sur une série de 4 pleurésies dites métapneumoniques, Laveran a trouvé 4 fois des streptocoques purs; que

---

[1] WARBASSE. *Annals of Surgery.* 1893. t. XVII. p. 111.

[2] SCHEDE. *Handbuch der speciellen Therapie inner. Krankh.,* de Penzoldt et Stintzing. 1896. Band III. p. 542-588.

[3] NETTER. *Soc. méd. des Hôp.,* 16 mai 1890 l. c.

[4] LAVERAN. *Soc. méd. des Hôp.,* 23 mai 1890. p. 175.

Withington [1], sur 13 cas consécutifs à la pneumonie, n'a trouvé que 2 fois le pneumocoque à l'état de pureté ; que Lamarque [2] enfin, dans une pleurésie métapneumonique, avec pus d'apparence pneumococcique, n'a trouvé que du streptocoque.

Aussi le vocable de « pleurésie métapneumonique » doit-il être définitivement rejeté comme trop indécis, et la classification des épanchements doit-elle être fondée non plus sur la maladie causale mais uniquement sur la qualité bactérienne du pus.

Préoccupé de ce fait, Marfan avait distingué 3 groupes d'empyèmes : pneumococcique, pyohémique (à staphylocoques ou streptocoques) et tuberculeux. Netter, dès 1890, se fondant sur l'analyse bactériologique de 109 cas, après avoir écarté les faits exceptionnels (tétragène, bacille pseudo-typhique, bacille encapsulé de Friedländer, staphylococcus aureus), admettait 4 espèces principales de pleurésies purulentes : 1° pleurésies à pneumocoques ; 2° pleurésies à streptocoques ; 3° pleurésies putrides ; 4° pleurésies tuberculeuses.

Sur les 109 cas examinés par lui il trouvait :

32 fois, soit 26,7 °/₀, des pneumocoques purs.

51 — 44 °/₀, des streptocoques.

3 — 2,8 °/₀, des pneumocoques associés aux streptocoques.

15 — 13,7 °/₀, des organismes saprogènes (pleurésies putrides).

12 — 11 °/₀, des bacilles tuberculeux.

1 — le staphylococcus aureus à l'état pur.

— 1,8 °/₀, le staphylococcus aureus associé.

Il faisait, au sujet de ce dernier, remarquer que ce microbe est exceptionnellement cause de suppuration dans les séreuses, et qu'il est dans ce cas toujours associé à d'autres espèces.

Les chiffres réunis de Rosenbach, Weischelbaum, Fraënkel, Renvers (tous cités par Netter) donnent sur 36 cas :

[1] Withington. *The Boston med. Journal*, 3 janvier 1895, t. I, p. 5.
[2] Lamarque. *Journal de méd. de Bordeaux*, 27 janvier 1895, p. 35.

25 °/° de pneumocoques.

30,5 °/₀ de streptocoques.

 8,3 °/₀ de pneumocoques et streptocoques unis.

13,9 °/₀ de staphylocoques.

Ces moyennes, sauf la dernière, concordent suffisamment avec celles de Netter.

Mais ce dernier a poussé plus loin son intéressante analyse. Il a ainsi montré les différences grandes qui séparent les empyèmes chez l'enfant et chez l'adulte. Dans ses recherches de 1890, portant sur 109 cas, il relevait :

	Sur 28 enfants.	Sur 19 adultes.
Pneumocoques purs ou associés aux staphylocoques......................................	53,6 °/₀	17,3
Pneumocoques associés aux streptocoques...	3,6	2,5
Streptocoques purs........................	17,8	53
Microbes saprogènes.......................	10,7	} 25
Épanchements amicrobiens ou tuberculeux..	14,3	

de sorte que, par une véritable opposition, la pleurésie à pneumocoques serait aussi fréquente chez l'enfant que la pleurésie à streptocoques chez l'adulte et, chez celui-ci la pleurésie à pneumocoques aussi fréquente que la pleurésie à streptocoques chez celui-là. Les pleurésies putrides et gangréneuses se montreraient au contraire également aux deux âges.

Sur 35 pleurésies idiopathiques ou primitives, il y avait 20 fois des pneumocoques, 15 fois des streptocoques. Sur 22 pleurésies secondaires, il y avait 11 fois des pneumocoques (11 pleurésies métapneumoniques et 11 fois des streptocoques (7 pleurésies grippales, 4 pleurésies métapneumoniques).

De ces premières recherches si intéressantes, ressortait ce fait capital, en accord d'ailleurs avec les données étiologiques générales :

La pleurésie purulente de l'enfant est une fois sur deux à pneumocoques.

La pleurésie purulente de l'adulte est une fois sur deux à streptocoques.

Les recherches ultérieures ont confirmé les conclusions formulées par Netter en 1890.

Dans la thèse de Courtois-Suffit, sur un total de 64 observations personnelles ou empruntées à divers auteurs, par une coïncidence curieuse, on peut relever 28 % de pneumocoques purs ; 57 % de streptocoques purs ou associés ; 14 % de pleurésies tuberculeuses. Mais ces résultats n'ont que la valeur relative des séries non intégrales.

Nous n'en dirons pas autant des statistiques suivantes que nous résumons très-brièvement : .

Prudden [1], sur 24 cas, note 11 fois (45 %) des pneumocoques : 8 fois (33 %) des streptocoques ; 1 fois (4, 2 %) des bacilles de Koch ; 4 fois (16, 6 %) de microbes divers.

Thue [2], sur 24 cas également relève : 14 fois (58 %) des pneumocoques, 5 fois (20, 8 %) des streptocoques, 3 fois (12, 5 %) de la tuberculose. Mais il fait aussi remarquer que ces 24 faits ont été observés au cours d'une épidémie grippale, fertile en pneumocoques.

Ces deux statistiques ne portent pas d'indication précise sur l'âge des malades. Les suivantes s'appliquent exclusivement à l'enfant.

Koplik [3], en 1890, notait sur 12 cas, 7 fois du pneumocoque, 1 fois du streptocoque, 1 fois de la tuberculose. En 1895 [4], sur un total de 15 faits, il relevait 9 fois (60 %) du pneumocoque, 3 fois (20 %) du streptocoque, 2 fois (13,3 %) du staphylocoque, 1 fois de la tuberculose.

Breton [5] et Cadet de Gassicourt [6], dont les deux statistiques renferment des observations communes, sur 23 cas, notaient 10 fois (76, 9 %) du pneumocoque, 1 fois du pneumocoque associé,

[1] Prudden, cité par Jackson, The Boston med. Journal, 3 janvier 1896, vol. I, p. 13.

[2] Thue. Norsk Magazin for Laeger, 1895, cité par Netter et Klin. Antulwg. 1889, p. 211.

[3] Koplik. Soc. Amér. de Pédiatrie de New-York, juillet 1890.

[4] Jenner. Archive of Pediatrics, 1892, t. IX, p. 111 et New-York Acad. of medic., 16 janvier 1895, analysée in The Med. News, 8 février 1895, p. 164.

[5] Breton. Revue mensuelle des mal. de l'enfance, 1892, p. 60.

[6] Cadet de Gassicourt. Acad. de Médecine, 13 mai 1892.

1 fois du streptocoque, 1 fois de la tuberculose, soit 7, 6 °/₀ de chaque.

Eberle [1], sur 5 cas chez l'enfant, notait 4 fois des pneumocoques, 1 fois des pneumocoques associés et sur 4 cas chez l'adulte, 1 fois des pneumocoques, 2 fois des streptocoques, 1 fois des streptocoques associés aux staphylocoques.

Paul-Boncour [2], sur 10 faits, relevait 7 fois du pneumocoque (70 °/₀); 1 fois du pneumocoque associé au bacille pyocyanique, 1 fois du streptocoque, 1 fois des microbes saprogènes et tuberculeux.

Soit, pour ces nouvelles séries réunies 60,9 °/₀ de pneumocoques en gros, y compris les cas de pneumocoques associés, et chez l'enfant en particulier, 69,3 °/₀ de pneumocoques purs, plus 6,9 °/₀ de pneumocoques associés.

Ces moyennes que nous avions déjà rassemblées au cours d'un autre travail [3] paraissaient pour le pneumocoque un peu supérieures à celles que Netter avait établies en 1890. Mais dans un article ([4]) tout récent, fondé sur une deuxième série de 81 cas chez l'enfant et de 154 cas chez l'adulte, le même auteur a trouvé :

	Chez l'enfant.	Chez l'adulte.
Pneumocoques purs ou associés..	67,4 °/₀	25,9 °/₀.
Pneumocoques purs.............	56,8 »	
Streptocoques.................	16. »	11,2 »
Bacilles de Koch.............	7,5 »	17,6 »

Ces chiffres se rapprochent sensiblement des nôtres. Aussi bien d'ailleurs, parce qu'ils reposent sur un ensemble de faits considérables émanant d'une autorité incontestable, déclarons-nous les accepter et nous rallier franchement aux conclusions récentes de Netter. Nous répéterons donc une dernière fois :

Chez l'enfant, la pleurésie purulente est plus d'une fois sur deux à pneumocoques.

---

1 Eberle. Thèse de Berne, 1892.
2 Paul-Boncour. Thèse de Paris, 1896-1897.
3 Mémoire inédit, couronné par la Soc. de méd. de Toulouse, 1897.
4 Netter. In Traité des maladies de l'enfance de Grancher, Comby et Marfan. t. IV. p. 250.

Chez l'adulte, elle est un peu moins d'une fois sur deux à streptocoques.

§ II. — Évolution générale des empyèmes.

Depuis longtemps déjà, on avait vu qu'il n'existe pas cliniquement une mais des pleurésies purulentes, et que ces pleurésies présentent une marche variable avec leur origine. Si dès 1881 Gerhardt créait le groupe des empyèmes métapneumoniques, de Cérenville[1], en 1888, avait noté de son côté que les pleurésies consécutives à la pneumonie franche sont d'évolution en général rapide et bénigne, que la scarlatine et l'infection puerpérale créent des conditions moins favorables, qu'enfin la pleurésie purulente spontanée, souvent tuberculeuse, se termine presque toujours fort mal.

Netter, aux travaux duquel il faut toujours revenir, s'est attaché le premier à démontrer que chaque épanchement emprunte son aspect clinique et son évolution aux caractères biologiques du microbe causal.

Courtois-Suffit a repris ce sujet dans sa thèse. Il distingue deux grandes classes d'empyèmes : *les formes pures*, qui peuvent être pneumococciques, streptococciques, tuberculeuses ; *les formes associées*, où se rencontrent à la fois plusieurs espèces microbiennes en des combinaisons variées : bacille de Koch et streptocoque, streptocoque et staphylocoque, bacille d'Eberth et streptocoque, etc., etc.

Nous allons rapidement les examiner dans leurs détails essentiels.

1° Empyème à pneumocoques. — Il succède d'habitude à une pneumonie lobaire franche (pleurésie métapneumonique), peut évoluer avec elle (pleurésie parapneumonique — Netter), mais peut aussi naître en dehors de toute pneumonie préalable (pleurésie primitive).

---

[1] Dr CÉRENVILLE. *Revue médicale de la Suisse romande*, 1886, n° 6, p. 321.

Très fréquent chez l'enfant, où on le rencontrerait 56 °/₀ fois pour Netter, il le serait parfois plus encore ; nos chiffres donnent 69 °/₀₀.

Le pneumocoque est remarquable par les qualités pyogènes qu'il acquiert dans les séreuses mais aussi, et c'est un heureux contraste, par la faible vitalité qu'il y manifeste. Il perd rapidement sa virulence et ses aptitudes reproductrices. Son action nocive ne saurait être que passagère ; tel un feu de paille qui s'allume, flambe et s'éteint.

Les pleurésies qu'il provoque sont anatomiquement caractérisées par un pus épais, verdâtre, crémeux, étalé en fausses membranes, bien lié, pauvre en sérum, sans grumeaux et sans odeur ; — par une production très abondante de néo-membranes fibrino-purulentes jaunâtres, molles et surtout à la fois peu adhérentes et facilement résorbables ; — enfin par une tendance marquée à l'enkystement, avec prédisposition aux fistules pleuro-bronchiques et aux vomiques.

Cliniquement, leur évolution est souvent latente chez l'enfant, habituellement rapide (durée moyenne 35-45 jours), leur pronostic bénin, leur terminaison favorable. Celle-ci arrive tantôt par résorption (c'est presque la seule variété de pleurésie purulente où la résorption soit possible), tantôt par vomique (25 °/₀), tantôt et plus rarement par fistulisation cutanée (5 °/₀).

Elles ont très peu de tendance à la chronicité ; les fausses membranes se détachent et se résorbent aisément ; Netter juge leur ablation presque inutile au cours de la pleurotomie. Et la guérison survient ordinairement à bref délai, dans 90 °/₀ des cas.

Mais autant la marche est rapide et typique lorsque le pneumocoque est en culture pure, autant au contraire elle traîne en longueur et réserve de fâcheuses surprises lorsque ce microbe est associé au streptocoque ou au staphylocoque. De sorte que, et Netter a bien insisté sur ce point capital, les considérations précédentes sur l'évolution rapide et bénigne de cette variété doivent s'appliquer exclusivement aux formes pures de l'empyème à pneumocoques. Dans les autres cas, c'est le microbe associé qui impose ses caractères à la pleurésie.

2° Empyème à streptocoques. — Il diffère du précédent à tous égards, d'abord par sa fréquence, plus grande chez l'adulte, plus faible au contraire chez l'enfant, puisque Netter n'accuse que 16 % des cas et que nos chiffres plus faibles encore donnent seulement 8.3 °/°; puis aussi par sa gravité.

C'est que si le streptocoque peut en quelques rares cas (Widal, Duguet, Cadet de Gassicourt, Bucquoy, Netter, etc.) ne présenter qu'une faible vitalité, il est presque toujours au contraire dangereux et très résistant. Chantemesse et Widal ont essayé de montrer que le streptocoque qui fait du pus est moins nocif que celui qui fait de l'érysipèle. Cela est possible, mais il n'est pas que deux races de streptocoques, et toutes conditions (souvent inconnues) égales d'ailleurs, leur virulence peut varier à l'extrême. Elle s'exalte à l'abri de l'air et trouve par suite dans la plèvre des conditions singulièrement favorables à son développement. Netter dit expressément que les streptocoques pleuraux sont sans contredit les plus virulents et les mieux placés pour l'envahissement de l'économie. Aussi par le seul fait de la présence du streptocoque dans un épanchement, doit-on se tenir sur ses gardes car des complications graves sont toujours possibles et même à longue échéance. Un malade dont Courtois-Suffit a rapporté l'histoire (Obs. 16), après une guérison apparente de 3 mois par thoracenthèse, fut brusquement emporté par des accidents aigus d'infection purulente généralisée avec arthrites suppurées. Il avait gardé dans sa plèvre un petit abcès enkysté où les streptocoques avaient repullulé et acquis une virulence extrême.

Anatomiquement d'ailleurs, ce fait s'explique avec facilité. Non seulement le pus du streptocoque est jaune-grisâtre, séreux, sans odeur et fourmille en microbes, — mais aussi il a une tendance marquée à se reproduire, — mais encore et surtout, le streptocoque infiltre profondément les parois de la cavité pleurale, habite les exsudats pseudo-membraneux moins abondants peut-être que dans la pleurésie à pneumocoques, en tous cas plus adhérents ici. Qu'il y a loin de là aux conditions favorables de la variété précédente !

Et cliniquement, cette différence existe parallèle. État général plus atteint ; aspect typhoïde ; fièvre parfois excessive avec signes d'infection ; mort plus fréquente, soit par septicémie généralisée, soit par infection de voisinage ; évolution suraiguë, pourtant durée plus longue, de deux mois au minimum, de quatre en moyenne ; reproduction facile de l'épanchement ; passage fréquent à l'état chronique.

La guérison cependant surviendrait pour Courtois-Suffit dans 75 % des cas observés.

3° **Empyème tuberculeux.** — Il doit être distingué avec soin de l'empyème chez les tuberculeux qui peut être à pneumocoques ou à streptocoques. Sa fréquence, variable suivant les auteurs, est pour Netter de 17,6 % chez l'adulte, de 7,4 % chez l'enfant.

Anatomiquement, on l'a souvent comparé à un abcès froid de la plèvre[1]. L'épanchement est constitué par un liquide parfois trouble et louche, plus ordinairement puriforme et non pas purulent (Courtois-Suffit). Il est fluide, peu épais, jaunâtre, sans odeur, sans globules de pus. Il peut renfermer des bacilles de Koch : Netter[2] en a trouvé 7 fois sur 19 cas, soit 1 sur 2,7 ; Courtois-Suffit dit 1 sur 6 ; mais l'examen bactériologique est très souvent négatif. Fraenkel et nombre d'auteurs après lui ont posé cet axiome qu'en l'absence de microbes on pouvait presque sûrement affirmer la nature tuberculeuse d'un épanchement. Mais Ancké[3] est récemment revenu sur ce point pour en contester la véracité. Il a pu observer une pleurésie purulente dans le cours d'une tuberculose pulmonaire, dont le pus ne contenait que des streptocoques morts. Il se demande si ces streptocoques n'auraient pu arriver à disparaître complètement. Dès lors, d'après Fraenkel, il eût fallu conclure à tort à une pleurésie tuberculeuse. Est-il par suite bien exact d'établir comme règle absolue que tout épanchement pleural purulent, où ni l'examen

---

[1] Kelsch et Vaillard, *Arch. de Physiol.*, 1886.
[2] Netter, *Bull. de la Soc. méd. des Hôpitaux*, 17 avril 1891, p. 139.
[3] Ancké, *Congrès de Bordeaux*, 1895.

ni les cultures ne font reconnaitre de microbes, doit être forcément rattaché à la seule tuberculose ?

Le pus peut exceptionnellement être graisseux.

La plèvre est beaucoup plus atteinte que dans les variétés précédentes. Elle est très épaissie toujours, lisse parfois, tomenteuse souvent. Mais les très grosses lésions relèvent des empyèmes dits chroniques et seront étudiées plus longuement à ce propos.

Cliniquement, l'empyème tuberculeux peut affecter deux formes initiales. Parfois il se marque par des signes aigus, douleur, fièvre, dyspnée, qui rappellent le début de la pleurésie franche ordinaire ; cela est l'exception. Plus souvent, il évolue sournoisement et n'est reconnu que lorsqu'il est déjà presque définitivement établi. Absence de réaction fébrile vive ; reproduction incessante, lente et insidieuse de l'épanchement ; rareté extrême de la résorption spontanée ; tendance à la chronicité ; durée presqu'indéfinie : voilà ses caractères principaux. Le pronostic est donc habituellement des plus sombres.

4° **Empyèmes gangréneux ou putrides.** — Avec ces derniers nous retombons dans les variétés graves, à évolution rapide, et nous entrons dans le groupe des « formes associées ».

Le pus fluide, grisâtre, horriblement fétide, avec des fausses membranes, contient les microbes de la putréfaction (spirochæte denticola, microbes saprogènes) associés ou non aux streptocoques et surtout aux staphylocoques[1]. Ce pus a une tendance marquée à l'enkystement ; c'est dans cette catégorie que l'on observera le plus fréquemment les pleurésies partielles.

Le tableau clinique est toujours animé et sombre ; — le début violent avec fièvre, adynamie, dyspnée marquée, point de côté pénible, signes d'infection générale : — la marche rapide ; — la terminaison souvent funeste par infection ou par vomique.

Sur les autres formes d'empyèmes mixtes nous serons brefs. Les infections associées empruntent leurs caractères distinctifs au microbe prédominant. Elles sont toujours plus graves que les

---

[1] Netter, *Soc. méd. des Hôpitaux*, 1890, t. r. .

infections pures et cela non pas tant au point de vue du pronostic immédiat qu'au point de vue de la chronicité. Sous ce rapport, la présence des staphylocoques est des plus fâcheuses ; elle imprime à l'empyème une lenteur d'allures toute spéciale.

5· **Empyèmes rares.** — De l'*empyème à bacilles de Friedländer*, dont on ne possède que huit observations (Letulle, Achalme, Netter (2), G. Etienne (2), Rispal, Wolff, Siredey et Grosjean[1], de l'*empyème à bacilles d'Eberth*, dont Courtois-Suffit ne cite qu'un cas authentique, celui de Valentini, auquel nous pouvons ajouter deux nouveaux exemples, dus l'un à Loriga et Pensuti[2], l'autre à Weintraub[3], nous ne dirons rien, sinon que ce sont là des variétés exceptionnelles qui ne sauraient, de par cette rareté, comporter des indications spéciales. Pour la première cependant, Netter oppose la bénignité de la pleurésie à la gravité de la pneumonie à bacilles de Friedländer. Pour la seconde, dans le cas de Weintraub, la guérison se fit par résorption spontanée ; dans celui de Loriga et Pensuti, deux ponctions et une incision furent nécessaires.

Mêmes réserves et même brièveté, pour l'*empyème à staphylocoques*. Ce microbe n'est pas pyogène dans les séreuses (Netter), et se rencontre bien rarement dans la plèvre à l'état pur. Rosenbach, Fraënkel en ont donné des exemples ; Netter l'a trouvé une fois ; Rioblanc[4], une autre. En revanche, il existe très fréquemment dans les formes mixtes, associé au streptocoque, ou au bacille de Koch.

Telles sont brièvement résumées les principales notions anatomiques et cliniques des diverses variétés d'empyèmes, ainsi qu'elles ressortent des recherches nouvelles de Netter et Courtois-Suffit.

Il est juste d'ajouter que leurs conclusions ne sont pas

---

[1] Cf. SIREDEY et GROSJEAN. *Société méd. des Hôp.*, 19 février 1897.

[2] LORIGA et PENSUTI. *Riforma medica*, 6 octobre 1890, p. 1282.

[3] WEINTRAUB. *Berliner Klin. Woch.*, 1893, N° 15.

[4] RIOBLANC. *Lyon médical*, mai 1896, p. 152.

acceptées de tous. Kiener[1], dans un important article sur lequel nous aurons souvent à revenir, se refuse à suivre Netter dans sa classification bactériologique des empyèmes. Il propose à son tour une division fondée sur les caractères anatomiques de l'épanchement et distingue :

a). Les pleurésies fibrino-purulentes (causées par le pneumocoque, le streptocoque et le bacille de Koch, plus ou moins associés).

b). Les pleurésies purulentes proprement dites (staphylocoque isolé ou associé au bacille de Koch).

c). Les pleurésies putrides et gangréneuses.

Il réunit dans un même groupe le pneumocoque et le streptocoque, car il n'a pu saisir une différence spécifique dans les propriétés pathogéniques de ces deux espèces de micro-organismes. Il lui a paru que chacune d'elles possédait une virulence très variable et pouvait suivant les cas déterminer une infection redoutable ou relativement très bénigne.

Les pleurésies fibrino-purulentes sont caractérisées par des produits d'abord solides, qui se liquéfient ensuite par fonte purulente et désagrégation de la fibrine ; elles tendent naturellement à la guérison.

Au contraire, les pleurésies purulentes proprement dites (staphylocoques purs ou associés) sont beaucoup plus irrégulières dans leur évolution, sans marche définie, sans tendance à la guérison, interminables en un mot.

Ces conclusions formelles n'aboutiraient rien moins qu'à renverser presque complétement les indications bactériologiques formulées avec une précision si engageante par Netter, Debove et Courtois-Suffit. Malgré que celles-ci ne soient pas acceptées de tous dans toute leur intégrité, malgré l'autorité justement attachée au nom de Kiener, nous croyons qu'on ne peut, jusqu'à plus ample informé, faire table rase des recherches de ces trois auteurs qui ont été très généralement confirmées. Nous pensons

---

[1] KIENER. *Revue de Médecine.* 1890 et *Bullet. de la Soc. Médic. des Hôpitaux,* 26 déc. 1890, p. 971.

qu'on ne doit pas assimiler, sauf exceptions que la clinique comporte, le pneumocoque et le streptocoque. Nous verrons plus loin, au chapitre des résultats, quels enseignements tirer des faits nombreux que nous avons rapportés.

LIVRE PREMIER

LES PROCÉDÉS OPÉRATOIRES

Aperçu historique. — Notre intention n'est pas ici de refaire en détail l'histoire des fluctuations incessantes que les progrès de l'instrumentation et surtout les théories régnantes ont imprimées au traitement des empyèmes. Sédillot en 1841, Damaschino en 1869, dans leurs thèses de concours; plus près de nous, Bouveret, Debove et Courtois-Suffit ont résumé ces longues notions en quelques pages magistrales dont nous conseillons vivement la lecture.

Nous voulons seulement, en cette place, dégager les grands traits de cette marche indécise vers la thérapeutique actuelle, en fixer les étapes successives, en montrer les piétinements, les reculs et aussi les progrès.

Dans une première période, la plus ancienne et la plus longue, puisqu'elle s'étend d'Hippocrate aux chirurgiens du xvi⁰ siècle, on ouvre résolument la plèvre au fer et au feu. Cette manière d'évacuer le pus, la seule possible alors, malgré la pyulque de Galien, après une légère éclipse au moyen-âge, est encore suivie jusqu'à la fin du xvii⁰ siècle.

C'est alors qu'apparurent : avec le trocart (Drouin), la méthode des ponctions; avec les pompes aspirantes (Scultet, Breuer), la méthode de l'aspiration. Leurs perfectionnements successifs, les désastreux résultats d'une chirurgie malpropre et redevenue timide par nécessité firent reculer la pleurotomie qui perdit encore plus de terrain lorsque les instruments successifs de Reybard, Blachez, Guérin, Dieulafoy, Potain, les plaidoyers éloquents de Trousseau, les travaux remarqués de Dieulafoy furent venus soutenir la cause de la ponction et de l'aspiration.

dont les procédés se multiplient ou se répètent dès lors en quelques années avec une abondance vraiment extraordinaire.

Mais l'antisepsie vint à son tour redonner à la pleurotomie sa faveur passée; les travaux de Hache (1883), de Bouveret préconisèrent avec conviction l'incision de la plèvre. A l'Académie de médecine, Bucquoy la défendit ardemment; à l'étranger, on pratiqua même volontiers pour la compléter la résection costale primitive.

Les recherches bactériologiques apportèrent bientôt des indications thérapeutiques nouvelles, et, assignant un mode particulier de traitement variable avec la qualité microbienne de l'épanchement, prétendirent faire le départ exact des cas qui relèvent de la ponction et de ceux qui ressortissent à l'incision de la plèvre.

Il a fallu un peu rabattre des espérances que ces études avaient fait concevoir dès l'abord; et, bien que la thoracentèse ait encore ses défenseurs convaincus, la pleurotomie semble regagner définitivement enfin son importance et sa valeur premières.

Division. — Aussi multiples et variés dans leurs détails que soient les très nombreux modes d'évacuation de la plèvre, ils peuvent se ramener à deux types principaux : la ponction, l'incision.

Mais à chacun d'eux se rattachent toute une série progressive de procédés formant de la thoracentèse à la thoracotomie une chaîne ininterrompue d'intermédiaires, unis par d'étroits liens de filiation, séparés pourtant par un but ou des moyens divers. Et c'est précisément ce qui rend fort malaisée toute classification rigoureuse qui voudrait tenir compte à la fois de la chronologie et du mécanisme, nous dirions presque de la « physiologie » de chaque procédé.

C'est ainsi que le drainage aspiratif, né sans conteste de la thoracentèse avec les siphons de Potain et de Playfair-Bulau, se rattache sans aucun doute à la pleurotomie avec les siphons de Tachard et de Revilliod; pourtant ceux-ci comme ceux-là relèvent d'un principe physique commun qui en impose le rapprochement dans une même étude. Et, comme à notre avis il est entre la ponction simple et le drainage aspiratif autant de distance réelle qu'entre celui-ci et l'incision, nous croyons entre la thoracentèse et la pleurotomie devoir constituer un groupe intermédiaire formé de ces procédés mixtes ou de transition.

Nous ne nous dissimulons pas que notre division pourra prêter à quelques reproches; mais elle nous paraît utile pour éviter des redites et pour préparer une vue d'ensemble. Aussi, ces réserves faites, étudierons-nous successivement.

1° La thoracentèse, comprenant :

§ I. — Les ponctions simples.

§ II. — Les ponctions avec lavages sans drainage, auxquelles nous rattacherons :

Les ponctions avec injections laissées à demeure.

§ III. — Les ponctions avec drainage simple.

2° Le drainage aspiratif, comprenant :

§ I. — Le drainage aspiratif par ponction.

§ II. — Le drainage aspiratif après pleurotomie.

3° La pleurotomie, comprenant :

§ I. — L'incision simple.

§ II. — L'incision avec résection costale primitive.

Peut-être eût-il convenu de joindre à la technique la critique immédiate et les indications de chaque procédé. Nous avons craint de trop scinder ainsi la description du manuel opératoire et l'étude générale des résultats. Aussi, passerons-nous successivement en revue la technique, les suites physiologiques et pathologiques, les résultats et les indications en autant de livres distincts qui pour chacun de ces points essaieront de faire une synthèse claire et précise.

CHAPITRE PREMIER

La Thoracentèse.

§ I. — Les ponctions simples.

Elles peuvent être *uniques* ou *répétées*.

1° Ponctions uniques. — Le type en est la thoracentèse, dont nous ne pouvons reproduire la très longue histoire. Drouin, Breuer et Shuh avaient déjà préconisé l'emploi du trocart, décrit même des canules à soupape destinées à empêcher l'entrée de l'air dans la plèvre. D'autre part Dupuytren, s'il faut en croire Boiron et Velpeau, avait théoriquement songé dans le même but à joindre au trocart l'emploi d'une membrane molle.

C'est cependant à Reybard (1827-1841) qu'il faut en bonne justice rapporter, avec l'usage de la baudruche, les perfectionnements de l'instrument qui le firent entrer dans la pratique, et c'est aux éloquents plaidoyers de Trousseau (1844) que la méthode des ponctions doit sa vulgarisation.

Depuis, la seringue de Guérin (1854), l'appareil de Dieulafoy (1870) vinrent ajouter une notion sinon complètement nouvelle, au moins insuffisamment mise en valeur, l'aspiration. Et, dérivés de ce principe, les instruments de Potain, Laboulbène, Unverricht, Debove (1889), celui plus récent et plus compliqué de Thiénot (1895) sont venus apporter à la méthode des moyens meilleurs de réalisation pratique. Il convient ici de mettre à part l'aspirateur hydraulique, fondé sur le principe du siphon, que M. Tachard fit construire et employa dès 1874-75 et que nous retrouverons ailleurs.

Nous ne parlerons pas des procédés abandonnés de Drouin et

de Reybard ; c'est la ponction simple avec un trocart simple ou baudruché.

Sur le manuel de la thoracentèse, nous serons également brefs. Inutilité et quasi-danger de l'anesthésie générale ; peut-être, et chez les épeurés seulement, insensibilisation locale. — Trocart propre, thorax propre, mains propres. — Malade demi-assis ou couché. — Ponction en une zone de matité, sur la ligne axillaire, dans les 6e, 7e ou 8e espaces intercostaux, plus haut à droite à cause du foie, plus haut chez les enfants, à cause du diaphragme très élevé chez eux[1]. Soustraction non pas totale, mais de 1 litre ou 1 litre 1/2 de liquide, en une séance. Possibilité de heurter les côtes lorsqu'elles sont imbriquées ou trop proches ; possibilité de pratiquer des ponctions blanches lorsqu'on pique en une zone d'adhérences, des ponctions incomplètes lorsque le pus est épais, grumeleux ou réparti en des loges multiples.

Telle est dans ses très grandes lignes la thoracentèse simple, mauvaise opération de choix, bonne intervention d'urgence, s'il s'agit, non pas d'obtenir une cure définitive comme le veulent quelques intransigeants, mais simplement de vider un gros épanchement menaçant par son abondance même, de soulager une dyspnée extrême, de parer à une asphyxie imminente, de remettre en meilleure posture un cœur trop déplacé.

2° **Ponctions répétées.** — La méthode des ponctions répétées est la conséquence logique de la précédente : ce qu'une seule évacuation ne pouvait faire, on devait naturellement le demander à plusieurs. Cette manière de faire a trouvé des défenseurs convaincus dans Trousseau, Legroux (1854), Lereboullet (1872), surtout dans Bouchut (1871) et Desplats[2] (1888. Elle consiste à pratiquer la thoracentèse à intervalles très rapprochés, aussi fréquemment que le comporte la reproduction du liquide. « Il faut bien s'entendre, écrit Desplats, sur le mot

---

[1] Cependant les recherches récentes de Mosny et Vanverts (*Revue de Gynécologie et de Chirurgie abdominale*, 1895) tendent à prouver que l'on a sensiblement exagéré cette disposition.

[2] Desplats, *Semaine médicale*, 1888, p. 277.

» de fréquence qui donne toute sa valeur à la méthode. Je ne
» veux pas dire par là que le pus doit être évacué chaque fois
» que sa présence amène des troubles généraux ou locaux
» (fièvre, dyspnée, refoulement d'organes, etc.) Non ; je veux
» dire qu'il doit être évacué aussitôt et chaque fois que sa pré-
» sence est constatée et pour cela il ne faut pas attendre qu'elle
» se révèle par des signes physiques ou fonctionnels, il faut la
» chercher en pratiquant une ou plusieurs ponctions explora-
» trices si c'est nécessaire. Ces ponctions doivent être plus ou
» moins fréquentes suivant la rapidité avec laquelle l'épanche-
» ment se reproduit ; tantôt elles doivent être renouvelées tous
» les jours, d'autres fois on pourra laisser plusieurs jours d'in-
» tervalle. Le point important, le seul important est de ne pas
» laisser la poche se remplir ». Et le même auteur ajoute en
note «... fallût-il ponctionner tous les jours et même deux
» fois en vingt-quatre heures, je ne reculerais pas ».

Nous avons tenu à citer dans son intégrité le texte même de
Desplats pour donner la note exacte de cette méthode que Bouveret a pittoresquement définie : « Une lutte sans trêve ni merci
entre la plèvre qui s'obstine à secréter du pus et le médecin
qui veille, le trocart à la main, lutte dans laquelle la victoire
doit appartenir au plus persévérant ». Nous en verrons plus loin
les résultats et les indications que l'étude bactériologique des
empyèmes a semblé un instant préciser.

§ II. — Les ponctions avec lavages ou injections.

Malgré les essais non systématisés du reste de Legouest et de
Boinet, c'est Aran qui, dès 1853, a été le véritable promoteur
de cette méthode. Hippocrate lavait la plèvre avec de l'huile ou
du vin tièdes, mais dans le seul but d'empêcher la « dessiccation » du poumon ; c'était d'ailleurs après pleurotomie. Aran le
premier a proposé le lavage « de propreté », destiné à déterger
la séreuse et aussi à la modifier à l'aide de liquides appropriés.
Depuis, bien des auteurs ont imaginé en ce sens des appareils

divers adaptés à la plèvre soit après ponction simple, soit après incision. Ceux-là seuls doivent nous occuper ici.

Mais cette méthode générale des ponctions avec lavages comprend deux groupes, très rapprochés il est vrai, que nous distinguerons cependant pour plus de précision : les ponctions avec évacuation complète du pus et du liquide modificateur introduit dans la plèvre; les ponctions avec évacuation incomplète du pus et aussi de ce liquide modificateur, dites encore ponctions avec injections à demeure.

1° Ponctions avec lavages simples. — Cette méthode consiste à ponctionner le thorax en bon lieu, à évacuer le liquide sans permettre l'introduction de l'air et à remplir la plèvre avec une solution détersive que l'on évacue à son tour plus ou moins complétement. Cette double manœuvre est ainsi continuée jusqu'au complet lavage de la cavité; le trocart est ensuite retiré, la plaie obturée; et le tout rejeté à intervalles variables jusqu'à la guérison.

1° Procédé de Aran. — Aran[1] se servait du trocart de Reybard et d'une seringue à hydrocèle dont l'embout s'adaptait au premier, avec laquelle il injectait une solution iodée au tiers, dont il abandonnait d'ailleurs une partie dans la plèvre; il eut ainsi de légers accidents d'iodisme chez ses trois opérés.

2° Procédé de Bælz. — Bælz[2], plus près de nous, usa d'un dispositif différent, analogue au siphon de Potain.

Bælz, comme Aran, pratiquait plusieurs ponctions successives, dans l'intervalle retirait son trocart et fermait la minime plaie. Ce trocart présentait la forme d'un T ou d'un Y, dont les deux branches terminales extérieures communiquent par des tubes de caoutchouc, avec deux vases remplis d'une solution thymique à 1/1000 et placés, l'un au-dessus, l'autre au-dessous du plan du lit. Par un jeu de robinets facile à saisir, le liquide antiseptique, après évacuation de l'épanchement par le tube

---

[1] Aran. *Union méd.*, 1853.
[2] Bælz et Kanehiro de Tokio, *Berlin Klin. Woch.* 19 janvier 1880, n° 3, p. 29 et 31.

inférieur, passait du récipient supérieur dans la plèvre qu'il lavait, puis dans le récipient inférieur.

3° On peut facilement et plus simplement aussi arriver au même but avec les aspirateurs Dieulafoy-Potain ou leurs dérivés, soit que par la même aiguille on pratique successivement l'aspiration du pus et le refoulement du liquide laveur, soit qu'on use d'une aiguille à double courant (Thiénot) ou de deux aiguilles simples introduites à distance, dont l'une sert à l'évacuation et l'autre à l'injection (Godlee et Pitarelli).

a). Thiénot[1] a tout dernièrement décrit une instrumentation compliquée dont la fin est d'introduire dans la plèvre un liquide aseptique à une température et sous une pression constantes, au moyen d'une aiguille à double courant.

Il se sert d'une canule-trocart de Potain, munie de deux yeux latéraux dans l'intérieur de laquelle, la ponction faite, il glisse en place du mandrin retiré, une aiguille injectrice percée à son extrémité. Cette aiguille communique avec un flacon laveur, rempli de la solution choisie (sérum physiologique pour Thiénot) et maintenue à une température constante à l'aide d'un bain-marie réglé par un thermomètre. La canule évacuatrice communique de son côté avec un flacon aspirateur, destiné à recevoir les liquides pleuraux. Les deux flacons aspirateur et laveur sont d'autre part reliés isolément à une pompe aspirante et foulante, qui, d'un seul coup, fait ainsi le vide dans le premier et la pression dans le second. Un manomètre maintient et règle cette pression au degré voulu.

b). Rickman Godlee[2] emploie quelquefois un dispositif différent, beaucoup plus simple, fondé sur le système des vases communicants qui permet de faire traverser la plèvre par un courant laveur, sans variation sensible de la pression intrapleurale. Il ponctionne le thorax en deux endroits distincts et met ses aiguilles en communication l'une avec un vase rempli d'un liquide antiseptique, l'autre avec un aspirateur ordinaire. Il

---

[1] Thiénot. Thèse de Paris, 22 avril 1896.
[2] R. Godlee. *The British med. journal*, 15 octobre 1892. t. II. p. 824

fait le vide, et le pus évacué se trouve remplacé à mesure par une quantité correspondante de la solution antiseptique.

Pitarelli[1] a plus récemment décrit ce même procédé comme sien.

§ II. — Les ponctions avec injections.

Nous rangeons sous ce titre les ponctions suivies d'injections de liquides antiseptiques laissés à demeure. Elles comportent deux modes principaux :

Tantôt les injections antiseptiques sont faites après évacuation partielle et lavage de la plèvre (procédé de Juhel-Rénoy et Sevestre).

Tantôt les injections sont pratiquées d'emblée sans évacuation ni lavage préalable (procédé de Bouchard-Fernet).

A ces deux manières, il convient de rattacher celle de Levachew qui use de solutions salines substituées progressivement au liquide pleural.

1° Procédé de Juhel-Rénoy et Sevestre. — Il est en tout pareil à celui que le premier de ces auteurs a proposé pour le traitement des kystes hydatiques du foie. Ponction, aspiration partielle du contenu pleural ; injection d'un antiseptique faible mais abondant que l'on retire incomplètement, la quantité abandonnée dans la plèvre ayant pour but d'en modifier les lésions et les secrétions.

Debove et Courtois-Suffit rapprochent de ce procédé celui d'Aran et Baëlz. Je sais bien qu'Aran ne se préoccupait pas de retirer après lavage toute la solution iodée qu'il avait injectée dans la plèvre ; je sais qu'il eut même pour ce motif des accidents d'intoxication. Je sais aussi que Baëlz laissait ou laisse dans la plèvre une petite quantité de thymol. Mais tous deux ne se contentaient pas au préalable d'une évacuation partielle du liquide pleural, ce qui est une des caractéristiques du procédé

---

[1] PITARELLI. *Gaz. degli Osped.* Milano, 22 juillet 1893. N° 87. p. 911.

de Juhel-Rénoy; ils permettaient au pus de s'écouler. D'autre part, et ceci n'est pas moins important, ils n'abandonnaient pas leur liquide dans un but thérapeutique nettement défini, systématisé, mais seulement parce qu'il était très long et très malaisé de le retirer complètement. Il n'est peut-être pas inutile de dire à ce sujet que les lavages à la Baëlz durent de 4 à 5 heures (Fritz, cité par Bouveret). Aussi persistons-nous d'après leur principe à ranger les procédés d'Aran-Baëlz dans le groupe des ponctions avec lavage simple, malgré leur analogie de fait.

2º **Procédé de Bouchard et Fernet.** — Il diffère légèrement du précédent. Antony[1] et Renaut de Lyon l'ont également pratiqué; mais Fernet[2] l'a fait sien par ses communications multiples à la Société médicale des hôpitaux. La méthode comporte d'ailleurs deux variantes : les injections après évacuation ou curatives, qui rentrent dans le procédé de Juhel-Rénoy; les injections sans évacuation préalable ou préventives.

Elles sont faites avec deux sortes d'antiseptiques : solubles, lorsqu'il s'agit de lavages simples (sublimé, chloral, chlorure de zinc); insolubles, quand elles doivent être abandonnées dans la plèvre (naphtol ou crésyl). Le naphtol est en solution hydralcoolique préparée suivant la formule de Bouchard :

```
Naphtol β....................   5 gr.
Alcool à 90°...............   33 gr.
Eau filtrée et bouillie.....   q. s., pour 100 cent. cubes de sol.
```

La quantité abandonnée dans la plèvre oscille entre 10 et 15 gr.

Les ponctions et injections sont répétées suivant les indications particulières du cas.

3º **Procédé de Levachew.** — Comme nous l'avons indiqué, à l'aide de ponctions et de substitutions successives, l'auteur remplace progressivement l'épanchement pleural par une solution concentrée de chlorure de sodium. Ce procédé, appliqué d'abord aux pleurésies séreuses par l'auteur et par Maragliano et Jaloway,

[1] Antony. *Bull. de la Soc. méd. des Hôp.*, 13 juin 1890, p. 526.
[2] Fernet. *Ibidem*, 2 mai 1890, p. 386, et 17 octobre, p. 729.

a été dernièrement essayé avec succès par Levachew[1] dans un cas d'empyème très grave. Trois ponctions et substitutions, pratiquées à 5 et 12 jours d'intervalle, amenèrent une guérison aussi rapide qu'inespérée. Loumomsky et Avdycowitch ont également publié quelques résultats favorables à cette méthode encore récente que Thiénot, dans sa thèse, accepte très volontiers.

§ III. — Les ponctions avec drainage.

Elles comprennent deux manières distinctes suivant que l'on arrive à la plèvre à travers l'espace intercostal ou à travers une côte après trépanation.

1° Drainage par l'espace intercostal. — Le plus simple et le plus ancien consiste à pratiquer la thoracentèse avec un trocart métallique laissé à demeure et fixé à la paroi. Ainsi ont fait Morand, Trousseau, Woillez, Libermann, Barth, qui usait d'une canule à double courant.

On peut encore, suivant le mode de Boinet, introduire par le gros trocart, que l'on retire ensuite, une sonde molle ou un drain de caoutchouc.

Michaël[2] de Hambourg, modifiant légèrement ce procédé, pratique deux ponctions distinctes, l'une en haut et en avant, l'autre en bas et en arrière qu'il munit d'une canule à soupape.

Le drainage de Chassaignac[3] que nous devons en rapprocher, consiste, avec un long trocart courbe, à placer un tube en anse dans le 6° ou le 7° espace intercostal; le plein du tube répond à la cavité pleurale; ses chefs sortent par les deux orifices de ponction à la partie antérieure et postérieure du même espace et sont maintenus par un fil passant dans le tube, noué à l'extérieur.

---

[1] LEVACHEW. *Arch. russes de pathol. méd., clinique et bactériologique.* 20 janvier 1896.

[2] MICHAEL, cité par IMMERMANN. *Congrès de Vienne.* août 1890; et *Deutsche medic. Zeitung.* 1895, n° 51.

[3] CHASSAIGNAC. *Bulletin de l'Acad. de méd.*, 1852, p. 181.

Dubreuil (1883) a, par une légère modification, proposé le drainage vertical de la plèvre.

Gosselin a d'autre part pratiqué lui aussi un drainage en anse, mais après pleurotomie.

2° **Drainage par trépanation costale.** — L'utilisation de l'espace intercostal expose à de nombreux mécomptes ; dans les longues suppurations, les côtes se rapprochent et compriment le drain ; celui-ci par son contact permanent irrite les parties molles et les arcs osseux avoisinants, d'où infection de la paroi, ostéite hypertrophique végétante et nécrose superficielle des côtes amenant le fonctionnement incomplet du drain et la persistance de l'écoulement, ajoutant aux causes pleurales des causes pariétales de suppuration.

C'est un peu pour éviter ces inconvénients, surtout pour essayer de s'opposer à l'entrée de l'air dans la plèvre, que Reybard, poursuivant pour le drainage permanent le but qu'il avait atteint dans la ponction simple avec son trocart à baudruche, imagina le drainage par trépanation costale, conseillé déjà par les successeurs d'Hippocrate. La côte perforée, Reybard vissait dans l'os un tube métallique, muni d'un pas fileté.

Sédillot[1] reprit ce procédé. Sur la neuvième ou la dixième côte, il appliquait une couronne de trépan de 5 millimètres de diamètre, et glissait aussitôt dans l'orifice une canule d'argent à ailettes latérales qui pénétrait à frottement. Il laissait écouler le pus ; lorsque le jet faiblissait, avant l'entrée de l'air, il fermait le tube avec un bouchon de liége et vidait ainsi la plèvre en plusieurs séances, fidèle aux principes hippocratiques.

Rey, d'Alger[2] a, dans plusieurs publications successives, recommandé à son tour la trépanation de la neuvième côte, mais dans un but tout différent. Loin de chercher ainsi comme Reybard et Sédillot à empêcher l'entrée de l'air dans la plèvre, Rey demande simplement à la trépanation costale un moyen de

---

[1] Sédillot. Thèse de concours, 1841, et Gazette hebd..., 1845.
[2] Rey. Revue de chirurgie, 1893. Morax : Bull. de la Soc. de chirurgie, 26 décembre 1894.

drainer largement. Si nous voulions marquer cette nuance d'un
mot, nous dirions qu'entre leurs manières de faire il y a un peu
la différence qui sépare la thoracentèse de la thoracotomie ; les
premiers font une trépanation-ponction ; le dernier, une trépa-
nation-résection. Au lieu du trépan de quatre millimètres
employé par Sédillot, Rey se sert d'une couronne de 1 centimètre que la neuvième côte, la plus large de toutes, mesurant
18 millimètres sur sa face externe, 14 millimètres sur sa face
interne à 7 centimètres de son angle postérieur, pourrait ainsi
parfaitement tolérer. L'opération serait aisée, bénigne, exempte
d'hémorrhagie et permettrait un large drainage permanent au
moyen d'un orifice rond, donnant de par sa forme circulaire et
pour des dimensions égales le maximum de surface utile. Ce
procédé, dans l'esprit de l'auteur, présenterait tous les avantages
de la résection costale primitive dont il dériverait, et c'est au
chapitre de la résection que nous l'aurions décrit, si nous n'avions
craint ainsi une inutile redite.

C'est également en place d'une ablation partielle de la côte
que Roberts[1] a pratiqué cette trépanation il y a quelques
années.

---

[1] Roberts. *Annals of Surgery.* 1895 : t. XXII. p. 120.

CHAPITRE II

Le drainage aspiratif.

Il a : — pour but, d'exercer dans la cavité pleurale une aspiration intermittente ou continue qui favorise à la fois l'écoulement du pus et la réexpansion du poumon ; — pour moyen, l'application du principe physique du siphon. Aussi en France, en Angleterre, en Suisse, en Allemagne, le nom générique de « siphon » ou littéralement d' « Heber-drainage » a-t-il été pareillement appliqué aux procédés de Potain, Tachard, Playfair, Revilliod, Bulau, tous issus du même principe.

Schématiquement la réalisation en est facile : introduction dans la plèvre d'un tube de caoutchouc dont la partie extrapleurale plus longue fait office de siphon et plonge d'une façon continue ou intermittente dans un flacon ordinairement empli d'une solution antiseptique, laquelle a pour but d'empêcher, après issue du pus, l'entrée de l'air dans la plèvre.

C'est à ce mode fondamental que se ramènent tous les procédés, et ils sont nombreux, qui appartiennent à ce groupe. Mais, dans l'application faite presque simultanément en plusieurs pays de ce principe du siphon, des différences n'ont pas tardé à s'établir et à s'accentuer qui méritent d'être notées.

Les premiers essais ont eu la ponction pour point de départ, les derniers la pleurotomie pour point d'arrivée. Au début, en effet, c'est au trocart que l'on a eu simplement recours pour l'introduction du tube pleural, lorsque ce trocart lui-même ne restait pas en place pour donner attache au tube Potain, Playfair, Bulau, etc.. Puis, afin de faciliter l'introduction de ce tube et surtout d'un tube plus gros qu'obstrueraient moins les coagula purulents, on a remplacé la ponction par une étroite boutonnière (Robertson, Desplats, Constantin-Paul, Peyrot). Enfin, pour mieux assurer d'abord l'issue des paquets fibrineux et des fausses membranes, la boutonnière s'est agrandie jusqu'à l'incision franche : temporaire et précocement suturée (Tachard : permanente (Revilliod). De sorte que le siphon, issu de la méthode des ponctions, est ainsi devenu par étapes successives un mode particulier de drainage après pleurotomie.

Et c'est précisément ce qui rend aujourd'hui très difficile la classification exacte des procédés qui s'y rattachent : les uns ressortissant à la thoracentèse, les autres à la thoracotomie. Cependant, malgré cette différenciation progressive, il est entre tous ces modes de drainage aspiratif trop de passages insensibles (tel auteur a successivement pratiqué la ponction, la boutonnière, l'incision), et un lien commun trop évident pour que nous en scindions la description. Aussi nous contenterons-nous, ces réserves faites, de les diviser en deux groupes : succion permanente après ponction ; succion permanente après incision.

Mais avant d'entreprendre une brève description des modes variés du siphon, nous voulons rappeler le procédé de Gayet[1], né lui aussi à cette époque où la question de l'aspiration continue était pour ainsi dire « dans l'air », fondé cependant non pas sur l'usage du siphon mais sur l'emploi de l'appareil de Regnault. Après quatre insuccès, dont une mort rapide, l'auteur finit par l'abandonner ; aussi en ferons-nous seulement cette courte mention.

§ I. — Drainage aspiratif par ponction.

1° *Le siphon de Potain* a été en réalité la première application du drainage aspiratif, auquel il ajoute aussi la possibilité du lavage à l'abri de l'air. Mais, et c'est ce qui le distingue des autres procédés, l'aspiration n'est pas continue : elle est inter-

[1] GAYET. *Assoc. française pour l'avancement des sciences. Session de Nantes. 25 août 1875, p. 1057,* et cité par BOUVERET.

mittente et ne s'exerce pas dans l'intervalle des pansements. Cependant le principe en reste le même.

Potain a décrit deux procédés successifs dits du simple tube et du double tube, tous deux très analogues.

Le « simple tube [1] » rappelle de très près dans son dispositif l'appareil de Baëlz qui lui est d'ailleurs très postérieur. Par l'intermédiaire d'un trocart, lequel est ensuite retiré, on introduit dans la plèvre un tube en caoutchouc relié par un ajutage en T ou en Y à deux tubes plus longs, munis de robinets. L'un de ceux-ci, tube laveur, communique avec un vase rempli d'une solution salicylée à 1,5 p. 1000, placé au-dessus du plan du lit ; l'autre, tube évacuateur, plonge dans un vase pareil situé au-dessous du lit ; c'est lui qui fait office de siphon, et qui, amorcé à l'aide du tube laveur, sert à conduire au dehors le pus ou la solution salicylée destinée à nettoyer la plèvre. A chaque pansement, on fait ainsi successivement, et à l'aide de manœuvres trop simples pour que nous y insistions, une série de lavages et de siphonnages. Dans l'intervalle des pansements, le tube pleural reste en permanence à sa place, fermé par une pince ou un robinet. Ce point constitue la différence essentielle entre ce procédé et celui de Baëlz, lequel à chaque fois introduisait puis retirait son trocart, car, sans l'avoir peut-être cherché, Baëlz faisait lui aussi le siphonnage de la plèvre.

Le « double tube [2] » de Potain est une modification du précédent. Les deux conduits évacuateur et laveur, au lieu de se brancher sur un même ajutage en Y, pénétrent chacun dans la plèvre par une ponction et un orifice particuliers, distants de cinq centimètres. Le premier plonge plus profondément que le second, afin de rendre le lavage plus complet en forçant le liquide détersif à se mêler d'une façon plus intime à l'épanchement. Les manœuvres restent les mêmes.

Denucé de Bordeaux et son élève Queyroi [3] ont légèrement

---

[1] Potain. Lettre adressée au *Bulletin de Thérapeutique*. 1869, t. LXXVII, p. 66.

[2] Denucé. *Revue de méd. et de chir.*, 1879, p. 957.

[3] Queyroi. Thèse de Bordeaux. 1882, N° 29.

modifié le dispositif de Potain. Pour rendre l'aspiration continue dans l'intervalle des pansements et des lavages, ils ont fait usage du procédé dit du simple tube, muni d'un ajutage un peu différent auquel s'adaptait un tuyau de caoutchouc plongeant dans un flacon rempli d'une solution antiseptique, selon le faire de Playfair-Bulaü.

Sans passer déjà à la critique du procédé, je dirai cependant que devant les accidents observés à la suite du vide pleural : douleurs, hémorrhagies (qui prouvent d'ailleurs la réalité de l'aspiration obtenue); devant l'impossibilité de s'opposer long-temps à l'entrée de l'air dans la plèvre qui se produisait presque fatalement au bout de quelques jours, Potain[1] avait fini par recommander de parti pris l'introduction dans la plèvre d'air filtré et stérilisé à travers l'ouate, renonçant ainsi aux bénéfices de l'aspiration permanente. Parker[2], depuis 1882, préconisait aussi l'injection intra-pleurale d'air filtré et phéniqué et Forlanini[3] suit parfois la même conduite.

Aujourd'hui Potain semble avoir définitivement abandonné le procédé qui porte son nom, en faveur de l'incision franche.

2° *Le procédé de Playfair*[4], connu en Angleterre sous le nom de « subaqueous drainage », vient le deuxième en date. Après avoir en un cas employé une canule métallique munie d'un tube formant siphon, Playfair adopta la conduite suivante : vérification de l'épanchement à la seringue de Pravaz; ponction au trocart ordinaire; introduction par le trocart et jusque dans la plèvre d'un tube de caoutchouc extérieurement muni d'un index de verre et plongeant dans un flacon gradué rempli d'eau, placé au bas du lit. Le trocart retiré, le tube pleural se trouve fixé par la rétraction des parties molles et par un bandage circulaire doublé d'une couche d'ouate collodionnée qui doit s'opposer à

---

1 POTAIN, *Annuaire de thérapeutique*, 1888, cité par ACHDANSKI, *Revue médic. de la Suisse romande*, 1891.

2 PARKER, *The American Journal of Medical sciences*, juillet 1882.

3 FORLANINI, *Riforma medica*, 1896, tome II, p. 277.

4 PLAYFAIR, *Transactions of the obstetrical Society of London*, 3 janvier 1872, vol. XIX, p. 5 — et cité par BOUVEUR.

l'entrée de l'air dans la plèvre entre le tube et les lèvres de l'orifice de ponction.

Au dire de Playfair, ce procédé serait surtout applicable aux cas où le poumon est encore extensible ; dans le cas contraire, la vidange pleurale se fait mal, car « la plèvre est alors comparable à un tonneau que l'on voudrait vider par un robinet sans pratiquer un trou dans la bonde pour l'entrée de l'air ». Il faut que le poumon puisse par son ampliation combler le vide laissé par le pus évacué, sinon cette évacuation n'a pas lieu.

A l'appui de sa méthode qui permettrait aux enfants de jouer dans leur lit sans inconvénient et aux adultes de se promener au grand air avec le flacon-récepteur fixé aux vêtements ou dissimulé dans une poche (Revilliod arrive aux mêmes résultats). Playfair apporta trois beaux succés très rapidement obtenus en 22, 13 et 17 jours chez trois jeunes enfants. Taylor, Sedgwick s'en déclarèrent partisans. Hilton Fagge, après un essai moins heureux dans lequel, à l'exemple de Potain, il observa l'entrée de l'air et l'issue du pus le long du tube, proposa pour éviter cet inconvénient de retirer le trocart avant l'introduction du drain, ce qui, à notre avis, rendrait celle-ci bien malaisée. Notons seulement une fois encore cet inconvénient que nous retrouverons ailleurs.

Le procédé de Playfair, après une vogue passagère, a été presque totalement abandonné en Angleterre ; Robertson suit cependant une conduite analogue ainsi que nous le dirons plus loin.

En Allemagne et en Italie au contraire, le drainage aspiratif a fait une rapide fortune.

3° *Le procédé de Bulaü*. — Outre-Rhin en effet, le siphon de Potain-Playfair est devenu la « méthode de Bulaü » ou l'« Heber-drainage », noms sous lesquels il est connu de préférence et a même fait sa réapparition en France et en Angleterre, ses pays d'origine [1].

---

[1] Pour la méthode de Bulaü, consulter :

Jahr. *Deutsche med. Woch.*, 1891. N° 16 et 17.

Au dire de Simmonds, de Hambourg, Bulaü l'aurait pratiqué dès 1876, mais Curschmann et Immermann, de Bâle, semblent l'avoir employé à peu près à cette époque.

Exposer la technique de Bulaü, c'est répéter celle de Playfair. Ponction de la plèvre avec un trocart de six millimètres; substitution à l'aiguille d'un drain résistant, fermé à l'extrémité extrapleurale par une pince et glissé à l'intérieur de la canule jusque dans la plèvre. Retrait de la canule avec précaution : fixation du drain à la paroi thoracique. Le drain est alors uni par un ajutage de verre avec un tube de caoutchouc long de 0ᵐ.75 centimètres, rempli à l'avance d'acide phénique et plongeant dans une bouteille à demi pleine de la même solution. Le siphonnage est établi : pour cela, on enlève la pince qui fermait le drain et on laisse écouler à la fois le pus de la plèvre et le contenu du tube évacuateur. Cela fait, ce tube est fixé au matelas, en laissant une longueur libre de 0ᵐ.40 centimètres pour éviter les tiraillements dus aux mouvements du malade. Celui-ci peut bientôt se lever avec une bouteille portative. Plus tard, lorsque l'écoulement est presque tari on coupe le drain au ras de la peau, on le fixe par une épingle de nourrice et on le recouvre d'un léger opercule de baudruche faisant soupape, recouvert à son tour d'un pansement absorbant.

Curschmann, pour éviter l'obstruction du tube par les coagula fibrineux et l'introduction de l'air entre le tube et la paroi (déjà notée par Potain et H. Fagge), change tous les deux jours

IMMERMANN (de Bâle), *Ibidem*, 1887, N° 9, p. 169 — et *Verh. der Congr. Inner. Medic.*, Vienne, août 1890, p. 19.

SIMMONDS (de Hambourg), *Deutsche medic. Woch.*, 1887, N° 14, p. 226 — et *Deutsche Arch. für klin. Med.*, 1886, B. 34.

CURSCHMANN, *Verh. der 10e Congr. Inner. Med.*, Vienne, août 1890, p. 162.

PEL (d'Amsterdam), *Zeitsch. für klin. Med.*, 1890, B. XVII, p. 200.

BERAU, *Ibidem*, 1890, B. XVIII, Hf. 1-2, p. 31.

STAMMET et WOTKEBA, *Wiener Klin. Woch.*, 1891, N° 14 et 16.

K. BOAS (de Bonn), *Deutsche medic. Woch.*, 1891, N° 18, p. 1304; — *Ibidem*, 1891, N° 19; — *Ibidem*, 1895, N° 13 et 14, p. 196 et 220.

CARL AUST, *Münchener med. Woch.*, 1892, N° 15 et 16. L. c.

EFFLER, *Dissert. inaugur. de Bonn*, 1892.

le drain pleural qu'il remplace par un autre de diamètre plus considérable. Nous n'avons pas besoin d'insister sur les ennuis, les inconvénients et les dangers de manœuvres aussi répétées.

Storck[1] a conseillé de remplacer la bouteille de Bulaü par une capsule de verre analogue à celle des tire-lait pour nourrice, capsule où l'on pratiquerait le vide à l'aide d'un aspirateur ordinaire. Nous verrons plus loin que Revilliod emploie le même artifice.

4° Aux procédés de Playfair-Bulaü se rattache directement le *procédé de Forlanini*[2], très prôné en Italie.

Il consiste simplement : 1° à user d'un trocart de très gros calibre et d'un drain de calibre plus gros encore, que l'on introduit dans le trocart et dans la plèvre en le tendant sur un mandrin. Forlanini espère ainsi éviter l'obstruction du tube et l'entrée de l'air entre le tube et la paroi; 2° à remplacer le flacon de Playfair-Bulaü par une bouteille de Wolff à trois tubulures. De celles-ci, l'une communique avec le tube pleural; une autre avec un tube aboutissant dans un bassin plein d'eau; la troisième, munie d'un robinet, est coiffée d'un manchon garni d'ouate filtrante et permet l'introduction dans la bouteille d'air stérilisé pour atténuer au besoin le vide pleural dans la mesure convenable. C'est l'écoulement du liquide contenu dans la bouteille de Wolff préalablement remplie qui amorce le siphon après occlusion du manchon filtrant.

§ II. — Drainage aspiratif après pleurotomie.

Nous rangeons dans ce groupe les procédés qui usent d'une simple boutonnière pleurale et ceux qui ont recours à l'incision large.

1° *Procédé de Robertson*[3]. — Cet auteur, depuis 1881, fait au

[1] Storck. Cité par Senoir; voir Smonsett. Lehrb. der Spec. Path. und Therapie. t. B. VIII, Auflage. 1893.

[2] Forlanini, Riforma Medica. 1895, tome II. l. c.

[3] Robertson, Medical Chronicle. 1888, t. VIII, p. 197-215, 264.

bistouri une boutonnière pleurale juste assez large pour introduire dans la plèvre deux tubes de caoutchouc munis d'index de verre coudés à angle droit ; l'un d'eux, tube laveur, peut s'adapter à l'embout d'une seringue irrigatrice ; il est habituellement fermé par une pince ; l'autre, tube évacuateur, plus long, plonge dans un flacon placé aux pieds du lit et rempli d'huile phéniquée.

En France, Desplats [1] (1888), Constantin-Paul [2] (1891), Peyrot [3] ont également employé la boutonnière pleurale pour mettre le siphon en place. Ce procédé bâtard nous amène au drainage par ponction ou pleurotomie franche.

2° *Procédé de Tachard* [4]. — C'est un pas de plus vers l'incision ; je m'explique. M. Tachard, qui, dès 1874, et sans avoir eu alors connaissance des travaux de Playfair, a appliqué le principe du siphon aux collections séreuses et purulentes de la plèvre, a eu successivement recours en ce but à la ponction, à la boutonnière pleurale, enfin à la pleurotomie franche, mais pleurotomie temporaire, suivie de suture exacte de la plaie aussitôt que les coagula fibrino-purulents sont évacués et le siphon mis en place. La suture assure l'occlusion de la plèvre et le fonctionnement meilleur du siphon.

Quant à celui-ci, M. Tachard s'est d'abord servi simplement d'une aiguille creuse munie d'un tube évacuateur, puis d'un « aspirateur hydraulique » construit sur le même principe par Galante ; enfin de deux tubes de caoutchouc noir, longs de 1 mètre et 1ᵐ50, plongeant dans la plèvre de 5-6 centimètres : l'un, destiné aux lavages, fermé dans l'intervalle par un robinet ; l'autre, tube siphon, ouvert en permanence dans un bocal gradué placé sous le lit. Ce dispositif rappelle, comme on le voit, le double tube de Potain.

---

1 DESPLATS, *Semaine médicale*, 1888, p. 279 l. c. .
2 CONSTANTIN PAUL, *Société de thérapeutique*, 14 janvier 1891.
3 PEYROT, *Traité de chirurgie de Duplay et Reclus*, t. VI.
4 TACHARD, *Recueil des Mémoires de méd. et de chir. milit.*, novembre 1873. — *Société de chirurgie*, 1875. — *Revue médicale de Toulouse*, 1875-1876. — *Congrès de Pau*, 1892. — *Congrès de chirurgie de Paris*, 1892. — Cf. aussi Rouët, *Congrès d'Oran*, 1888.

J'insiste sur ce fait que dans l'esprit de Tachard, la pleurotomie temporaire joue pour la guérison un rôle très inférieur à
celui du siphon lui-même auquel doit revenir la plus grande
part des très bons résultats obtenus.

3° *Procédé de Revilliod*[1]. — Avec lui nous arrivons au dernier terme de la série, à la pleurotomie franche et permanente
dont le drainage aspiratif est le complément très utile. Pour
Revilliod d'ailleurs comme pour Tachard l'incision agit moins
que l'aspiration permanente, dont l'importance reste majeure.

Ce procédé, que L. Revilliod pratique depuis plus de quinze
ans avec succès, a été longuement décrit par son élève Archawski dans sa thèse et dans une bonne revue auxquelles
nous empruntons les détails qui suivent.

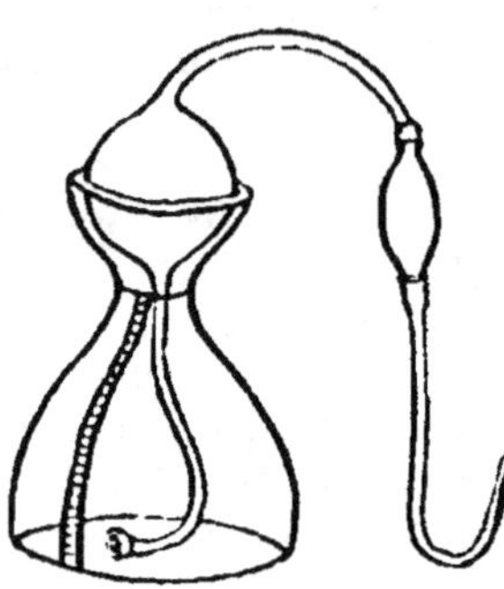

Fig. 1.

Incision du cinquième, sixième ou septième espace intercostal
sur la ligne axillaire; évacuation du pus et des magmas fibrineux. Introduction dans la plèvre d'un tube-siphon spécial, d'un
calibre de 8 à 10 millimètres fig. 1, muni d'une boule d'appel
en caoutchouc reposant elle-même dans le large goulot d'un
flacon gradué de forme spéciale où plonge l'extrémité libre du

[1] Consulter :

REVILLIOD, *Revue médicale de la Suisse romande*, 1886, p. 612-621.
ARCHAWSKI, *Thèse de Genève*, 1891. — et *Revue médicale de la Suisse
romande*, 1891, p. 319, 359 et 551.
LAURENS DERMITROU, *Thèse de Genève*, juillet 1892.
HITT, *The Boston Medical Journal*, 21 décembre 1893, p. 618.
LOR, *Archives générales de médecine*, octobre 1893, p. 529.
GIRSTON, *The Boston Medical Journal*, 22 novembre 1894, p. 502.
LAURENS, *Medical News*, 7 août 1897.
CANS, *Loire Médicale*, 15 décembre 1897, N° 12, p. 500.

tube. Cet appareil pourrait être au besoin remplacé selon nous par un simple injecteur à poire, type énéma, disposé à rebours, pour aspirer le contenu pleural.

Le tube est fixé par une bande de sparadrap munie d'un trou où il passe à frottement, et par un morceau de toile de coton plié en plusieurs doubles, cousu au sparadrap que le tube traverse également et qui grippe sur le caoutchouc.

Les lèvres de la plaie ne sont pas suturées à la façon de Tachard, mais elles s'accollent rapidement au tube et lui adhèrent assez pour empêcher l'entrée de l'air, à laquelle s'oppose aussi un pansement antiseptique occlusif.

Cet appareil permet de laver et de vider la plèvre. Pour laver, après avoir fait le vide dans la cavité avec la boule d'appel, on remplit le flacon du liquide choisi et on le soulève : le liquide, en vertu du principe des vases communiquants, passe dans la plèvre, et en ressort aussitôt qu'on abaisse le flacon. Par une série de mouvements, on peut donc laver avec facilité. Pour faire le vide, il suffit d'amorcer le siphon avec la boule d'appel et de mettre le flacon au-dessous du plan du lit.

Revilliod divise son traitement en trois périodes :

Dans la 1re : Application de l'appareil tel que nous venons de le décrire.

Dans la 2e : Lorsque le pus tombe à 200 grammes par vingt-quatre heures, on remplace le grand flacon gradué par un autre plus petit d'une contenance de 200 grammes environ, et muni d'une boule d'appel moins volumineuse. Le malade peut mettre l'appareil entier dans la poche de son vêtement et se lever ou se promener ainsi à son gré.

Dans la 3e : Quand le pus est tombé à 30-60 grammes par vingt-quatre heures, on remplace le siphon par un tube de caoutchouc long de 0m,50, plongeant dans la plèvre par une extrémité, relié par l'autre à une ampoule de verre d'une contenance de 50 grammes, munie elle-même d'un deuxième tube de caoutchouc de 0m,20 fermé par une serre-fine et sans boule d'appel. Chaque jour, on vide l'ampoule-réservoir et comme à ce moment l'air pénètre dans la plèvre, on refait le vide dans tout le système, avec une seringue à hydrocèle, dont le bec s'adapte au petit tube de caoutchouc. Le vide rétabli, ce tube est fermé avec une serre-fine. Le siphon n'est définitivement enlevé que lorsque la fièvre est nulle, le pus limpide, séreux et très peu abondant, le poumon revenu au contact de la paroi.

CHAPITRE III

La Pleurotomie.

C'est l'incision large faite à la plèvre dans le but d'évacuer un épanchement purulent ; ce n'est pas la boutonnière étroite faite parcimonieusement pour introduire un tube. Et nous souscrivons pleinement à l'observation de Bouveret : on ne saurait qualifier de pleurotomies véritables ces ouvertures pratiquées comme à regret, incapables de donner une libre issue à l'exsudat pleurétique.

Nous approuvons moins la division du même auteur en pleurotomie hippocratique, incomplétement antiseptique, antiseptique et précoce. Pareille distinction, utile pour l'exacte description des progrès accomplis, ne conserve plus qu'une valeur purement historique. Il ne saurait y avoir aujourd'hui qu'une pleurotomie aussi antiseptique ou aseptique que possible, suivant la juste remarque de Debove, — et, c'est à décrire cette dernière que nous nous attacherons tout de suite, renvoyant au livre de Bouveret pour tout ce que l'on a fait jadis et qu'il ne faut plus faire.

La pleurotomie antiseptique n'a pas une très vieille histoire. Elle fut, d'après Hache [1] et Bouveret, pratiquée pour la première fois en juillet 1873 par Ewart, de Calcutta, puis en 1875 par Sinclair, en 1876 par Skéritt et Marshall. Baum. Kœnig, Gœschel et Wagner la firent connaître en Allemagne. En France, ce furent D. Mollière, Meige, Debove, Fernet, Moizard, Hache enfin qui, en 1883, écrivait sur ce sujet une revue critique justement appréciée.

---

[1] Hache. *Revue de chirurgie*. 1883. p. 34.

Depuis on ne compte plus et on ne publie plus d'ailleurs tous les cas opérés, au moins isolément. Des modifications se sont introduites, des discussions encore ouvertes ont surgi qui nous obligent à donner une rapide description du manuel opératoire pour insister ensuite plus longuement sur les points importants.

Nous étudierons d'abord la pleurotomie proprement dite, c'est-à-dire l'incision simple; puis, plus brièvement, la pleurotomie avec résection costale primitive.

§ I. — L'incision simple.

1° **Technique générale.** — La pleurotomie sera toujours précédée d'une ponction exploratrice immédiate à la seringue de Pravaz, manœuvre facile, inoffensive et nécessaire, car c'est le seul moyen d'éviter les incisions sèches, tellement les limites d'un empyème peuvent se modifier du jour au lendemain. L'aiguille pourra d'ailleurs rester en place pour guider le bistouri si l'opérateur le juge nécessaire.

La ponction et l'incision consécutive qui la complète seront faites au point déclive, sauf exceptions dans certains empyèmes de nécessité sur lesquels nous reviendrons. Ce point déclive a été très discuté. On le place en général dans le septième ou le huitième espace intercostal, en arrière de la verticale passant par le bord postérieur de l'aisselle. Un moyen simple, pratique et suffisamment précis, proposé par Aufrecht [1], consiste à inciser l'espace intercostal situé au-dessous de l'angle de l'omoplate lorsque le bras est rapproché du tronc et sur la ligne verticale passant par cet angle inférieur. Ce point correspond sensiblement au huitième espace.

Avec les auteurs récents, nous conseillerons aussi la partie postérieure du huitième ou neuvième espace, après ponction exploratrice préalable qui confirme en cette place la présence du pus.

---

[1] Aufrecht. *Deutsch. Arch. f. Klinik. Medic.*, B 52, Hft 1-2; octobre 1893. p. 1.

Le bistouri, jalonné par l'index gauche solidement appuyé sur le bord supérieur de la côte sous-jacente, incise la peau sur une longueur de 7 à 8 centimètres et, suivant exactement le bord supérieur de la côte inférieure, divise les muscles intercostaux jusqu'à la plèvre habituellement lisse, rémittente, décollable. La plèvre est ouverte prudemment par une petite boutonnière puis plus largement sur une longueur de 3 à 6 centimètres soit avec le bistouri boutonné, soit avec des ciseaux mousses guidés par l'index gauche qui reconnaît à mesure les parties à sectionner, soit avec une pince hémostatique dont on écarte les mors (Morison[1]).

La plèvre est ouverte : le pus jaillit violemment ou bave seulement suivant les cas ; mais des quintes de toux se produisent bientôt qui le chassent avec force ; en ce cas, les doigts ou mieux un tampon aseptique en modèrent l'écoulement trop rapide, car on a pu observer des morts subites pendant l'évacuation (Morton[2]).

Le doigt, une fois encore aseptisé, est introduit dans la cavité, en explore prudemment les limites, recherche et ramène au dehors les exsudats et masses néo-membraneuses agglomérées. Il s'assure également qu'il n'existe pas de loges voisines où le pus soit retenu et, dans ce cas, effondre avec précaution les cloisons enkystantes, ouvre largement les recoins isolés.

C'est alors que peuvent se pratiquer les lavages, obligatoires pour les uns, facultatifs et même nuisibles pour d'autres, utiles pour la plupart en tant que lavages post-opératoires immédiats et non répétés. Disons immédiatement qu'il faut, pour nous, s'en abstenir toujours à moins d'indications spéciales, et même en ce cas se montrer des plus sobres. On usera d'un antiseptique faible, tiède (Stephen Paget[3] a vu une mort subite par injection d'un liquide froid) et sous pression très modérée.

On drainera la plèvre avec un ou deux tubes souples, enfoncés

----

[1] A. Morison, *Edinburgh medical journal*, août 1889, p. 123.
[2] Morton, *Annals of Surgery*, t. XXII, p. 119.
[3] Stephen Paget, *The Lancet*, 1895, p. 1001.

modérément et surtout solidement fixés soit par une bande de
caoutchouc à laquelle on les coudra, soit par des fils embrassant
le thorax, soit par des épingles anglaises, soit et plus sûrement
par un crin de Florence qui les reliera à la peau. On ne saurait
trop soigner cette fixation, tellement sont nombreuses les observations dans lesquelles le drain, faute de précautions suffisantes,
est tombé dans la cavité pleurale.

Un pansement occlusif et absorbant, formé de gaze aseptique
ou antiseptique, surtout d'une très épaisse couche de coton hydrophile, d'ouate de tourbe ou d'ouate d'amiante, doublée d'un
large imperméable, enveloppera la poitrine et les épaules.

Le malade restera couché dans une situation favorable à l'écoulement du pus, variable par suite avec le siège antérieur ou
postérieur de l'incision.

Le pansement sera renouvelé quotidiennement d'abord, puis
chaque deux, trois, quatre ou cinq jours, suivant l'abondance de
l'exsudat et la marche de la température. Il ne devra jamais être
traversé par le pus. Il sera toujours pratiqué avec des précautions extrêmes de propreté et une grande délicatesse de main.
On s'abstiendra au maximum de tripoter et d'explorer la plèvre ;
il est bon de toucher très peu aux drains, de ne point les retirer
s'ils fonctionnent convenablement et d'être très sobre de toutes
manœuvres cavitaires. La plèvre demande à être laissée tran-
quille.

Le lavage immédiat post-opératoire unique, est encore recommandé par la majorité ; nous croyons qu'il vaut mieux le supprimer. Mais si l'on peut encore discuter sur ce point, il n'en
est plus de même pour les lavages consécutifs ; ceux-ci perdent
tous les jours des partisans et ne conservent plus que deux
indications : la persistance ou la réapparition de la fièvre ; la
fétidité du pus.

Les drains seront peu à peu raccourcis puis retirés aussitôt
que leur utilité n'est plus absolue. De cette suppression il est
impossible de fixer la date par une formule rigide. Mais on tend,
surtout en Angleterre, à abréger de plus en plus leur maintien
et à les enlever aussitôt que le pus devient moins abondant et
séreux.

La cicatrisation de la plaie, la cicatrice elle-même seront protégées longuement par un pansement et surveillées avec soin en vue d'une rétention purulente ou d'une rechute possibles.

Des exercices respiratoires et gymnastiques appropriés obvieront aux déformations secondaires du thorax et de la colonne vertébrale.

Revenons maintenant sur nos pas et sur les divers temps que nous avons sommairement indiqués.

2° **L'anesthésie.** — Elle a été discutée plus qu'elle ne le mérite.

L'anesthésie générale, utile pour Comby[1] chez les enfants très remuants, auxquels il donne volontiers du chloroforme, défendue également par Godlee[2], Morison[3], Griffith[4], Poore[5] et Fox[6], admise en certains cas par Bouveret, lorsque le malade la réclame instamment, est cependant repoussée par la majorité. Emmet Holt[7], Chapman[8], Morton[9], W. Taylor[10] la déclarent dangereuse. Elle a causé des accidents graves (la mort même entre les mains de Holt) et présente des contre-indications formelles tirées des troubles circulatoires et respiratoires graves. Bouveret et Morison conseillent en cas d'épanchement abondant de « préparer le patient » à l'anesthésie en pratiquant une ponction aspiratoire quelques heures avant la pleurotomie. Ils recommandent de s'abstenir dans les cas douteux, de ne jamais pousser l'anesthésie très loin, de la cesser aussitôt que la peau et les muscles sont incisés, seul temps douloureux de l'opération. L'anesthésie, en supprimant les efforts de toux du malade, nuirait d'ailleurs à la complète évacuation du foyer purulent et

[1] Comby. *Bull. de la Soc. méd. des Hôp.*, 3 avril 1891, p. 149.
[2] Brunton-Godlee. *The Lancet*, 1886, t. I, p. 51, 97, 113, 189.
[3] Morison. *Edinburgh med. journ.*, 1889 *l. c.*).
[4] Griffith. *Medical Chronicle*, 1889, p. 111.
[5] Poore. *The New-York med. journ.*, 21 septembre 1892.
[6] Fox. *The Lancet*, 18 août 1891, p. 397.
[7] Emmet Holt. *The Arch. of pediatrics*, 1892 *l. c.*.
[8] Chapman. *The British med. journ.*, 1893, t. II, p. 138.
[9] Morton. *Annals of Surgery*, 1895 *l. c.*.
[10] W. Taylor. *Annals of Surgery*, 1895, p. 120.

les manœuvres dernières, portant sur la plèvre, seraient à la fois peu douloureuses et très dangereuses pour une syncope ou un réflexe bulbaire toujours possibles. Il est vrai qu'en cette hypothèse, certains recommanderaient au contraire de pousser l'anesthésie au maximum pour émousser la sensibilité locale, source des accidents nerveux.

Mais la pleurotomie entre des mains habiles n'est ni très pénible, ni très longue et, sans vouloir prétendre à l'habileté d'Abbe et de Beck[1] qui mettent seulement deux ou trois minutes pour parfaire en tous ses détails une pleurotomie compliquée de résection costale primitive, sans avoir toujours la bonne fortune d'opérer des malades aussi stoïques que les leurs, on pourra néanmoins se dispenser souvent de recourir à l'anesthésie générale.

Lorsqu'elle paraît nécessaire, il faut prendre des précautions toutes spéciales. D'aucuns conseillent de coucher le malade non pas sur le côté sain, mais sur le dos, la poitrine dépassant le bout de la table, l'opérateur agissant sous le malade, à genoux et rapidement. Lorsque la plèvre est très remplie, on devra, dit Gollee, incliner le patient en demi pronation sur le côté à ouvrir; jamais on ne le retournera sur le flanc opposé. De cette attitude rigoureuse mais incommode on pourra quelquefois se départir un peu sans inconvénients, mais toujours avec prudence, car Sheild[2] a signalé encore tout dernièrement deux cas de mort chez des malades que l'on avait endormis sans les coucher sur le côté atteint.

Quant au choix de l'anesthésique, Fox et Griffiths préfèrent l'éther, sauf dans les cas où il y a de la congestion broncho-pulmonaire concomitante. C'est ainsi que Griffiths a pu, dans quarante cas, administrer l'éther avec l'appareil de Clover, sans autre inconvénient qu'une anxiété passagère et sans alerte sérieuse, chez un malade atteint d'une fistule pleuro-bronchique avec expectoration purulente au cours de l'opération.

---

[1] ABBE et BECK. *The Post Graduate*, New-York, février 1895.
[2] SHEILD. *Medic. Soc. of London*, 22 novembre 1895.

Schede, Morison, Gollee et Poore usent volontiers du chloroforme, moins irritant pour les bronches et le poumon.

Mais ceci dit de l'anesthésie générale, *l'insensibilisation locale* n'est-elle pas là pour les épeurés? réfrigérants divers, pulvérisations d'éther, de chlorure de méthyle, très suffisantes d'ordinaire, enfin cocaïne ou eucaïne.

La cocaïne a été très discutée. D'aucuns, Debove et Courtois-Suffit, Morton, Taylor, Schede[1] la considèrent comme dangereuse; Schede la redoute plus que le chloroforme, sans en donner d'ailleurs des preuves personnelles. D'autres la croient généralement insuffisante. Or, accidents et insuccès tiennent seulement à une mauvaise technique. La cocaïne est un anesthésique sûr et inoffensif; nous l'avons vu employer par Reclus dans plus d'un millier de cas et en avons souvent usé nous-même toujours avec de bons résultats. Mais il faut savoir s'en servir et l'on ne sait pas; témoins Debove et Courtois Suffit qui, après Bouveret et Dujardin-Beaumetz, parlent d'injections sous-cutanées, lorsqu'elles doivent être intra-dermiques pour agir sur la peau — tel Chapman qui use de solution à 8 %, lorsque le titre de 1 % suffit largement.

Employez une solution fraîche à 1 %, injectez une première traînée dans le derme, une deuxième dans les parties profondes de l'espace intercostal, tenez votre malade tête basse, faites-le boire dans l'intervalle et vous obtiendrez sûrement une insensibilisation complète, suffisante et sans dangers.

Aussi avec Comby, Holt, Parker, Forgue et Reclus, conseillerons-nous son usage.

3° **L'antisepsie.** — Un seul point nous retiendra ici, le spray.

Il est abandonné tous les jours davantage et le temps est fini des nuages phéniqués de jadis. Cependant Bouveret déclarait en 1888 que : « si le spray devait disparaître de la chirurgie anti-
» septique, il faudrait encore le conserver pour l'opération de
» l'empyème. Il n'y a pas d'autre procédé qui puisse au même
» degré soit pendant la pleurotomie elle-même, soit pendant

---

[1] SCHEDE. *Congrès de Vienne.* 1890.

« les pansements consécutifs, assurer l'antisepsie de la cavité
« suppurante »..... « Et quand on réfléchit aux conditions
« particulières de l'abcès pleural, on peut bien se demander si
« la pleurotomie dans laquelle est supprimé cet élément de la
« méthode de Lister, mérite bien le nom de pleurotomie anti-
« septique... le spray fait partie intégrante du traitement anti-
« septique de l'empyème ».

Kœnig, Wagner, Cabot en 1887, Griffith et Morison en 1889, Abbe[1] en 1890 ont aussi soutenu la cause du spray.

Et cependant cette cause est médiocre. Le spray est utile mais il n'est jamais indispensable (Gerster[2], Chapman[3]). L'air atmosphérique et les germes qu'il apporte, reconnus inoffensifs pour la plupart, ont aujourd'hui perdu de leur rôle passé. Bucquoy[4] déclarait à l'Académie de médecine qu'il ne fallait pas trop se préoccuper de l'air extérieur, ainsi qu'en témoignent les succès obtenus même dans les salles de médecine. Ce n'est pas de l'air que viennent les microbes pathogènes, mais des instruments, des liquides, des mains du chirurgien, du malade aussi.

Le spray ne constitue donc plus le caractère essentiel de l'antisepsie en matière de pleurotomie, comme Bouveret pouvait encore l'écrire en 1888, et cela est heureux car ce n'est point là un instrument d'urgence ni même de chirurgie courante, car le spray disparaîtra presque complètement de notre arsenal et de notre antisepsie tous les jours plus simplifiés.

4° **La ponction exploratrice.** — Toujours indiquée, toujours inoffensive, elle doit être pratiquée au siège futur de l'incision. L'aiguille de Pravaz est en général suffisante. Lorsque la paroi est œdématiée, grasse, lorsque la plèvre est doublée de fausses membranes épaisses et dures, on peut user d'une aiguille plus longue et plus solide empruntée au Potain ou au Dieulafoy. C'est dans ces cas malaisés que l'aiguille, laissée en place, peut servir de jalon utile pour arriver jusqu'à la plèvre.

---

[1] Abbe. *The arch. of Pediatrics*, 1890, p. 393.
[2] Gerster. *Ibidem*, p. 307.
[3] Chapman. *The British med. journ.*, 1893 l. c.
[4] Bucquoy. *Acad. de méd.*, 31 mars 1891.

La même ponction pourra être renouvelée après incision des parties molles, pour s'assurer qu'on est bien sur la plèvre ; après incision de la séreuse, pour s'assurer qu'il n'existe pas au voisinage de collection enkystée en des loges méconnues.

5° **L'incision.** — *a*) LES INSTRUMENTS. — Faut-il parler des instruments nombreux qui, à des époques diverses, ont prétendu remplacer le bistouri ?

Les thoracotomes de Vergely et de Leyden, imités des lithotomes, sont comme ces derniers tombés dans un juste oubli ; ils étaient compliqués, difficiles à nettoyer, aveugles et dangereux. Aussi Wight[1] est-il mal venu à vanter de nouveau l'emploi du lithotome après ponction au bistouri ; c'est un instrument parfait pour blesser le diaphragme.

Le trocart fendu de Cabot a eu le même sort, et Kebbell[2] s'est donné à tort l'inutile peine de le réinventer récemment. Le trocart cannelé de Gangolphe[3] ne nous paraît pas plus utile. A-t-on besoin d'un guide, l'aiguille de la seringue exploratrice remplira ce rôle plus simplement et plus sûrement.

Le thermocautère a été unanimement rejeté par ceux-là même qui en avaient usé, Féréol et Verneuil. Pourquoi Iseh-Wall[4] a-t-il voulu le ressusciter ? Il est inutile puisque la plaie ne saigne pas ; il est incommode et pénible car il va lentement et douloureusement ; il est nuisible car il crée des plaies larges et peu nettes, car il cause des eschares étendues dont la chûte, en dehors des hémorrhagies secondaires possibles et observées d'ailleurs par Féréol, augmente les anfractuosités d'une plaie déjà trop irrégulière et multiplie d'autant les chances d'infection.

Le simple bistouri reste donc l'instrument de choix pour la peau et les muscles. Il le demeure aussi pour la plèvre, et nous rejetons, afin d'agrandir la boutonnière pleurale, la manœuvre de la pince vantée par Morison, insuffisante lorsque la membrane

---

[1] WIGHT. *Brooklyn med. journ.*, 1895, t. IX. p. 59.
[2] KEBBELL. *The Lancet.* 14 juillet 1894, t. II. p. 87.
[3] GANGOLPHE. *Soc. des Sciences méd. de Lyon*, juillet 1888.
[4] ISEH-WALL. *Médecine moderne*, 23 avril. 1891.

est épaisse, sclérosée et susceptible de provoquer des décollements, des déchirures ou des éclatements nuisibles. Le dilatateur-gouttière de Tripier, vanté par Gangolphe, n'échappe pas aux mêmes reproches. D'ailleurs les ciseaux mousses, le bistouri boutonné et plus simplement encore l'index gauche, aidés d'un peu de prudence, suffiront à éviter l'artère intercostale, le péricarde ou le diaphragme.

b). Le siège — de l'incision a donné lieu à bien des discussions qui durent encore.

Il peut être subordonné à des conditions spéciales, et tous les auteurs ont distingué : l'empyème de choix et l'empyème de nécessité.

L'*empyème de nécessité*, prêt à s'ouvrir à la peau, devra être largement débridé et cette incision, presque toujours nécessaire, pourra suffire si elle est en bonne place, c'est-à-dire suffisamment déclive. C'est l'exception : les abcès pleuro-cutanés sont d'habitude très mal et trop haut placés, pointant en avant, aux environs du mamelon. Alors il faudra pratiquer deux ouvertures, l'une au niveau de l'abcès lui-même, l'autre déclive au lieu d'élection.

Les *collections partielles enkystées* donnent également lieu à des indications spéciales et seront ouvertes en leur lieu et place; là où est le pus, là devra porter le couteau. Ce cas n'est pas rare chez l'enfant et Broca nous communiquait récemment l'observation d'un petit malade chez qui il avait ouvert la plèvre au niveau de la partie supérieure de l'aisselle.

Mais ce sont conditions peu fréquentes; l'épanchement occupe d'habitude tout ou partie de la grande cavité pleurale, amassé de préférence en bas et en arrière, et c'est à l'évacuer en cette place que devra tendre l'incision au lieu d'élection.

L'*empyème de choix* semble devoir être pratiqué au niveau des derniers espaces intercostaux et en arrière. C'est en effet à ce niveau, nous dit Lagrange [1], que les chirurgiens du vieux temps conseillaient déjà de porter le bistouri. Lassus choisissait

---

[1] Lagrange. *Arch. gén. de méd.*, 1886, t. II, p. 270.

le onzième espace ; Maralt et Friteau, de par leurs recherches
anatomiques, préféraient le dixième à gauche et le neuvième à
droite ; tandis que Velpeau, Sédillot et Legouest, Malgaigne et
Lefort incisaient à l'exemple d'Hippocrate « au-dessous de la
troisième côte en comptant par en bas », c'est-à-dire dans le
neuvième espace. Mais, ajoute Lagrange, les auteurs classiques
actuels ont heureusement corrigé « ces errements » ; pas assez
cependant, s'il faut l'en croire.

De fait, on a fort discuté, on discute encore sur l'espace et sur
la partie de l'espace à choisir.

Pour l'espace — on a fait observer que les derniers étaient
proches du diaphragme et des viscères abdominaux, souvent
oblitérés par des adhérences, comblés aussi par l'ascension de
la coupole diaphragmatique que Leesemann et Girgensohn
auraient vu remonter jusqu'au cinquième espace intercostal et
même jusqu'à la quatrième côte. De sorte qu'une incision basse
risquerait d'être sèche, de blesser le diaphragme et le péritoine.
Pour ces motifs, Lagrange, à qui pareille mésaventure est arrivée, condamne absolument toute intervention portant au-dessous
du cinquième espace intercostal. Baum, Kœnig, Wagner sui-
vraient cette conduite.

Ils sont presque les seuls et le huitième espace chez l'adulte,
le septième chez l'enfant (à cause de l'élévation plus grande du
diaphragme) sont d'usage courant (Chauvel, Moutard-Martin,
Duplay, Bouveret, Le Dentu[1], Bucquoy[2], Constantin-Paul[3],
Forgue et Reclus, en France; Heuston[4], Holt[5], Pearce Gould[6],
Symonds[7], Jordan Lloyd[8], etc., à l'étranger). Peyrot conseille
d'agir un peu plus haut, dans le sixième ou le septième espace.

---

[1] LE DENTU. *Académie de médecine*, 31 mars, 1891.
[2] BUCQUOY. *Ibidem*.
[3] CONSTANTIN-PAUL. *Ibidem*.
[4] HEUSTON. *Académie de Dublin*, janvier 1893.
[5] EMMET HOLT. *The archives of Pediatrics*, 1892 d. c..
[6] PEARCE GOULD. Analysé in *the British med. journ.*, 15 octobre 1892, p. 829,
or réunion, tenue à Nottingham, 1892.
[7] SYMONDS. *Ibidem*.
[8] LLOYD. *Ibidem*.

En revanche, des auteurs compétents, dont le nombre semble augmenter tous les jours, conseillent de choisir franchement le point déclive et les tout derniers espaces. Rickman Godlee[1], Walther[2], W. Griffith[3], Morison[4], Poore[5], Chapman[6], Schütz[7], Cautley[8], Coutts[9], Schede[10], etc., nous ne saurions les citer tous, attaquent le neuvième ou le dixième espace intercostal ou résèquent les côtes correspondantes, même chez l'enfant.

Rickman Godlee affirme que l'extrémité antérieure de la neuvième côte constitue le vrai point d'élection, car, à l'avantage d'une déclivité marquée dans la station couchée ou verticale, elle joint encore celui d'être toujours située au-dessus des adhérences costodiaphragmatiques.

Nous pourrions donc ranger ces opinions en quatre groupes :

1° Incision très élevée dans le cinquième espace : Lagrange, Kœnig, Wagner.

2° Incision moyenne dans le sixième ou septième espace : Peyrot.

3° Incision basse dans le septième ou huitième espace : les classiques.

4° Incision très basse dans le neuvième ou le dixième espace : tous les auteurs récents.

Sur le point de l'espace à choisir, les discussions ont été plus longues peut-être. L'incision peut porter sur les parties antérieure, moyenne ou postérieure d'un même espace. On choisit d'habitude comme repères les lignes axillaire, moyenne ou postérieure. Mais chacun des trois sièges a ses défenseurs.

---

[1] Rickman-Godlee. *The Lancet.* 1886, t. I (l. c. ; et *The British med. journ.*, 15 octobre 1892, p. 829).

[2] Walther. *Bull. soc. a. al.* 1888, p. 279 et 352.

[3] Wardrop-Griffith. *Medical Chronicle.* 1889 l. c.

[4] Morison. *Edinburgh med. journ.*, 1889 (l. c.).

[5] Poore. *The New-York med. journ.*, 1892 l. c.

[6] Chapman. *The British med. journal*, 1893 l. c.

[7] Schütz. *Ass. méd. de Hambourg*, 9 janvier 1895.

[8] Cautley. *Medical soc. of London*, 28 janvier 1895.

[9] Coutts. *The Lancet.* 13 avril 1895, p. 933.

[10] Schede. *Handbuch der spec. Therapie*, etc... l. c.

Marshall, au dire de Chapman, incise très en avant, à l'union de la côte et de son cartilage : il est le seul. Constantin Paul, pour éviter « la veine axillaire » (c'est sans doute la peu redoutable mammaire externe dont il veut parler), rejette la plaie un peu en avant de la ligne axillaire moyenne et Carl Beck[1], qui pratique la résection costale primitive, choisit aussi la ligne axillaire antérieure : Cabot a opéré exceptionnellement en ce point.

Von Muralt[2], Jordan Lloyd et Duplay préfèrent la ligne axillaire moyenne.

Mais bien plus nombreux sont les partisans des incisions postéro-latérales ou franchement postérieures.

Les uns, avec Peyrot, Bucquoy, Forgues, Bouveret, se guident sur le bord antérieur du grand dorsal qu'ils ne dépassent pas.

D'autres l'entament hardiment et choisissent comme repère l'angle inférieur de l'omoplate (Le Dentu, Chapman, Gollee, Pearce Gould, Symonds, Heuston, Griffith, Poore, Aufrecht, Schede).

D'autres enfin se portent beaucoup plus en arrière, entre l'angle scapulaire et le rachis, et ne s'arrêtent qu'à quelques centimètres de la colonne vertébrale (Walther, Schutz, Emmet Holt, Fox, Moty[3]).

Il semble que l'incision postérieure assure mieux la déclivité maxima, au moins dans la situation couchée, habituelle pour Chapman et Griffith, et présente sur ce point des avantages indiscutables.

Il n'en est pas ainsi et voici les nombreux arguments contre elle invoqués par ses adversaires :

1° Et d'abord le patient ne se couche pas sur le dos ; il est tourné légèrement sur le côté malade (Erichsen[4]) ou demi assis dans son lit (Lagrange). En ces positions, la déclivité maxima

---

[1] C. Beck. *The post. Graduate*, New-York, 1894 (l. c.).
[2] V. Muralt. *Corresp. blatt. f. Schweizer Aerzte*, 15 mai 1882 cité par Walther.
[3] Moty. *Bulletin médical du Nord*, 15 juin 1895, p. 251.
[4] Erichsen. *Science and art of Surgery*. 9e édition. vol. II. p. 712.

n'est plus à la partie postérieure, mais bien à la partie moyenne de l'espace intercostal, et cela est encore plus vrai lorsque le malade s'assied franchement sur son lit, se lève ou se promène, ce qui ne tarde guère dans la plupart des cas. Alors le point déclive vient franchement en avant, puisque la partie antérieure du sixième espace intercostal se trouve sensiblement sur la même ligne horizontale que la partie postérieure du dixième (Delagenière[1]). Que deviennent alors les prétendus avantages de cette incision postérieure, pendant la période souvent très longue du traitement consécutif ?

2° D'ailleurs, ajoutent Guérin[2] et Lagrange, la plèvre ne peut être, malgré sa forme, comparée à une futaille ; elle ne se vide pas à la façon d'un tonneau par sa bonde, sous la seule influence de la pesanteur, mais bien plus par le fait des contractions de la paroi et du diaphragme, des efforts de toux et aussi de l'expansion pulmonaire. A quoi bon chercher alors l'extrême déclivité inutile, dans la partie postérieure des derniers espaces plus ennuyeuse à aborder ?

3° L'incision postérieure intéresse en effet des masses musculaires plus épaisses et plus saignantes ; elle crée une plaie plus profonde et qui doit, pour la commodité, être d'autant plus large qu'elle est plus profonde. Elle peut menacer le poumon lorsque il est fixé dans la gouttière vertébrale ;

4° Au moment de l'opération, n'est-elle pas aussi d'une exécution malaisée, puisque la prudence interdit de tourner le malade sur le côté sain et oblige ainsi l'opérateur à une position très incommode pour faire vite et bien !

5° L'opération faite, les drains placés à ce niveau risquent d'être écrasés ou déviés par le poids du corps : par leur présence ils peuvent gêner le décubitus ;

6° Les lavages enfin, lorsqu'ils sont exceptionnellement nécessaires, ne se font pas aussi facilement, à moins que le sujet ne se couche sur le flanc opposé ou même sur le ventre pour que

---

[1] DELAGENIÈRE. *Arch. provinciales de chirurgie*, janvier 1893. p. 1.
[2] GUÉRIN. Cité par LAGRANGE.

le liquide injecté puisse sans efforts baigner toute la cavité purulente.

C'est à contrôler, par des expériences cadavériques, tous ces points en litige, que Walther[1], après Friteau, s'est attaché avec soin ; il est d'ailleurs arrivé aux mêmes conclusions. Sur une trentaine de sujets, par des injections ou des moulages plâtrés, il a montré : que dans le décubitus dorsal horizontal avec tête légèrement relevée par un billot, les liquides pleuraux doivent s'accumuler dans la gouttière vertébrale postérieure ; — que cette gouttière, courte dans le sens transversal, longue dans le sens rachidien, correspond aux septième, huitième, neuvième espaces ; — qu'il suffit de soulever légèrement le sujet, suivant les indications de Wagner, par un coussin placé sous les fesses, pour amener ces liquides au niveau des cinquième et sixième espaces ; que le diaphragme très oblique en avant, à sa partie postérieure s'éloigne rapidement de la paroi et par suite court peu de risques d'être blessé en ce point : — que des septième, huitième et neuvième espaces tous favorables, le huitième doit être cependant préféré, le septième risquant d'être recouvert par l'angle scapulaire dont la présence pourrait gêner l'opérateur et le drainage : le neuvième risquant, sans gros bénéfices, d'être plus périlleux pour le diaphragme.

Walther conseille donc de pratiquer la pleurotomie dans le huitième espace et au niveau de la gouttière postérieure. Une incision de sept à huit centimètres, suivant jalousement le bord supérieur de la neuvième côte dans tous ses contours s'arrêtera à trois travers de doigt de la ligne épineuse. Il faut se garder d'oublier qu'en arrière, les côtes ne sont pas rectilignes, mais coudées, d'abord horizontales en partant du rachis puis brusquement obliques en bas et en avant, tandis que, inversement dirigée en haut et en avant, l'artère intercostale traverse l'espace plus près de la côte supérieure que de l'inférieure. Le bistouri peut donc au ras de l'arc osseux et le suivant dans son inflexion, arriver jusqu'au rachis sans atteindre l'artère, au prix seulement

---

[1] WALTHER. *Bull. de la Soc. anat.*, 1888, p. 289 et 352 *l. c.*.

de la section de la branche inférieure du nerf intercostal, tandis que s'il prolongeait directement en arrière la portion ascendante de la côte, il intéresserait l'artère presque sûrement.

A ce niveau, les vaisseaux sont peu abondants, le grand dorsal mince, l'espace intercostal très large, de sorte qu'une pleurotomie en cette place bénéficierait de toutes ces dispositions avantageuses.

Les recherches que nous avons à notre tour entreprises à l'École pratique de la Faculté sur une cinquantaine de sujets, confirment sensiblement celles de Walther.

Dans la situation franchement horizontale, et à plus forte raison, lorsque les épaules sont légèrement relevées, le vrai point déclive est quelquefois dans le huitième espace, plus souvent soit dans le neuvième, soit dans le dixième espace. Ces variations dépendent d'abord de la situation respective des fesses et des épaules, puis aussi des inflexions antéro-postérieures du rachis, lordose ou cyphose dorsale inférieure qui relève ou abaisse la partie postérieure des espaces intercostaux correspondants. Il semble d'ailleurs que chez un certain nombre de sujets la gouttière vertébrale soit divisée en deux auges secondaires par une légère saillie transversale tantôt de la sixième tantôt de la septième côte. De ces deux compartiments dorsal et dorso-lombaire celui-ci serait alors le plus profond.

Dans la station verticale, lorsque le cadavre est dressé, la déclivité maxima se porte en avant, en bas et en dehors. Récamier [1] et Farabeuf écrivent d'après leurs recherches que le cul-de-sac pleural, situé sur les parties latérales du rachis à un centimètre ou un centimètre et demi au-dessous de la douzième côte, se porte obliquement en bas et en dehors presque horizontalement, croise la douzième côte puis le douzième espace intercostal, enfin, obliquant toujours en bas et en dehors, atteint la onzième côte à 10 ou 11 centimètres de la ligne médiane. A ce point le cul-de-sac prend une direction horizontale puis obliquement ascendante. La partie la plus déclive de la plèvre lorsque

---

[1] Récamier. Thèse de Paris, 1880, p. 21. G. Steinheil, éditeur.

le sujet est debout se trouverait donc à peu près au niveau de
la onzième côte, à 10 ou 11 centimètres de la ligne médiane.

Nos investigations personnelles confirment celles de ces
auteurs. Sur le cadavre (car en l'état physiologique peut-être
les choses varient-elles un peu), nous avons presque constamment vu la plèvre descendre obliquement en avant, en bas
et en dehors jusqu'au niveau de la onzième côte qu'elle croise à
un centimètre et demi ou deux centimètres de son extrémité,
traverser le dixième espace intercostal tantôt horizontale, tantôt
déjà légèrement ascendante, puis se relever plus franchement
en haut et en avant à partir de son intersection avec la dixième
côte. Aussi la déclivité maxima du sinus pleural nous a-t-elle paru
occuper : exceptionnellement la partie antérieure du onzième
espace (chez un enfant de trois ans et demi); très rarement le
neuvième espace sur le prolongement de la ligne axillaire antérieure; quelquefois ce même neuvième espace sur le prolongement de la ligne axillaire postérieure; presque toujours l'extrémité de la onzième côte ou plus encore le dixième espace sur le
prolongement de cette même ligne axillaire postérieure, à douze
centimètres de la ligne épineuse.

Anatomiquement, il faudrait donc se prononcer en faveur du
dixième espace, qui semble aussi propice au drainage dans le
décubitus dorsal et dans la station debout, ou bien du neuvième
qui jouit à peu près des mêmes avantages et semble mettre plus
à l'abri contre une blessure du diaphragme.

Cependant nous nous garderons de conclusions trop étroites.
Aussi intéressantes que soient les recherches de Walther et les
autres, on ne doit pas oublier qu'elles ont seulement la valeur
d'une constatation anatomique normale et par suite très dis-
cutable lorsqu'il s'agit d'en faire l'application à l'anatomie
pathologique. Entre un thorax mort, en attitude cadavérique et
un thorax vivant en attitude physiologique, il est déjà quelques
différences : combien plus grandes peuvent être celles qui
séparent une plèvre saine d'une plèvre malade où l'ascension
anormale du diaphragme, des adhérences multiples peuvent et
doivent créer autant de conditions impossibles à mesurer sur le
cadavre.

De cette trop longue discussion, faite surtout d'opinions absolues et d'habitudes opératoires personnelles (à chacun son procédé paraît le meilleur), il nous semble cependant qu'il convient de retenir pratiquement deux points : d'abord choisir le huitième espace intercostal et de préférence le neuvième (Schede), lorsque l'importance de l'épanchement et la ponction préalable montrent que le diaphragme est abaissé, puis inciser sur la ligne axillaire postérieure, car d'après Gollee et Delagenière, d'après nos recherches aussi, c'est au niveau du croisement de cette ligne avec la neuvième ou la dixième côte que se trouve le point déclive favorable à la fois dans le décubitus dorsal et dans la station debout.

Ne faut-il pas, en certains cas, *pratiquer plusieurs incisions ?* Ashurst[1] conseille de faire à la plèvre deux ouvertures superposées, l'une haute, au niveau de la ponction aspiratrice, l'autre au point déclive, et de passer par les deux un drain en anse. Younge[2] a eu recours à ce procédé, Küster[3] pratique également deux incisions : l'une au niveau du quatrième espace et en avant, l'autre en arrière, après détermination exacte du point déclive au moyen d'une sonde introduite par la première brèche. Ce point trouvé, sur l'extrémité de la sonde, il pratique alors à coup sûr une large pleurotomie, placée en bon lieu, juste au-dessus du diaphragme. Morton[4] se montre lui aussi partisan d'une ouverture placée au-dessus de l'incision principale. Mais c'est dans le but d'un drainage meilleur, dont Griffith conteste les avantages.

Rappelons enfin que Gosselin[5], s'il ne faisait pas deux incisions, ouvrait cependant la plèvre en arrière, sur 3-4 centimètres, introduisait dans la cavité un trocart courbe, et par une ponction ainsi pratiquée de dedans en dehors à quelque distance de la première ouverture et dans le même espace inter-

[1] Ashurst, *American chir. association*, 20 mai 1895.
[2] Younge, *Medical Press and Circular*, 1895, p. 613.
[3] Küster, *Congrès de Vienne*, août 1890.
[4] Morton, *Annals of Surgery*, 1895, t. e.
[5] Gosselin, *Journ. de médecine*, 1872.

costal, plaçait une anse de caoutchouc à la Chassaignac. Cette manière de faire bâtarde n'était ni une ponction avec drainage, ni aussi une pleurotomie large véritable. Ce procédé est mort avec Gosselin. Nous croyons d'ailleurs qu'une incision unique placée en bon lieu sera le plus souvent suffisante. Seules les poches secondaires isolées réclament une deuxième ouverture.

c). COMMENT FAUT-IL PRATIQUER L'INCISION ? — Woillez recommande d'aller d'un seul coup jusque dans la plèvre, excellent moyen pour commettre quelque maladresse. Griffith[1] aussi ponctionne d'un coup la paroi et la plèvre avec un bistouri effilé, glisse sur la lame une sonde cannelée, retire le bistouri pointu qu'il remplace par un bistouri boutonné avec lequel il agrandit l'incision qu'il porte à 3 cent. 1 2.

Chapman[2] procède en deux temps, un pour la peau, un deuxième pour les muscles et la plèvre. Il incise la peau, saupoudre la plaie d'iodoforme, enfonce une aiguille aspiratrice, et, s'il y a du pus, incise la plèvre sur l'aiguille laissée en place, en ayant soin de comprendre dans l'incision le trajet de l'aiguille pour éviter un abcès de la paroi.

Morison[3] conseille une incision verticale de la peau sur la ligne axillaire postérieure, puis une incision horizontale des muscles et de la plèvre sur le bord supérieur de la septième côte. La plèvre est ponctionnée puis la boutonnière dilatée avec une pince. Il veut ainsi éviter les clapiers sous cutanés.

Gangolphe[4] a décrit sous le nom de *pleurorrhée* et employé cinquante fois avec succès un mode opératoire spécial, destiné à prévenir toute échappée dangereuse. Il ponctionne le thorax avec un trocart cannelé, incise les plans musculo-cutanés à l'aide d'un bistouri guidé par la rainure du trocart, remplace le bistouri par le dilatateur-gouttière de Tripier introduit sur la rai-

---

[1] GRIFFITH. *Medic. Chronicle*, 1889 *l. c.*
[2] CHAPMAN. *The Brit. med. journ.*, 1893 *l. c.*
[3] MORISON. *Edinb. med. journ.*, 1889 *l. c.*
[4] GANGOLPHE *Soc. des sc. médic. de Lyon*. 1888 *l. c.* et M. BREDY. thèse de Lyon 1887.

nure de ce même trocart, et finalement agrandit par déchirure l'ouverture pleurale jusqu'à dimensions convenables.

Nous croyons plus simple et plus sage de faire plan par plan, sans lenteur, mais aussi sans hâte, une incision parallèle à l'espace intercostal, oblique comme lui, longeant le bord supérieur de la côte inférieure, ou même reporté sur cette côte après rétraction légère de la peau (Peyrot). Les téguments et les couches superficielles seront fendus sur une longueur de 7 à 8 centimètres, la plèvre sur une longueur de 4 à 6.

Les seules difficultés proviendront de l'épaississement de la paroi et de l'imbrication des côtes. Dans le premier cas, il ne faut pas hésiter à se rendre un compte exact des couches à traverser. si l'on est un peu perdu, et à pratiquer une deuxième ponction aspiratrice pour retrouver la bonne voie. Dans le second, chez l'enfant en particulier, on pourra être conduit à pratiquer la résection costale primitive qui a pris rang de méthode et mérite à ce titre une description spéciale.

6° L'exploration de la cavité purulente. — Wagner, Bouveret, Chapman la recommandent assez chaudement pour extraire les fausses membranes et les paquets fibrineux, reconnaître la forme et les limites de la cavité, détruire les brides des épanchements cloisonnés. Chapman, très partisan de cette manœuvre, conseille de faire l'ouverture pleurale assez large pour laisser passer deux doigts que l'on introduira aussi loin que possible pour détruire les adhérences, même au prix de légers efforts. Il conseille de renouveler pareille exploration chaque deux ou trois jours pendant la première semaine. Sutherland[1], dans deux observations, rompit ainsi des adhérences qui retenaient le poumon rétracté en haut et en arrière ; délivré, le poumon se dilata rapidement par les efforts de toux, jusqu'au niveau de l'incision.

Cautley, au contraire, ne veut pas que l'on rompe les adhérences, ce qui pourrait favoriser le pneumothorax et le collapsus total du poumon, risquer d'infecter les parties de la plèvre

---

[1] SUTHERLAND. *The Lancet*, 1895 *l. c.*.

encore saines derrière une zone d'adhérences protectrices. Netter, de son côté, attache peu d'importance à l'ablation des fausses membranes, surtout dans les empyèmes pneumococciques, car elles se résorbent souvent d'elles-mêmes.

Aussi, croyons-nous inutiles et même nuisibles les longues explorations et recommanderons-nous en pareille matière d'être sobre et prudent.

7° Les lavages. — Grosse question, ardemment discutée et sur laquelle l'accord, incomplet encore, tend cependant à se faire aujourd'hui.

Il semble *a priori,* comme dit Bouveret, que les lavages doivent faire partie du traitement antiseptique de l'empyème et ne puissent avoir qu'un résultat favorable sur la cessation des phénomènes infectieux et la rapidité de la guérison. Cependant il s'en faut que les faits concordent toujours avec la théorie.

Quatre groupes se partagent les opinions des auteurs suivant qu'ils admettent :

a) Des lavages multiples et répétés ;

b) Des lavages rares et exceptionnels ;

c) Un lavage unique et immédiat après pleurotomie ;

d) Pas de lavage du tout.

a) Les partisans des lavages, suivant l'exemple d'Hippocrate (qui injectait quotidiennement dans la plèvre de l'huile ou du vin tièdes, mais plus dans le but de prévenir la dessiccation du poumon que dans celui de laver la cavité, les partisans, dis-je, arguent que cette manœuvre logique, inoffensive, est utile et nécessaire. Elle nettoie mécaniquement la plèvre, entraîne les fausses membranes et les coagulations fibrineuses, agit enfin à la fois sur la vitalité des microbes, qu'elle cherche et poursuit dans les moindres recoins, et sur celle de la séreuse qu'elle modifie dans un sens favorable : virulence et reproduction microbiennes atténuées ; — tendance à la suppuration persistante amendée. Et c'est pour cette triple fin, purement mécanique jadis, puis mécanique et chimique, mécanique, chimique et antiseptique au temps présent, que les lavages ont fait partie du manuel de la

5

pleurotomie d'Hippocrate comme de celle d'aujourd'hui. Ashurst[1], Prewitt[2], Morgan[3], Aufrecht[4], Juhel-Rénoy[5], Debove et Courtois-Suffit, Forgues[6], Tachard manifestent en faveur de cette pratique, généralement suivie encore, si l'on en juge par les observations éparses. Debove et Courtois-Suffit pensent aussi que les lavages, sauf conditions exceptionnelles, doivent être répétés fréquemment et continués tant que le liquide purulent n'est pas franchement séreux.

b). Mais une réaction, ancienne déjà, n'a pas tardé à se produire et à s'accentuer aujourd'hui davantage, et les adversaires des lavages ont, pour les combattre, repris et retourné contre eux les arguments dont se servent leurs défenseurs.

Les lavages sont inutiles et nuisibles au point de vue mécanique, chimique et antiseptique.

Mécaniquement, et malgré la douceur apportée à leur exécution, ils infligent à la plèvre et au poumon une série de microtraumas et de heurts propres à détruire les adhérences bienfaisantes, à favoriser les petites réinfections locales, à entraver la cicatrisation de la cavité et l'ampliation du poumon, surtout si l'on accorde une valeur réelle à la théorie de Roser-Gollee sur la cicatrisation angulaire. Pour Morison[7], ils sont encore nuisibles, en amenant une diminution des mouvements du thorax, et Baum[8] a vu chez deux malades chaque irrigation être suivie trop régulièrement d'une poussée fébrile pour ne pas en rendre les lavages responsables. Personnellement, nous avons fait deux fois aussi la même constatation.

Chimiquement, les solutions diverses employées sont tou-

---

[1] Ashurst. *Congrès de Washington*, 1895.

[2] Prewitt. *Ibidem*.

[3] Morgan. *Medical society of London*, 28 janvier 1895; in *The British med. journ.*, 2 février 1895, p. 242.

[4] Aufrecht. *Deutsch. Arch. für klin. Med.*, n° 52 (l. c.).

[5] Juhel-Rénoy. *Soc. méd. des hôp.*, 6 juin 1890.

[6] Forgues. *Arch. de méd. militaire*, 1895, t. II, p. 26.

[7] Morison. *Medical society of London*, 28 janvier 1895; in *The British medical journal*, 2 février 1895, p. 252.

[8] Baum. Cité par Bouveret.

jours irritantes et caustiques, si elles veulent être efficaces. Elles peuvent occasionner de légères escharifications superficielles (Bouveret), augmentent en tous cas l'abondance des secrétions pleurales, comme Gœschel l'avait remarqué, et retardent ainsi la guérison. Fernet [1] partage cette opinion. Fruitnight [2] jadis grand partisan des lavages, y a complétement renoncé depuis que leur suppression lui a paru amener une cure plus prompte. Il a vu un cas s'éterniser, soumis à des irrigations multipliées, qui guérit aussitôt que celle-ci furent abandonnées.

D'autre part, ces phénomènes chimiques peuvent aller jusqu'à l'intoxication, observée surtout avec l'emploi des solutions phéniquées, et que Gœschel redoute à juste titre chez les enfants.

Mécaniquement et chimiquement à la fois, ils peuvent être dangereux, car ils semblent avoir provoqué souvent des accidents nerveux redoutables, sur lesquels nous aurons à insister. Et, de fait, c'est presque toujours à l'occasion d'un lavage que nous les verrons se produire.

Enfin leur action particulière sur les microbes serait souvent bien légère, parce qu'elle est courte comme le contact lui-même du liquide avec la paroi, parce que les microbes dangereux ne sont pas ceux de l'épanchement qui s'évacuent alors avec lui par le simple drainage, mais ceux qu'enferment les parois et qui restent à l'abri derrière les dépôts inflammatoires qui les emmurent. Ne sait-on pas d'ailleurs depuis longtemps qu'en matière de suppuration, le meilleur des antiseptiques est le bistouri largement appliqué, et ne renonce-t-on pas tous les jours davantage à laver les autres collections purulentes que l'on irriguait abondamment jadis, tels les abcès et les kystes du foie, telles les suppurations péritonéales, que l'on se contente d'éponger à sec aujourd'hui.

Donc inutilité habituelle, nocivité possible plaideraient contre la pratique des lavages. Et l'on s'accorde aujourd'hui pour admettre que les irrigations doivent être exceptionnellement

---

[1] Fernet. *Société de thérapeutique.* 12 novembre 1890.
[2] Fruitnight. *The Arch. of Pediatrics*, 1893. p. 579.

pratiquées, sauf certaines conditions déterminées. Ces conditions seraient : la persistance ou la réapparition de la fièvre et d'un état général mauvais, les dimensions exagérées de la cavité suppurante (Coutts[1]), les caractères de l'épanchement, physiques : pus épais et grumeleux, bactériologiques surtout.

Cette dernière indication a été particulièrement étudiée à la Société médicale des Hôpitaux, au cours des discussions récentes.

Netter, fort de ses recherches bactériologiques, déclare les lavages complètement inutiles dans les pleurésies pneumococciques, nécessaires au contraire dans les épanchements putrides et dans ceux à streptocoques ou staphylocoques purs ou associés. Les streptocoques en particulier infiltrent les parois de la cavité et demandent à être combattus en cette place par des antiseptiques énergiques, agissant rapidement sur la surface pleurale tout entière et prodigués largement : telles les injections de sublimé suivies d'une irrigation neutralisante à l'eau bouillie. Et à plusieurs reprises le même auteur insiste sur cette indication précise : autant les lavages sont inutiles lorsqu'on a affaire à du pneumocoque, autant ils sont indispensables lorsqu'on se trouve en présence du streptocoque rebelle et dangereux.

Laveran, Comby, Labbé, Chantemesse, Cadet de Gassicourt acceptent également les irrigations contre le streptocoque; Tiffany[2] arrive aux mêmes conclusions.

Kiener, appuyé sur sa classification des empyèmes en : fibrino-purulents (pneumocoque, streptocoque, bacille de Koch) — purulents proprement dits (staphylocoque, isolé ou associé à la tuberculose) ; — gangréneux et putrides, admet que dans la première variété, une fois le pus évacué par pleurotomie, les microbes restant à la surface sont en quantité négligeable; ils ne peuvent ni pénétrer dans l'économie, ni s'opposer au travail de réparation locale. Il n'est donc nul besoin de lavages antiseptiques dont l'action irritante et mécanique peut s'opposer à la

[1] Coutts. *The Lancet*, 13 avril 1895, p. 933, t. I.
[2] Tiffany. *Congrès de Washington*, 1894.

réparation et peut même introduire des germes étrangers. Au contraire les pleurésies purulentes proprement dites (staphylocoque) sont beaucoup plus irrégulières, sans marche définie, sans tendance à la guérison et véritablement interminables si on ne les attaque par les moyens antiseptiques applicables aux pleurésies putrides et gangréneuses.

Pour ces dernières, tout le monde est à peu près d'accord : elles sont justiciables des lavages et des lavages répétés jusqu'à modification de leurs caractères. Tel est l'avis de Schede, Heuston, Furbringer[1], Runeberg, Poore, Holt, R. Goldee, T. Lyods, Charters Symonds, Fruitnight, Carr[2], Dorning[3], Crandall[4], Koplik[5], Scharlau[6], Morison, Griffith, Sutherland[7], Bidwell[8], Willard[9], Vargas, Bucquoy, Le Dentu, Forgue et Reclus, Bouveret, etc.

Donc, l'inoffensif pneumocoque mis à part qui, de l'avis général, ne mérite pas qu'on le lave, le staphylocoque pour Kiener et Netter, le streptocoque pour Netter, les microbes sapogènes des empyèmes gangréneux et putrides pour la très grande majorité requerraient au contraire des lavages soignés, mais cependant aussi rares que possible.

c). D'ailleurs, si les irrigations au cours du traitement postopératoire peuvent être inutiles ou nuisibles lorsqu'elles sont trop multipliées, les mêmes objections ne peuvent pas être faites au lavage unique, immédiat, pratiqué après l'ouverture de la plèvre pour aider à l'évacuation première et au premier nettoyage de la cavité. Cette injection isolée ne risque pas de blesser ou d'irriter trop fortement la plèvre, elle ne peut s'opposer à l'ampliation du poumon ou à la cicatrisation du poumon qui ne sont pas encore

---

[1] FURBRINGER. Congrès de Vienne, 1890.
[2] CARR. New-York Acad. of medicine, 14 avril 1893.
[3] DORNING. Ibidem.
[4] CRANDALL. Ibidem.
[5] KOPLIK. Ibidem.
[6] SCHARLAU. Ibidem.
[7] SUTHERLAND. The Lancet, 1894. l. c.
[8] BIDWELL. Ibidem, 13 avril 1895, p. 933.
[9] WILLARD. Congrès de Washington, 1895.

commencées. Elle peut d'autre part être très utile en provoquant l'issue au dehors des masses fibrineuses qui pourraient obstruer les drains ou servir de milieu de culture favorable aux bactéries.

Ce lavage unique et immédiat a été très généralement accepté, même par les partisans des irrigations rares. Wagner[1], Cabot[2], Kœnig[3] autrefois, Pearce Gould, Schütz[4], Sutherland, Schede, y ont volontiers recours à l'étranger. En France, Laveran, Labbé, Comby, Chantemesse, Cadet de Gassicourt, Le Dentu, etc., s'en déclarent partisans.

d). Mais ce lavage précoce n'a pas tardé à être combattu à son tour. Et d'aucuns veulent complétement supprimer les injections intra-pleurales.

Cette pratique n'est pas du reste nouvelle. Le père de l'antisepsie, Lister, estimait peut-être avec raison qu'après une large pleurotomie, il n'est pas indispensable d'irriguer la cavité. Et les premiers qui firent l'empyème antiseptique, Ewart, Sinclair, Skeritt, Marchall, Gœschel, n'y eurent jamais recours.

Netter admet qu'on peut s'en dispenser complétement dans les pleurésies à pneumocoques.

Kiener conteste l'utilité du premier lavage dans les empyèmes fibrino-purulents, c'est-à-dire à pneumocoques et aussi à streptocoques.

Fernet[5], Lamarque[6], Moty[7], ont mis en doute l'utilité des irrigations multiples dans les épanchements à streptocoques, en apportant des observations de guérison rapide après une seule injection. Et Netter avoue lui-même qu'il est des streptocoques très peu virulents, à vitalité peu marquée, sans que cependant on puisse prévoir, de par l'aspect des préparations en des cultures, comment ce microbe se comportera dans le cas particulier.

---

[1] Wagner. Cité par Bouveret.
[2] Cabot. Ibidem.
[3] Kœnig. Ibidem.
[4] Schütz. Assoc. méd. de Hambourg, janvier 1895 (l. c.).
[5] Fernet. Soc. de thérap., 1890 (l. c.).
[6] Lamarque. Journal de méd. de Bordeaux, 1895 (l. c.).
[7] Moty. Bull. méd. du Nord, 1895 (l. c.).

Mais c'est Bucquoy [1] qui, en France, a le plus combattu pour
la suppression de tout lavage, même dans les épanchements
streptococciques ou staphylococciques. Les empyèmes gangréneux et putrides mis à part, il n'accorde aux injections antiseptiques qu'une action purement mécanique peu utile ou même
nuisible. A l'appui de son dire, il apporte quatre observations
d'empyèmes où, d'après Netter, les lavages auraient dû être
pratiqués, qui n'en ont pas moins guéri sans eux, en deux
mois, vingt-huit jours, six semaines et quarante jours.

A l'étranger, cette conduite tend à se généraliser tous les jours
davantage. Kœnig [2], autrefois partisan de la première irrigation,
ne la pratique plus aujourd'hui ; Runeberg [3], d'Helsingfors, y a
aussi complètement renoncé, à son plus grand bénéfice et à
celui de ses malades. Griffith, Doerfler [4], Morison, Emmet Holt,
Poore, suppriment tout lavage. Rose [5] les proscrit absolument
à quelque titre que ce soit, tant qu'il y a écoulement de pus.

Mais on a été plus loin encore.

Les empyèmes gangréneux et putrides paraissaient à tous et
même à Bucquoy justiciables des lavages ou en tous cas d'un
lavage précoce. Cette assertion a été contestée. Hofmokl [6], Rosenbach [7], Herz [8], contrairement aux assertions générales et à celles
de Rudolph [9] en particulier, ont soutenu que les lavages étaient
inutiles en ce cas, et apporté des observations comme preuve ;
Bohland [10] a fourni d'autres faits pareils.

En présence d'affirmations aussi hardies, que disent les faits ?

---

[1] Bucquoy. Soc. méd. des hôpit., 6 juin 1890 et Acad. de méd., mars
1891. l. c..

[2] Kœnig. Berliner klin. Woch., 9 mars 1891 l. c.).

[3] Runeberg. Hospitals Tidende, 1892 l. c..

[4] Doerfler. Münchener med. Woch. 1892 l. c..

[5] Rose. Voir Simon. Deutsch. Zeitsch. für Chir., B. XLVI, analysé in
Bull. méd., 5 décembre 1893. p. 1135.

[6] Hofmokl. Congrès de Vienne, avril 1890.

[7] Rosenbach. Centr. für Chirur., 9 juillet 1892.

[8] Herz. Centr. für klin. Med., 1892, n° 52.

[9] Rudolph. Centr. für klin. Med., 1892. n° 18. p. 361.

[10] K. Bohland. Deutsch. med. Woch., 1891. N° 18. p. 1301.

Bouveret a rassemblé 40 observations où le nombre des lavages et la durée de la guérison sont soigneusement indiqués. Il les divise en trois groupes :

a) 13 cas, sans un seul lavage : — 13 guérisons, obtenues en une moyenne de 65 jours, qu'il faut abaisser à 33, car l'on doit en éliminer les trois derniers faits exceptionnels : par leur durée (135, 180, 210), leur cause (rupture dans la plèvre d'un abcès par congestion) ou la date tardive de l'intervention (4 mois 1/2 et 6 mois) ;

b) 15 cas, avec un seul lavage : — 15 guérisons, obtenues en une moyenne de 32 jours, qui tombe également à 25, si l'on en excepte l'observation dernière de pleurotomie tardive chez un phthisique ;

c) 12 cas, avec lavages multiples : — 12 guérisons, obtenues en une moyenne de 90 jours, qui se réduit à 52, supprimée l'observation d'empyème traumatique par balle de fusil. Soit en résumé :

33 jours pour la pleurotomie, sans lavage.
29   —   avec un lavage.
52   —   avec plusieurs lavages.

L'avantage semble rester au procédé de l'irrigation immédiate et unique.

Nous avons de notre côté rassemblé un certain nombre de statistiques intégrales, dont la plus importante est sans contredit celle de Runeberg [1].

En quatorze ans, de 1876 à 1890, cet auteur a observé 105 cas d'empyème, divisés en deux catégories :

a) 18 empyèmes compliqués : 12 de gangrène pulmonaire, avec 4 guérisons, 1 fistule et 6 morts ; 4 de tuberculose, avec une fistule et 3 morts ; 1 de dégénérescence amyloïde avec 1 mort, et 1 d'affection cardiaque mort aussi ;

b) 87 empyèmes simples, qui comprennent trois groupes :

Un premier de 20 cas, traités ou non par la résection costale

---

[1] Runeberg. *Hospitals Tidende.* 1892 *(l. c.)* : *Zeitschr. für Klin. Med.,* Band XXI, Hft 3-4.

primitive, mais avec lavages journaliers (de 1876 à 1883). Il a donné : 6 guérisons (30 %) ; 9 fistules (45 %) ; 5 morts (25 %) avec une durée moyenne de 111 jours ;

Un deuxième renferme 9 cas de résection primitive, avec une seule irrigation immédiate, et a fourni : 7 guérisons (78 %) ; 2 fistules (22,2 %) ; pas de mort ; durée moyenne = 88 jours ;

Un troisième se compose de 58 cas, sans aucun lavage, avec : 56 guérisons (96,5 %) ; 1 fistule (1,7 %) ; 1 mort (d'érysipèle) ; durée moyenne = 52 jours.

Donc 52 jours et 96,5 % de guérison, pour les cas sans lavage.

     88   78 %   —   avec 1 lavage.

    111   30 %   —   avec plusieurs lavages.

Cette statistique est complètement en faveur des abstentionnistes, puisque en certains cas, la durée est descendue à moins de 40 jours, et qu'elle n'a pas dépassé 56 jours, dans un cas de pleurésie occupant toute la cavité séreuse, avec refoulement du cœur et du diaphragme.

Griffith, Morison, E. Holt, Doërfler, Schütz, Kœnig ont également publié des résultats d'autant plus intéressants qu'ils sont donnés dans leur intégrité et représentent bien la pratique de chacun d'eux.

Nous avons tenté de réunir nous-même toutes les séries parues avec indications suffisantes touchant l'âge des opérés, la nature de l'intervention, le nombre des lavages, la durée de la guérison. Et nous sommes ainsi arrivés à un total de 407 cas, ainsi répartis :

1° Sans lavage : 289 avec 89 % de guérison, en 45 jours, 7.

2° Avec 1 lavage : 62 avec 88,5 % de guérison, en 41 jours, 1.

3° Avec plusieurs lavages : 56 avec 65,8 % de guérison, en 70 jours.

Ces résultats généraux confirment sensiblement ceux de Runeberg et de Bouveret. Mais nous ne voulons nullement donner à ces chiffres une valeur stricte, tellement une pareille statistique risque de s'égarer dans l'interprétation et la classification exactes de faits souvent disparates. Il est certain que nombre d'observations appartenant à notre troisième groupe ont fourni de très médiocres résultats comme nombre et rapidité de guérisons, non pas à cause de la multiplicité des lavages, mais en raison même de leur gravité propre qui a pu rendre cette multiplicité nécessaire.

C'est pourquoi nous nous contenterons, sans en tirer des pourcentages formels qui risqueraient l'inexactitude, de citer brièvement les séries des auteurs que nous venons de nommer.

AUTEURS	TOTAL	GUÉRISONS	AMÉLIOR.	MORTS	DURÉE MOYENNE
Dans les pleurotomies sans lavages :					
Hache............	3	2	1	»	45 jours
Poore............	6	6	»	»	43 »
Griffith.........	23	21	»	2	42 »
Bucquoy	4	4	»	»	42 »
Marshall......	45	38	»	3	42 »
Morison	37	35	»	2	33 »
Boncour........	2	2	»	»	28 »
Holt............	3	3	»	»	20 »
Dans les résections sans lavages :					
Poore	4	4	»	»	36 jours
Boërtler........	19	10	8	1	36 »
Morison........	2	2	»	»	28 »
Boncour........	3	3	»	»	24 »
Dans les pleurotomies avec un lavage unique, immédiat :					
Comby.........	2	2	»	»	32 jours
Cadet de Gassi-court.........	7	5	»	2	32 »
Dans les résections avec un lavage unique, immédiat :					
Schütz	18	16	»	1	42 jours
Blake.........	6	5	»	2	19 »

Aussi bien, à ceux qui veulent des chiffres précis nous montrerons ceux de Runeberg au-dessus de toute contestation. D'ailleurs, toute question de chiffres mise à part, l'expérience et l'autorité indiscutables des auteurs précédents suffisent à nous convaincre.

La statistique que Schede [1] a fournie en 1894, sur laquelle nous aurons plus loin l'occasion de nous étendre longuement, est encore un argument de plus en faveur de la suppression des lavages, sauf exceptions que nous allons indiquer de nouveau. Malgré que Netter [2], dans son récent article, soit d'avis de supprimer les irrigations seulement dans les empyèmes pneumococciques Nous dirons donc :

1° Dans les cas simples, et dans les empyèmes à pneumocoques en particulier, s'abstenir complétement de lavages ;

2° Dans les empyèmes non pneumococciques, lorsque l'état général paraît bon, on peut suivre la même conduite. Lorsque la fièvre est vive, le pus épais, les fausses membranes abondantes, pratiquer un lavage unique, immédiat, indiqué peut-être davantage dans les pleurésies à streptocoques ;

3° Réserver les lavages multiples ultérieurs : *a*) aux pleurésies putrides et gangréneuses ; *b*) aux très grandes cavités qui se vident mal ; *c*) aux cas compliqués de fièvre persistante ou d'un état général mauvais.

Substances. — On a employé et vanté tour à tour l'eau salée, l'acide borique, l'acide salicylique à 1/1000 (Potain), le permanganate de potasse à 1/500 (Fraëntzel et Heuston), le chlorure de zinc à 1 100 (Juhel-Rénoy), le chloral à 1 100 (Moizard-Comby), l'hyposulfite de soude à 5 100 (C. Paul), le naphtol, le crésyl à 4 % (Laveran), la créoline (Otis), la pyoctanine à 1/2000 (Bohland, Poore).

L'acide phénique, jadis en vogue, est presque complétement abandonné aujourd'hui ; il expose trop aux intoxications.

Des discussions d'avril 1890 à la Société médicale des Hôpitaux, des communications de Kœnig, il ressort que le sublimé tiède est l'antiseptique de choix, très énergique et peu dangereux si l'on a soin de faire suivre son emploi d'un lavage abondant à l'eau bouillie.

---

[1] Schede. *Handbuch der speciellen Therapie innerer Krankh.* (l. c., 1895).
[2] Netter. *Traité des maladies de l'enfance* de Grancher, Comby et Marfan (l. c.).

Aufrecht[1], après quelques injections phéniquées à 2 °/₀ pendant les premiers jours, utilise, aussitôt que la fièvre est tombée, une solution de nitrate d'argent à 0,20 %, qui faciliterait l'accollement des parois et hâterait la cicatrisation. Bacelli a vanté aussi le nitrate d'argent.

Blake[2] a, de son côté, préconisé l'usage d'une émulsion iodoformée, qui dans six cas lui a valu une guérison rapide en une moyenne de dix-neuf jours, avec un minimum de douze et un maximum de vingt-sept jours, tandis que le drainage fut maintenu neuf jours seulement en moyenne. Ces résultats mériteraient d'être contrôlés par de nouveaux essais.

Faut-il revenir sur les précautions à prendre pour pratiquer les lavages? Sans insister sur la manière de Kœnig, qui soulève ses malades par les pieds à chaque pansement, parce qu'il fait une pleurotomie très haute; sur celle de Starke, qui place les siens sur un coussin à air et, par des secousses répétées, cherche à favoriser le mélange intime des liquides antiseptiques et des sécrétions pleurales, qu'il nous suffise de dire que toute manœuvre brusque, toute distension du sac pleural, toute pression trop vive doit être absolument évitée par une irrigation lente, modérée, pour laquelle le bock ou l'entonnoir sont préférables aux seringues ou aux poires foulantes.

8° **Le drainage.** — Il est nécessaire, pour empêcher le rétrécissement trop rapide de l'incision pleurale, pour permettre l'écoulement large des sécrétions jusqu'à ce qu'elles soient diminuées ou taries. Le drainage est donc d'un usage général.

Bidwell[3] a cependant essayé de le supprimer complètement, et, dans deux cas de pleurotomie, a fait suivre le lavage immédiat d'une occlusion complète de la plaie; il a, dans l'un, obtenu la guérison après deux séances pareilles; dans l'autre, il a été forcé de recourir à une résection costale. Cet exemple n'est

[1] Aufrecht. *Deutsche Arch. f. klin. Med.* l. c..
[2] Blake. *The Lancet*, 16 février 1889. t. I. p. 326.
[3] Browell. *Westminster med. soc. of London*, 5 avril 1893, in *The Lancet*, 13 avril 1893. t. I. p. 955.

donc pas à conseiller ; il va d'ailleurs nettement à l'encontre du but cherché par l'incision pleurale dont il supprime l'avantage essentiel : l'évacuation continue. L'occlusion de la plaie est aussi pratiquée par Tachard, mais ici la présence du siphon à demeure assure le drainage.

On a jadis usé de tentes et de charpie pour maintenir béante la brèche pleurale. Plus près de nous, Glück[1], Rydygier[2], Manara[3] ont vanté le tamponnement de la cavité à la gaze iodoformée, faisant à la fois office de désinfection et de drainage. Mais là comme ailleurs, cette méthode peut manquer ; la gaze fait souvent bouchon, et derrière elle s'accumule le pus retenu. Nous avons vu cet accident survenir et Paul-Boncour[4] le signale plusieurs fois dans sa thèse. Il faut réserver le tamponnement aux cavités peu sécrétantes, lorsque le pus est presque tari.

Le drain le plus simple et le meilleur est le tube de caoutchouc ; ici comme ailleurs, il faut se méfier des instrumentations spéciales que nous décrirons plus loin.

On introduira donc dans la cavité pleurale un ou plusieurs tubes souples que l'on fixera soigneusement à la paroi. Les auteurs ne s'accordent pas sur le nombre et la longueur des drains. Goeschel, Rosenbach[5] en veulent deux juxtaposés ; Kœnig, Wagner et Bouveret qui les cite, estiment qu'un seul est suffisant, s'il est de diamètre convenable, qu'il est ainsi plus facile à fixer et à surveiller. Marshall[6] emploie un drain unique chez les très jeunes enfants ; il en met deux chez les sujets plus âgés. Cela est sans grande importance. Nous croyons qu'il faut se guider sur les caractères de la cavité, du pus, et sur l'abondance de l'écoulement. Si l'on peut souvent s'en tenir à un drain unique, deux tubes convenablement dirigés assurent mieux la vidange d'une large poche.

---

[1] Glück. Arch. für Kinderheilk. XIII. p. 312 l. c.
[2] Rydygier. Congrès de Vienne, 1890.
[3] Manara. Riforma medica, 1893, t. III, p. 285.
[4] Paul-Boncour. Thèse de Paris, 1896-1897. G. Steinheil, éditeur.
[5] Rosenbach. Cente. für Chir., 9 juillet 1892 l. c.
[6] Marshall. The Lancet. 31 décembre 1895. t. II. p. 1570.

Les mêmes considérations doivent régler la longueur à donner aux drains. Morison et Chapman la veulent de 3 à 4 pouces anglais, soit de 7 à 10 centimètres. Bouveret ne dépasse pas 5-6 centimètres ; Cautley use de tubes très courts plongeant légèrement dans la cavité. Un drain trop long, sans mieux assurer l'écoulement du pus, irriterait inutilement les parois, gênerait la cicatrisation de la plèvre, l'ampliation des poumons et pourrait même provoquer l'ulcération du diaphragme (Moutard-Martin). Sans redouter pareil accident, qui doit être fort rare, surtout avec un caoutchouc souple, et tout en croyant que dans les grandes cavités, un drainage plongeant n'est pas quelquefois inutile, surtout si l'incision n'est pas au point déclive, nous souscrivons volontiers aux observations de Bouveret et nous admettons que le drain doit être tenu court.

Le tube ne doit porter de fenêtres latérales qu'à son extrémité profonde (Bouveret-Morison) ; des orifices plus nombreux laisseraient pénétrer les bourgeons charnus qui l'obstrueraient et en rendraient l'ablation pénible.

La fixation du drain est loin d'être sans importance, car on publie tous les jours des observations nouvelles, où il est tombé dans la cavité pleurale, dont il entretient infailliblement la suppuration.

L'épingle de nourrice simple ou double, en croix, est d'un usage courant ; Morison l'emploie volontiers, car elle permet de raccourcir le tube par son extrémité externe sans le retirer complètement. Mais elle s'est maintes fois montrée insuffisante. Nous en dirons autant des plaques de caoutchouc ou de gutta traversées par le tube, qui ont en plus l'inconvénient d'irriter la peau ; aussi rejetterons-nous le procédé de Chapman qui passe son tube à travers un épais mackintosh carré qu'il attache à ses quatre angles à l'aide de bretelles convenablement disposées autour du thorax.

On peut fixer directement le drain à une des lèvres de la plaie par une soie ou un crin de Florence. Bouveret, Debove et Courtois-Suffit repoussent ce moyen qui empêche à chaque pansement de pouvoir enlever et nettoyer le drain.

Plus simplement, on peut traverser le tube avec une longue et forte soie dont les extrémités sont nouées autour du thorax et fixée en bonne place par quelques applications collodionnées.

Périer et Comby [1] recommandent de passer les drains à travers une bande de caoutchouc qui forme ceinture, et à laquelle ils sont solidement cousus.

On a reproché aux tubes de caoutchouc d'être plus difficiles à fixer, plus faciles à déplacer par les efforts de toux, les mouvements intempestifs des malades, plus susceptibles aussi d'être comprimés par la rétraction des lèvres de l'incision.

C'est pourquoi Fraenkel et Starke usaient de canules métalliques, munies d'une plaque extérieure d'épaulement. Griffith [2] emploie un tube en métal, muni à son extrémité externe d'un plateau, à son extrémité interne d'ailettes mobiles que l'on peut faire saillir lorsque le tube est en place, au moyen de manettes extérieures.

Lainé et Morton [3] ont aussi leur canule d'argent : « self-retaining » auto-fixable, analogue.

Mais les reproches adressés aux tubes de caoutchouc sont plus théoriques que vrais. Leur souplesse n'est-elle pas une garantie contre les ulcérations des parties voisines, et ne peut-elle d'ailleurs être modérée à volonté, par le choix d'un drain plus épais ou plus gros ?

Et comme les canules métalliques sont d'usage moins courant, d'une tolérance plus difficile, nous conclurons avec Bouveret à leur rejet absolu.

Nous devons maintenant parler de trois modes spéciaux de drainage : le drainage valvulaire, le drainage aspiratif, la perflation.

DRAINAGE VALVULAIRE. — Préconisé surtout en Amérique et en Angleterre, il a pour but d'utiliser la toux et l'expiration forcée

---

[1] COMBY. Soc. méd. des hôp., 3 avril 1891. l. c.
[2] GRIFFITH. Cardiff med. Society, 7 février 1896, in The Lancet, 30 mai 1896, t. I, p. 1489.
[3] MORTON. Annals of Surgery, 1895, t. 22, p. 119 l. c.

pour l'ampliation du poumon. Un système de soupapes, convenablement disposées dans le tube, laissent pendant l'expiration l'air pleural s'échapper au dehors, sans permettre son retour pendant l'inspiration. Il en résulterait par à-coups successifs une diminution de la pression intra-pleurale propre à l'expansion pulmonaire et à l'accollement des parois de la cavité. Fondé sur les expériences de Phelps[1], de O'Dwyer[2], de Gilmann Thompson[3], de Northrup[4], ce drainage valvulaire a reçu plusieurs réalisations pratiques. Contentons-nous de citer le tube-drain de Phelps, prôné par Sutherland, celui de William[5] de Liverpool que l'auteur emploie avec succès depuis 1878, et celui que Menzies Hutton[6] a proposé récemment.

Mais à ces tubes-soupapes, nous reprocherons d'être compliqués, difficiles à nettoyer, faciles à s'obstruer. Remplissent-ils d'ailleurs bien exactement leur office et l'air ne finit-il pas par se glisser entre eux et la paroi jusque dans la plèvre ?

Nous verrons du reste qu'un dispositif ingénieux introduit dans le pansement par Cabot et Bouveret permet plus aisément et plus sûrement peut-être d'arriver au même but.

Drainage aspiratif. — Il nous est déjà connu. C'est l'application à la pleurotomie du principe du siphon que nous avons déjà longuement étudié au chapitre des ponctions.

A Tachard revient le mérite d'avoir montré tous ses avantages. Nous rappellerons qu'après pleurotomie de 5-6 centimètres, évacuation du pus et des masses fibrineuses qui pourraient gêner le fonctionnement ultérieur de l'appareil et que celui-ci d'ailleurs aurait peine à évacuer, Tachard met en place un siphon à deux tubes, fixé par un crin aux lèvres de la plaie, puis par une suture exacte ferme la brèche autour, cette occlusion ayant

---

[1] Phelps. *International clinics*, 2ᵉ série, vol. I.
[2] O'Dwyer. Cité par Dwight Chapin, *in The Arch. of pediatrics*, 1890, p. 457.
[3] Gilmann Thompson. *Ibidem.*
[4] Northrup. *The Arch. of pediatrics*, 1890, p. 397.
[5] William. *The Lancet*, 15 avril 1893, p. 868, t. I.
[6] M. Hutton. *Ibidem.*

pour but de favoriser l'action du siphon. Celui-ci fonctionne dès lors régulièrement, surtout à partir du quatrième ou du cinquième jour, lorsque la brèche pleurale est déjà cicatrisée. Il est d'ailleurs facile de le réamorcer à l'aide du tube-laveur, comme de pratiquer avec aisance et sécurité des irrigations, si avec Tachard on les juge utiles et nécessaires. Le liquide introduit par le tube-laveur trouve une issue facile et immédiate par le tube excréteur, de sorte que toute distension nuisible du sac pleural est ainsi forcément évitée.

Fraëntzel[1], en Allemagne, a plus récemment appliqué de la même façon, après pleurotomie, le siphon Playfair-Bulaü chez un homme de trente-trois ans, qu'il guérit en un mois d'une pleurésie purulente tuberculeuse, sans fistule. Encouragé par ce succès, il conseille également d'ouvrir largement la plèvre, au prix d'une résection unicostale, s'il est nécessaire, puis d'appliquer le siphon.

Nous avons également vu qu'en Suisse, Revilliod suit depuis longtemps une conduite analogue; il insiste sur l'opportunité de la pleurotomie préalable, très utile pour évacuer les parties solides de l'épanchement. Il ne suture pas la plaie autour du siphon, comme le fait Tachard, mais les lèvres de l'incision changent de forme, s'accollent intimement aux parois du tube et dès lors, la succion s'opère parfaitement.

Maurice Raynaud[2], en 1872, incisait aussi largement la plèvre, la vidait, la lavait, puis installait l'appareil de Potain. Mais, ainsi, son but n'était pas tant de faire l'aspiration pleurale que de faciliter les lavages de la poche.

Constantin-Paul, Peyrot, Landouzy, Desplats, après Robertson, ont aussi employé le siphon après boutonnière pleurale, qui ne se peut taxer de pleurotomie.

Disons enfin que Vigenaud[3] dans un cas d'empyème à marche traînante a pratiqué quotidiennement, avec succès, une aspi-

---

[1] Fraëntzel. *Soc. de méd. interne de Berlin*, 16 mars 1891.
[2] Maurice Raynaud. *Bull. acad. de méd.*, 1872, cité par Poussel.
[3] Vigenaud. *Arch. de médec. milit.*, 1890, t. I, p. 27.

ration intermittente de la plèvre, à l'aide d'une ventouse appliquée sur l'incision pleurale, dans laquelle il faisait durant plusieurs heures un vide de un quart ou un demi atmosphère avec la pompe d'un aspirateur Potain.

MÉTHODE DE PERFLATION. — Cette méthode dite d'Ewart[1] d'ailleurs pratiquée avant lui par Roser (1866), employée aussi par Quincke, Fitzroy, est l'opposée des précédentes. A l'aide d'un double tube pleural dont une branche communique avec un flacon laveur muni lui-même d'un pulvérisateur de Richardson, Ewart injecte quotidiennement de l'air phéniqué dans la poche, sous une certaine pression. Il prétend ainsi désinfecter la cavité pleurale et hâter la cicatrisation de la poche.

Nous n'insisterons pas sur cette méthode au moins singulière, à laquelle on a voulu en Amérique attribuer quelques rares succès, et dont nous dirons plus sceptiquement qu'elle a été heureusement insuffisante à empêcher la guérison des cas où on l'a employée.

DURÉE DU DRAINAGE. — Quelques auteurs veulent le prolonger jusqu'au moment où les tubes sont d'eux-mêmes chassés par la rétraction pleurale, car une ablation prématurée risque de provoquer une rétention purulente derrière une fausse cicatrice. Schede[2] est ainsi d'avis qu'il ne faut pas le supprimer avant que toute sécrétion ne soit tarie et que l'oreille n'entende à nouveau le murmure vésiculaire aux abords de la plaie.

D'autres au contraire redoutent, par une prolongation excessive, d'entretenir les sécrétions de la plèvre, et de favoriser la création d'une fistule pleuro-cutanée.

Runeberg[3] insiste sur la nécessité d'abréger le drainage au maximum. Cautley[4] veut qu'on le supprime aussitôt que le pus devient séreux. Erichsen[5] dit expressément : « Aussitôt que le » pus devient séreux, le tube doit être raccourci juste assez pour

---

[1] EWART. *The Lancet.* 31 juillet 1886. p. 226.
[2] SCHEDE. *Handbuch der spec. Ther.,* etc... *l. c..*
[3] RUNEBERG. *Hospitals Tidende.* 1892 *l. c..*
[4] CAUTLEY. *Medical society of London.* 1895 *l. c.,*
[5] ERICHSEN. *Science and art of Surgery* (*l. c.*), p. 737.

» rester en place ; il est alors peu à peu chassé par l'ampliation
» pulmonaire et par le bourgeonnement de la cavité ; tant que
» celle-ci reste distincte, et l'on doit s'en assurer avec une
» sonde, il faut laisser le tube en place ; d'ailleurs les choses
» vont vite, et chez les enfants, la fermeture se fait en un mois,
» lorsque la pleurotomie n'a pas été trop tardive ». — Bouveret,
de l'analyse serrée de 25 observations pour lesquelles la durée
moyenne du drainage fut de 28 jours et même de moins de 22
jours en 9 cas, conclut que « le moment opportun est annoncé
» par la cessation de la sécrétion pleurale bien constatée depuis
» deux ou trois jours au moins... et que dans les cas réguliers,
» on peut essayer d'enlever le drain du 20e au 30e jour ». —
Schütz est du même avis, et chez l'enfant, le supprime vers le
24e jour.

Mais Marshall [1], trouve ce délai beaucoup trop long et draine
quelques jours à peine ; à la fin de la première semaine, il
enlève le tube. Sutherland [2] est plus pressé encore et sauf exceptions (pus épais, abondant ou septique) cesse le drainage dès le
troisième jour. Il croit que le drain doit avoir en partie pour
but d'empêcher la formation d'adhérences fâcheuses tant que le
poumon n'est pas complètement revenu, car cet organe se
fixerait alors en mauvaise position. Mais d'autre part, il n'assigne au tube « qu'un rôle de drainage tout à fait temporaire,
jusqu'à ce que le pouvoir absorbant de la plèvre, suspendu par
l'affection causale, ait repris toute sa valeur. Dès lors, et sans
qu'il soit expressément besoin de les évacuer au dehors, les
sécrétions séreuses seront facilement absorbées par la plèvre
aidée en cela par l'action mécanique du poumon et des mouvements de la poitrine. Or cette action mécanique ne peut se
manifester tant que la plèvre contient de l'air, c'est-à-dire tant
que le tube reste en place. D'autre part, la présence prolongée
de ce tube provoque une irritation locale suffisante pour augmenter la suppuration et amener une élévation de température,

[1] Marshall. *The Lancet*, 21 décembre 1895 (*l. c.*).
[2] Sutherland. *Ibident*, 27 janvier 1896, p. 198.

tous phénomènes qui disparaissent avec l'ablation du drain. Le troisième jour parait pour cela la date favorable. Pendant quelques jours encore, la plaie reste spontanément ouverte, puis se ferme; l'air se résorbe; les mouvements du poumon se rétablissent et empêchent la réaccumulation de l'épanchement. Il ne saurait y avoir cependant de règle absolue, et le drainage sera prolongé si le pus est fétide, épais et trop abondant. L'âge de l'empyème (1 mois ou 6 semaines) n'est pas en soi une cause de drainage prolongé, au contraire, car alors l'écoulement est presque séreux au moment de l'intervention. La présence d'un petit abcès sous-cicatriciel n'est pas une indication formelle de remettre le tube; ces abcès sont locaux, dus à l'irritation causée par le tube lui-même et guérissent rapidement par la simple incision ».

Dans un deuxième article[1] le même auteur cite quatre observations d'empyème double, c'est-à-dire huit pleurotomies, pour lesquelles la durée du drainage a été de :

1 jour dans 1 cas.
3   —   2 —
10   —   1 —
12   —   2 —
13   —   1 —
               ———
              8 cas.

c'est-à-dire de 7 jours en moyenne.

Pitts[2] conseille l'ablation du drain dans le courant de la première semaine, du 3e au 10e jour; Holt[3], dans le courant de la deuxième, du 10e au 14e jour; Marshall dans 15 cas, n'a pas laissé le tube plus d'une semaine en moyenne; Hache[4] l'a enlevé au 4e jour; Wagner[5] et Ewart[6] au 9e; Baum[7] au 14e et au 16e; Cabot[8] au 17e; Blake[9], dans six cas, au 8e, 9e, 10e et 11e jour;

[1] SUTHERLAND. *The Lancet*, 9 juin 1894, t. I, p. 1430.
[2] PITTS. *The Lancet*, 14 octobre 1893, p. 917.
[3] E. HOLT. *The arch. of pediatrics*, 1892, p. 350 (l. c.).
[4] HACHE. *Académie de médec.*, 9 septembre 1890.
[5-8] Cités par BOWDITCH.
[9] BLAKE. *The Lancet*, 16 février 1889 (l. c.).

soit au 9e en moyenne, avec guérison complète en 18 jours. Boncour[1] cite quatre observations où les tubes furent supprimés au 16e, 17e et 19e jour; Godlee les enlève au 10e jour chez l'enfant, au 20e chez l'adulte.

Mais il faut observer que tous ces cas exceptionnels par la courte durée du drainage ont trait à des pleurésies métapneumoniques ou grippales, évoluant (sauf les cas d'Ewart, de Baum et de Hache) chez de très jeunes enfants, et qu'il y a par suite bien des chances pour qu'on ait eu affaire à des empyèmes pneumococciques dont on connait la bénignité et la rapidité d'allures. Cette fréquence du pneumocoque dans les pleurésies purulentes de l'enfance, démontrée par Netter, n'est-elle pas d'ailleurs une des causes de la guérison plus rapide observée à cet âge ?

Il nout semble que la nature du microbe doit encore être prise en considération pour la question du drainage, et que l'on sera plus exposé à le prolonger, lorsque le pus sera habité par le streptocoque et le staphylocoque. Nous n'avons malheureusement pas encore pu trouver des observations suffisamment explicites et nombreuses pour essayer d'élucider cette question. Mais le fait, évident pour la tuberculose, doit être vrai aussi pour le streptocoque et le staphylocoque plus rebelles et plus sujets à récidive.

Il faut d'autre part faire entrer en ligne de compte le mode d'intervention, pleurotomie simple ou résection, le nombre de lavages pratiqués, autant d'éléments qui compliquent le problème.

Cependant, toutes choses égales d'ailleurs, et malgré que Schütz dans dix-huit cas chez l'enfant n'ait pas supprimé le tube avant le 25e jour, que Martin[2] chez l'enfant aussi ait été obligé de le laisser 37 jours et Morison trois semaines, il sera bon de ne pas oublier les affirmations de Sutherland et de tendre à supprimer le drainage aussitôt qu'il sera possible.

---

[1] PAUL BONCOUR. Thèse de Paris. 1896-97 (l. c.).
[2] MARTIN. Revue méd. de la Suisse Romande. 1892. p. 46.

Godlee[1] conseille d'enlever le tube après le 10e jour chez l'enfant, au 20e chez l'adulte, même si l'écoulement est encore purulent ; la cicatrisation sera cependant obtenue, en sondant la cavité avec un cathéter métallique, d'abord chaque jour, puis chaque deux ou trois jours. Le pus diminue rapidement, devient clair et l'on cesse les sondages. Mais si après quatre jours de ces manœuvres l'écoulement persiste épais et abondant, il vaut mieux remettre le tube.

Cette méthode nous paraît aléatoire et tant que le pus sera lié et peu rare, il conviendra de maintenir le drain.

Dans le paragraphe suivant, nous insisterons sur les soins spéciaux que réclame l'entretien du tube.

9° Pansement et soins consécutifs. — May[2] et Bidwell[4] recommandent chez les enfants, après l'opération, l'usage d'un bain chaud ordinaire ou d'un bain tiède de sublimé à 1/10.000. Nous voyons à peine quels avantages on en peut retirer, alors surtout qu'on tend à restreindre les lavages. En revanche, il nous paraît qu'on risque fort de perdre ainsi les bénéfices d'une antisepsie rigoureuse, de compliquer inutilement l'opération, de fatiguer outre mesure des malades affaiblis.

Le pansement lui-même ne nous retiendra pas longtemps. On n'en est plus aujourd'hui, comme Bouveret le conseillait encore en 1888, à suivre scrupuleusement la méthode de Lister, et l'on se contente d'un épais chiffonné de gaze aseptique ou antiseptique doublé d'une très forte couche absorbante de coton hydrophile ou d'ouate de tourbe, recouverte à son tour d'un large imperméable, fixé par des bandes de tarlatane. Le pansement doit être large et comprendre tout le thorax, des aisselles à la crète iliaque.

Bouveret conseille de saupoudrer la plaie d'iodoforme, ce que nous ne croyons pas indispensable, de protéger la peau envi-

---

[1] R. Godlee. *The British med. journ.*, 1892 *(l. c.)*.
[2] May. *West med. society of London*, 5 avril 1895, in *The Lancet* 13 avril 1895, p. 933.
[4] Bidwell. *Ibidem (l. c.)*.

ronnante du contact irritant des liquides pleuraux par une
onction à la vaseline boriquée, que nous avons vu avantageusement remplacer par une application de colle au bismuth ou
de pâte d'Unna. Il veut aussi, et la précaution est louable, que
le drain ne puisse être comprimé par le pansement, grâce à un
bourrelet de gaze qui l'entoure en collier.

Cabot[1] insiste sur les dimensions très larges de l'imperméable
qu'il place, suivant les principes de Lister, immédiatement
au-dessus de la gaze aseptique. Ainsi dans les efforts de toux,
l'air pleural pourrait s'échapper en le soulevant, tandis que,
l'inspiration venue, le mackintosh par son adhérence à la peau
ferait soupape occlusive et s'opposerait à sa rentrée, créant un
vide pleural relatif qui faciliterait l'expansion pulmonaire. Tel
le mécanisme du drainage valvulaire dont nous avons parlé.
Moty[2] a également employé avec succès ce « pansement-soupape » que Reineboth a recommandé à son tour plus récemment.

Bouveret propose une modification heureuse à ce procédé, qui
consiste à coller à la peau, au-dessus de la plaie, par quelques
applications collodionnées, un clapet de baudruche fixé par son
bord supérieur, et par sa partie moyenne faisant valve sur le
tube. Il en a, dans un cas, retiré grand profit.

Les soins consécutifs sont faciles à régler. Le malade reporté
dans son lit y gardera une position favorable à l'écoulement des
liquides, en rapport avec le siège de l'incision. Il doit être
couché horizontalement, les épaules basses, le bassin relevé par
un coussin, à la manière de Wagner, surtout si la pleurotomie
n'occupe pas les derniers espaces intercostaux. On conseille en
général d'incliner légèrement le sujet sur le côté opéré. Mais
cette attitude est difficile à garder longtemps sans fatigue;
d'autre part, Aufrecht[3] recommande expressément le décubitus
dorsal, et attribue même plusieurs cas de mort post-opératoire à
ce fait que les malades s'étaient couchés sur le côté. Ces pres-

---

[1] Cabot. The New-York med. journ., 1880, cité par Bouveret et Keating's cyclopedia of the Diseases of Children, vol. II.
[2] Moty. Bull. méd. d. Nord, 1895 l. c.
[3] Aufrecht. Deutsch. Arch. f. klin. Med. (l. c.

criptions ne visent d'ailleurs que les premiers jours ; ceux-ci passés, l'écoulement diminué, la fièvre tombée, les forces revenues, le malade pourra et devra se dresser sur son lit, se lever même pour favoriser l'expansion du poumon. Marshall fait marcher ses opérés dès le commencement de la deuxième semaine.

Le renouvellement du pansement est réglé par l'abondance du pus et l'état de la température. Dès que les couches extérieures paraissent imbibées, il faut procéder à un changement, car les microbes extérieurs s'infiltrent alors aisément jusqu'à la plaie. Pasteur a montré depuis longtemps que l'ouate, impénétrable aux bactéries lorsqu'elle est sèche, leur devient au contraire très facilement accessible quand elle est mouillée.

Le pansement sera donc refait quotidiennement d'abord, puis à intervalles de plus en plus espacés, à mesure que les sécrétions pleurales perdent de leur abondance première. Alors on peut le laisser en place 3 à 5 jours sans inconvénients. Au début, il est prudent de ne pas trop se fier à l'intégrité du pansement, qui pourrait provenir d'une obstruction des drains. Il faudra par suite s'assurer du bon fonctionnement de ceux-ci. D'ailleurs, cet incident ne tarderait pas à se traduire par une élévation thermique, à laquelle il faut immédiatement obéir.

Le thermomètre est, en effet, un des guides précieux en l'espèce ; il faut le consulter avec soin. La pleurotomie doit être suivie d'une chute définitive de la fièvre. Cette chute tarde-t-elle ou fait-elle place à une ascension nouvelle, on doit inspecter les drains et, s'ils ne sont pas obstrués, rechercher dans la cavité pleurale ou aux alentours la cause de la pyrexie persistante : paquet de fausses-membranes, poches secondaires méconnues. — Les fausses-membranes seront enlevées à la pince ; les poches secondaires ouvertes dans et par la cavité principale si elles en sont voisines ou directement incisées dans le cas contraire.

Szontagh[1] a été ainsi amené par la persistance des accidents après une pleurotomie dans le huitième espace gauche à chercher

---

[1] Szontagh, *Jahrb. für Kinderheilk.*, 1891. Bd XXXIII. p. 111.

et à inciser un deuxième foyer dans le cinquième espace, en dedans du manchon. Rudolph[1] après résection primitive de la septième côte fut conduit dans les mêmes conditions à ouvrir, quinze jours après, un abcès pleuro-pulmonaire situé au niveau de la troisième côte.

Griffith[2] estime que dans les empyèmes multiloculaires, les incisions multiples sont d'ailleurs préférables à la rupture des adhérences et cloisons intermédiaires.

Dans certains cas enfin, on pourra être conduit à agrandir une incision trop étroite, ou, si le drainage persiste à être défectueux, à pratiquer une résection costale secondaire précoce, comme le conseille Heuston[3].

Faut-il, en présence d'accidents fébriles rebelles, recourir aux lavages ? Nous pensons qu'il convient de ne les pratiquer qu'à bon escient, lorsqu'un examen minutieux des conditions locales de la plèvre malade aura montré leur utilité.

Certains auteurs, dans les pansements consécutifs, pratiquent des manœuvres spéciales, pour favoriser la vidange de la cavité pleurale.

Kœnig[4] couche le malade sur le côté opéré et le soulève par les pieds, la tête basse, afin d'amener les liquides sécrétés jusqu'au niveau de l'incision qu'il fait très haute.

Marshall[5] pendant la première semaine, fait deux fois par jour l'évacuation complète de la plèvre en tournant l'enfant sur le côté « comme pour vider un tonneau », et en faisant tousser le malade, lorsqu'il est assez grand et assez intelligent pour en comprendre l'utilité.

Faut-il à chaque pansement enlever le drain, le laver, et le réintroduire ensuite, comme le conseillent Bouveret, Debove et Courtois-Suffit ? Nous ne le pensons pas. Si le drain fonctionne bien, pourquoi faire subir à la plaie et à la plèvre des traumas

---

[1] Rudolph. Centr. fur klin. Medic., 1892, N° 18, p. 351 (l. c.).
[2] Griffith. Cardiff med. society, 3 février 1895; l. c.
[3] Heuston. Acad. royale de Dublin, 1893 (l. c.).
[4] Kœnig. Berliner klin. Woch, 9 mars 1891, avec dessins (l. c.).
[5] Marshall. The Lancet, 21 décembre 1873 (l. c.).

inutiles, pourquoi s'exposer aussi à ne pouvoir le remettre parfois qu'avec peine et aux prix de manœuvres brutales ? Car Griffith fait observer avec raison combien la réintroduction du tube peut être rendue malaisée par le rapprochement des côtes, la disposition valvulaire de l'orifice, la coudure secondaire du trajet sur le rebord osseux avoisinant.

Morison conseille à ce sujet de ne jamais retirer complétement le tube, mais de le raccourcir peu à peu à partir du quatrième jour, en supprimant une partie de son extrémité externe. Lorsqu'il aura été ainsi successivement décapité de 4 à 5 centimètres, alors seulement on pourra l'enlever et le remplacer par un autre de diamètre plus petit et sans ouvertures latérales.

Goller, partisan d'un drain très gros et très court, juste assez long pour tenir en place, ne veut pas qu'on y touche avant le jour où il sera enlevé tout d'une pièce, sans avoir été raccourci.

Lorsque le tube est définitivement supprimé du 10ᵉ au 20ᵉ jour chez l'enfant, du 20ᵉ au 30ᵉ chez l'adulte, il convient de surveiller la plaie avec d'autant plus de soin que parfois des rétentions légères peuvent se produire, cela est banal, mais parfois aussi des abcès volumineux, même à longue échéance, et Withington[1], un mois après la fermeture de la plaie, fut obligé de réinciser la cicatrice pour évacuer et drainer à nouveau une collection très abondante.

Enfin lorsque, après cautérisation des bourgeons charnus, la plaie sera définitivement oblitérée, il faudra, par un pansement assez longuement continué, protéger la jeune cicatrice.

10ᵉ Soins éloignés. — Il ne suffit pas de conduire le malade à la guérison opératoire, il faut encore veiller à la restitution *ad integrum* du poumon collapsé, il faut prévenir les déformations thoraciques secondaires ou tardives. Nous étudierons plus loin la genèse de ces dernières ; qu'il nous suffise de signaler ici pour y porter obstacle et remède la rétraction du poumon, et à sa suite : l'affaissement de la paroi thoracique, la scoliose verté-

---

[1] WITHINGTON. *The Boston medical journal*, 4 janvier 1895, l. c.

brale, la déformation oblique ovalaire du thorax, l'atrophie des muscles du thorax, de l'épaule et du bras correspondants.

Contre l'atrophie musculaire, on dirigera le massage et l'électricité. Contre la rétraction du poumon, des exercices respiratoires d'inspiration et surtout d'expiration variés, puisque nous verrons plus loin que l'expiration forcée est un des agents les plus actifs de l'expansion pulmonaire. Les inspirations profondes se feront les coudes ramenés au corps et en arrière, serrant par leur face antérieure une canne ou une tige rigide contre les reins ; ou bien : les bras d'abord pliés et collés au thorax puis étendus progressivement en haut et en arrière. Les expirations prolongées et forcées se pratiqueront de façons diverses : le malade pourra jouer de la trompette (Morison), souffler dans une bouteille ordinaire (Ashurst), chasser en soufflant l'eau contenue dans un large flacon de Wolff à deux tubulures (James-Osler[1]).

Les séances d'air comprimé, employées avec succès par Bœckel[2], agiront à la fois et sur l'inspiration qu'elles rendront plus complète et sur l'expiration qu'elles feront plus laborieuse. Sutherland[3] recommande encore dans ce but, la respiration artificielle par la méthode de Sylvester pratiquée deux ou trois fois par jour.

Foltanck[4] conseille dans le même but de faire coucher le malade sur le côté sain, reposant sur un coussin résistant qui s'oppose à l'ampliation de ce côté et condamne le côté malade à faire tout le travail respiratoire.

A cette liste, ajoutons aussi tous les exercices variés, haltères, trapèze, barre fixe, qui tendent à dilater le thorax et à redresser les courbures anormales du rachis.

Mais répétons encore que la source de toutes ces déformations secondaires n'est pas tant dans la rétraction de la paroi que dans celle du poumon et que tel doit être en conséquence l'objectif

[1] Osler. *Practice of medicine*, p. 521.
[2] Bœckel. Cité par Bouveret.
[3] Sutherland. *The Lancet*, 1898 (l. c.).
[4] Fortanck, *Jahrb. für Kinderheilk.*, Bᵈ XXXI. p. 3.

principal des soins éloignés. La preuve en est dans la disparition progressive des déformations thoraciques et vertébrales à mesure que le poumon reprend ses dimensions premières, même à longue échéance. Le fait a été souvent noté. Un des exemples les plus frappants a été fourni par Guillemot [1], qui a vu un profond enfoncement en entonnoir consécutif à une résection costale se combler peu à peu à mesure que le poumon progressivement dilaté refoulait devant lui, renflouait pour ainsi dire la paroi thoracique ; cette opération dura 15 à 16 mois, mais elle fut complète ; il ne resta plus rien de l'énorme dépression primitive ; les espaces redevinrent normaux et les deux côtés presque symétriques, à 2 centimètres près, tandis que l'auscultation et la percussion se rétablissaient dans leur intégrité.

Morison [2] a également vu un poumon, collapsé depuis six mois, revenir complétement et faire disparaître en huit semaines toute trace d'une déformation thoracique et d'une scoliose très prononcées au début.

D'ailleurs, ainsi que nous le verrons au chapitre des résultats, lorsque l'empyème est traité convenablement et longuement dès le début, il n'est pas fréquent de rencontrer pareils accidents, même en cas de résection primitive, comme les statistiques d'Hastings-Edwards et de Pitts le montrent clairement.

<h3 style="text-align:center">§ II. — La résection costale primitive.</h3>

Il faut distinguer avec soin la résection primitive de la résection secondaire ou tardive. La première est habituellement unicostale, très limitée et vise seulement l'évacuation, le drainage meilleur de la plèvre. La seconde, toujours pluri-costale (Verneuil), très étendue a pour but essentiel l'affaissement de la paroi osseuse désossée et par là le comblage des cavités suppurantes rebelles. On voit quelles différences essentielles les séparent.

Toutes deux sont nées presque en même temps et, s'il fallait

----

[1] Guillemot, *Gazette hebdomadaire*, 1875, n° 12, p. 150.
[2] Morison, *Edinburgh med. journ.*, 188? l. c.

donner à celle-ci comme à celle-là le nom de ses pères et parrains, à l'opération de Letiévant-Gayet-Estlander, il faudrait opposer l'opération de Kœnig-Gerhardt-Baginsky.

Roser avait bien dès 1865 entrevu sa possibilité et ses avantages. Mais c'est au Congrès des chirurgiens allemands de 1878 qu'elle fut franchement proposée par Kœnig de Gœttingue. En 1880, dans le *Centralblatt für Chirurgie*; en 1881, dans le *Berliner klinische Wochenschrift* avec son élève Mugge, le même auteur la défendait à nouveau, tandis que Gerhardt de Wurzbourg et Baginski de Breslau la portaient de leur côté à la tribune du Congrès international de Londres en 1881 et que Wagner et Billroth la pratiquaient à leur tour. Depuis la méthode s'est rapidement répandue en Allemagne, en Angleterre et en Amérique. En Italie, Gritti l'a réinventée à son tour en 1890 (Congrès de chirurgie de Florence et *il Morgagni*, janvier 1892; les Italiens l'appellent volontiers : la méthode de Gritti[1].

En France au contraire, elle est longtemps passée et restée presqu'inaperçue. Berger[2], en 1883, lui accorde une courte mention dans son remarquable rapport à la Société de Chirurgie. En 1884, Lucas-Championnière[3] à la suite d'un fait heureux s'en montre assez chaud partisan.

Bouveret lui consacre quelques bonnes pages de son consciencieux traité; Peyrot déclare s'y rallier franchement. Mais Debove et Courtois-Suffit la passent entièrement sous silence; dans les discussions nombreuses à l'Académie de médecine et à la Société médicale des hôpitaux, le mot est à peine prononcé (il est vrai que c'est peut-être affaire de chirurgiens). Netter et Comby la déclarent le plus souvent inutile. Plus récemment enfin, Vargas[4] au congrès de Bordeaux, Ferrier[5] et Boisson[6]

---

[1] Gambaret Anderson. *Gaz. degli ospedali di Milano*, 1893, 7 février, p. 162.

[2] Berger. *Bull. de la société de chir.*, 26 décembre 1883, p. 958.

[3] Lucas-Championnière. *Hidéo*, 1884, p. 603.

[4] Vargas. *Congrès de Bordeaux*, 1895, l. c.

[5] Ferrier. *Mercredi médical*, 9 janvier 1895, p. 17.

[6] Boisson. *Arch. de méd. milit.*, 1895, t. I, p. 54.

ont essayé d'en montrer les avantages. A. Broca, Jalaguier la pratiquent toujours chez les enfants.

La résection primitive a pour but essentiel le drainage de la plèvre comme la pleurotomie dont elle n'est que l'amplification. Elle emprunte donc à celle-ci, avec ses indications, la plupart de ses règles opératoires, ce qui nous permettra d'être bref.

Tantôt elle est jugée nécessaire après coup, lorsque la pleurotomie est déjà commencée ou presque terminée. C'est alors une quasi-résection de nécessité, qui constitue le dernier temps de l'opération. Tantôt elle est faite de parti pris; c'est de cette résection de choix que nous nous occuperons surtout.

1° **Anesthésie.** — Elle a été discutée comme pour la pleurotomie. Runeberg[1] d'Helsingfors la déclare très dangereuse : « c'est le seul péril de l'opération », dont il a une grande expérience, puisqu'elle porte sur cent cinq cas. Abbe et Beck[2], également très au courant, puisque Beck n'en a pas fait moins de 100, estiment que l'anesthésie locale est largement suffisante et que la douleur est plus redoutée par les médecins et personnes de l'entourage qu'elle n'est réellement sentie par le malade lui-même. Il est vrai, comme nous l'avons observé, que leur habileté est singulière et que deux à trois minutes leur suffisent pour faire et achever une résection dans tous ses détails.

Taylor[3], Mason[4], Bouveret estiment avec beaucoup la chloroformisation ou l'éthérisation utiles. On la pratiquera avec les précautions que nous avons déjà mises en relief.

2° **Incision.** — Le *siège* de l'incision varie avec les divers auteurs. Kœnig[5] sans souci de la déclivité pleurale, incise haut et en avant, sur la quatrième côte, au niveau de la ligne axillaire moyenne. Il est vrai qu'à chaque pansement, il soulève le malade par les pieds, la tête basse, le siège très élevé pour faire la vidange de la plèvre.

---

[1] Runeberg, *Hospitals Tidende*, 1892, n° 15.
[2] Abbe et Beck, *The Post-Graduate*, février 1895, *l. c.*.
[3] Taylor, *Soc. clinique de Londres*, 10 octobre 1892.
[4] Mason, *The Boston med. journ.*, 3 janvier 1895, p. 12.
[5] Kœnig, *Berliner klin. Woch.*, 9 mars 1891, p. 254.

Carl Beck[1] taille aussi en avant, sur la ligne axillaire antérieure, mais au niveau de la sixième côte. Glück[2], Kennyon[3] s'attaquent également à la sixième côte. Holst[4], Batten[5] choisissent habituellement la huitième, mais parfois aussi la septième ou la neuvième.

Schütz[6] incise très en arrière, au point déclive. Aufrecht[7] coupe sur la côte qui dans sa portion ascendante rase la pointe de l'omoplate, lorsque le bras est rapproché du tronc. R. Godlee[8] choisit la neuvième côte juste en arrière de l'angle de l'omoplate. Nous avons énuméré plus haut les avantages qu'il attache à ce point d'élection.

Nous n'insistons pas davantage ; ce serait recommencer ce que nous avons dit à ce sujet, à propos de la pleurotomie et nos conclusions restent les mêmes : choisir, s'il n'y a pas de contr'indication spéciale, la dixième côte, au niveau de la ligne axillaire postérieure, ou en arrière d'elle, sinon remonter à la neuvième.

L'incision sera faite au bistouri ; elle attaquera franchement les téguments sur le trajet même de la côte et jusqu'au périoste ; parfois la résection devra comprendre deux côtes voisines ; alors c'est sur la côte inférieure et non pas sur l'espace intermédiaire, que portera l'incision ; suffisante, elle permettra d'enlever facilement l'arc osseux sus-jacent, et l'on évitera mieux ainsi la formation de clapiers purulents.

Les parties molles et le périoste incisés, celui-ci sera rapidement décollé en quelques coups de rugine et l'os dépouillé sur une faible longueur.

<hr>

[1] Beck. *The Post-Graduate*, 1895 l. c. et *Medical record*, 19 mai 1894, p. 622.

[2] Glück. *Arch. für Kinderheilkunde*, Bᵈ XIII, 1891. p. 112.

[3] Kennyon. *Trans. l. of... ass. of San-Francisco*, 1892.

[4] Holst. *Nord. Magazin*, 1892, p. 55.

[5] Batten. *The Lancet*, 2 juin 1895, p. 1358, l. l.

[6] Schütz. *Assoc. médicale de Heidelberg*, 1895 l. c.

[7] Aufrecht. *Deutsche Arch. f. Klin. Med.* l. c.).

[8] Godlee. *The British med. journ*, 1892 l. c.

3° **Résection.** — Elle sera totale ou partielle.

Totale, elle portera d'habitude sur une côte, dont on enlèvera 2-3 centimètres ou plus suivant les besoins. On peut être plus large sans inconvénients, car la réparation osseuse n'est parfois que trop rapide. Parfois, elle intéressera deux côtes voisines ; elle doit alors être plus considérable sur la côte inférieure, ce qui sera d'ailleurs facilité par le siège à ce niveau de l'incision tégumentaire ; on pourra enlever deux centimètres de l'arc supérieur, quatre centimètres de l'arc sous-jacent.

Partielle, elle intéressera seulement le bord supérieur de la côte, sous forme d'une encoche biseautée en V ou d'une gouttière faite d'un coup de gouge. Hampeln[1] de Riga, Demange[2], Appenzeller[3], Köhler[4], ont prétendu que cette brèche osseuse serait suffisante pour le drainage, facile d'exécution, et plus ménagère de l'intégrité du squelette thoracique.

Rappelons à ce propos la *trépanation costale* de Rey[5] d'Alger, que nous avons longuement décrite au chapitre des ponctions, à cause de sa parenté avec les procédés de Reybard-Sédillot, mais dont ce serait ici la vraie place, puisque dans l'esprit de l'auteur, elle constitue une véritable résection partielle et vise au même but.

Disons enfin que Chapman[6] a proposé la *section simple* de la côte dont les deux bouts s'écarteraient pour donner au drain une place suffisante.

Mais ces demi-mesures nous paraissent ici comme ailleurs mauvaises et nous les croyons inutiles ou insuffisantes. Si l'on juge la résection nécessaire, il convient de l'exécuter franchement.

La côte enlevée, la plèvre apparaît. Elle sera incisée avec précaution soit sur la ligne correspondant au bord supérieur de

[1] Hampeln. Zeitsch. für klin. Med., 1882, IV, 1 et 7, p. 258.
[2] Demange. Progrès médical de l'Est, 1885, p. 185.
[3] Cité par König et par Laurent. La clinique, 1886, p. 850.
[4] Köhler. Deutsche med. Woch., 3 octobre 1895, n° 40, p. 659.
[5] Rey d'Alger. Revue de chirur., 1893 l. c.
[6] Chapman. The British med. journ., 1893 l. c.

la côte inférieure, comme dans la pleurotomie habituelle, soit un peu plus bas au milieu de l'empreinte laissée par cette même côte (Kocher).

La plèvre est ouverte largement ; le pus évacué, C. Beck pratique alors ce qu'il appelle la « pleurostomie », c'est-à-dire qu'il suture la peau à la séreuse pour éviter toute infiltration de la paroi et rendre la plaie plus sûrement béante.

Rickmann Godlee estime que, dans les pleurésies putrides, il est prudent de couper à l'avance entre deux ligatures l'artère intercostale correspondant à la côte réséquée. Il craint que ce vaisseau ne puisse être secondairement ulcéré par le contact du drain dont le maintien doit en ce cas être parfois très prolongé. Cette complication doit rester très exceptionnelle.

La résection effectuée, la plèvre ouverte, les conditions deviennent identiques à celles de l'incision simple ; et nous ne pouvons que renvoyer aux pages précédentes pour ce qui touche à l'exploration de la cavité purulente, aux lavages, au drainage, au pansement et aux soins consécutifs. Toutes les considérations que nous avons longuement émises pour l'incision simple sont exactement applicables à la résection costale primitive.

LIVRE SECOND

LES SUITES ET ACCIDENTS POST-OPÉRATOIRES

Nous étudierons ici d'abord les suites « physiologiques » des interventions dirigées contre l'empyème, c'est-à-dire le mécanisme qui conduit à l'oblitération de la cavité suppurante.

Nous passerons ensuite en revue les suites « pathologiques », c'est-à-dire les accidents post-opératoires immédiats ou tardifs, ceux-ci beaucoup plus importants. Ces considérations viseront la pleurotomie plutôt que la thoracentèse.

CHAPITRE PREMIER

L'expansion pulmonaire et le comblage de la plèvre.

L'empyème ne peut guérir que par accolement de ses parois, c'est-à-dire des deux feuillets de la plèvre dont l'un, viscéral, lié aux mouvements du poumon ; l'autre, pariétal, à ceux de la paroi thoracique, du diaphragme, du médiastin.

Or de ces organes divers, les uns sont souples et mobiles : le poumon, le diaphragme ; ou déformable : le médiastin ; l'autre beaucoup plus rigide : la paroi doublée du gril costal. C'est donc beaucoup à ceux-là et au poumon surtout, peu à celle-ci que la plèvre devra se combler. C'est ce qui a lieu en effet. Dans les cas ordinaires, à marche normale, sans lenteur excessive, c'est le poumon qui reprend ses dimensions et vient au-devant de la paroi et seul l'emprisonnement du même organe dans une cuirasse néoformée qu'il ne peut rompre, en retardant à l'extrême la cicatrisation, donne à la paroi le temps de se diriger vers lui. L'ampliation du poumon, telle est donc le processus normal de guérison, le seul qui permette la *restitutio ad integrum* qu'il faut toujours viser. C'est donc par elle que nous devons commencer.

Mais pour bien comprendre la réexpansion du poumon, il faut d'abord se rendre exactement compte du mécanisme qui amène son retrait primitif, c'est-à-dire étudier les rapports du poumon et de l'épanchement pleural.

Nous devons à ce sujet, distinguer deux périodes successives :

Dans la première, la pression du liquide pleural est négative, réglée seulement par l'élasticité du poumon qui, obéissant à sa tendance à se rétracter vers le hile, recule devant l'épanchement à mesure que celui-ci remplit peu à peu le vide pleural physiologique. Tant que le poumon n'est pas revenu à sa forme naturelle, tant que son élasticité rétractile n'est pas épuisée, la pression de l'épanchement ne saurait être que négative, car le liquide s'accumule dans une cavité qui ne demande qu'à se remplir : le vide pleural. La preuve en est dans le mode d'écoulement du pus à l'ouverture du thorax. Contrairement à ce que l'on écrit, le pus ne jaillit pas toujours violemment ; Trousseau avait remarqué que, si le malade respire tranquillement, souvent au contraire il bave à peine et n'est projeté au dehors que par les secousses de la toux.

Mais lorsque le poumon s'est rétracté au maximum ou lorsque des adhérences précoces (pleurésies enkystées) l'ont fixé et arrêté dans son retrait, alors le pus continuant à s'accumuler dans une cavité mieux définie, à parois élastiquement fixes, finit par acquérir une tension positive faite du refoulement du diaphragme, du médiastin, de la paroi. Et c'est dans ces conditions que, la plèvre incisée, on voit le liquide jaillir avec force tandis que les parois de la cavité tendent à revenir légèrement sur elles-mêmes.

Donc la première cause de retrait du poumon est la présence du pus qui agit non pas en refoulant directement un organe qui ne demande qu'à reculer mais en détruisant le vide pleural et en permettant à l'élasticité pulmonaire de s'exercer.

Que vont produire l'incision large et le libre accès dans la plèvre de l'air extérieur ?

Si le poumon est déjà complètement rétracté, l'air remplacera simplement le pus, sans que le collapsus de l'organe en devienne plus considérable ; au contraire, il pourra même se produire une expansion légère après évacuation de l'épanchement, si la tension de ce dernier est supérieure à la pression extérieure.

Si le poumon n'a subi qu'un retrait partiel, il semble tout d'abord qu'un pneumothorax total doive se produire qui collapse et supprime au point de vue fonctionnel la partie du poumon qui respirait encore un peu, d'où aggravation de la dyspnée et conséquences fâcheuses que tous les adversaires de la pleurotomie ont invoquées bien des fois. Mais il n'en est pas toujours ainsi.

Des adhérences inflammatoires peuvent limiter à la fois et le retrait du poumon et la cavité purulente ; de par cet enkystement, l'air ne saurait augmenter le collapsus.

Mais ces adhérences feraient-elles défaut que le pneumothorax n'est pas fatal pour cela. Les plaies de la paroi thoracique, même larges, sont peu souvent suivies de pneumothorax et les fractures graves des côtes se compliquent beaucoup plus fréquemment d'emphysème sous-cutané que de pneumothorax.

Pour Samuel West[1], l'obstacle à l'entrée de l'air dans la plèvre doit être cherché dans l'adhérence et la cohésion des deux feuillets séreux. Cet auteur a fait des expériences démonstratives avec deux morceaux d'estomac cousus sur des disques, accollés par leurs surfaces péritonéales ; il a trouvé (toute pression atmosphérique supprimée qui serait cause d'erreur), qu'il fallait pour séparer alors les deux fragments une force de beaucoup supérieure à l'élasticité pulmonaire. Cette cohésion persiste encore lorsqu'on introduit entre les deux membranes une sonde mousse faisant office du pus dans la plèvre. Il en conclut que l'on peut ainsi comprendre, sans invoquer des adhérences providentielles, que l'incision de la plèvre ne soit pas toujours suivie de pneumothorax et que le poumon collapsé revienne rapidement.

C'est qu'en effet, cet organe revient parfois avec une rapidité surprenante. Schede[2], dans un cas de résection de la paroi thoracique sur toute son épaisseur pour une tumeur maligne de la grandeur de la main, vit au bout de vingt-quatre heures le poumon déjà remis au contact de ce qui restait de la paroi et adhérent aux bords de la plaie. Chez un enfant, après une large pleurotomie, dès le quatrième jour, le poumon était complètement redistendu. Schede conclut de ces faits que la crainte du pneumothorax est purement chimérique lorsque le poumon est sain et dilatable.

West[3] a rapporté l'observation d'un homme de 34 ans, atteint

---

[1] S. WEST. The Lancet, 20 août 1887.
[2] SCHEDE. Congrès de Vienne, 1890 l. c..
[3] WEST. Medic. soc. of London, 22 novembre 1887.

depuis cinq mois d'un pyopneumothorax gauche et chez lequel le poumon précédemment comprimé et rétracté, avait, dès le lendemain de l'incision large, repris partout contact avec la paroi.

Loison et Arnaud[1] ont, pour des abcès du foie, ouvert deux fois la plèvre. Dans leur premier cas, le cul-de-sac pleural était libre d'adhérences et cependant malgré des manœuvres complexes, il n'y eut pas de pneumothorax (le fait n'est pas rare et Second[2] l'a personnellement observé trois fois). Dans le deuxième (obs. V), l'air entra dans la cavité pleurale, mais dès le surlendemain, tous les signes de pneumothorax avaient disparu et au cinquième jour, le poumon avait repris son volume normal, la respiration s'entendait jusqu'au niveau de la plaie d'incision.

Kœnig[3] considère également le pneumothorax comme quantité négligeable, et à la Société de chirurgie, Bazy, Ricard, Périer ont rapporté des cas où la brusque irruption de l'air n'eut aucune suite fâcheuse.

Northrup, Phelps, O'Dwyer, Gilman Thompson étaient arrivés, de par leurs expériences sur le chien, à exprimer le même avis. On peut, dit Northrup, ouvrir à la fois les deux plèvres d'un chien ; aussitôt éclate une dyspnée soudaine avec asphyxie imminente, mais qui cesse, dès que la plaie est fermée, par une redilatation rapide du poumon.

Il est vrai que Quénu et Longuet[4] ne partagent pas cet optimisme, ils ont fréquemment observé la mort chez le chien, et cité chez l'homme 3 décès (Œhler, Kœnig, Leisrinck) et plusieurs accidents graves (Fisher et Kolaczek, Weinlechner, Maas, Rietze, Vautrin, Witzel, etc).

Mais, d'autre part, les faits précédents, les observations si intéressantes de Delorme et de ses imitateurs en décortication pulmonaire, permettent d'affirmer en toute connaissance de

---

[1] Loison et Arnaud, Revue de médecine, 1892, p. 898.
[2] Second, Traité de chir. de Duplay et Reclus, t. VII, p. 204.
[3] Kœnig, Société de méd. interne de Berlin, 29 janvier 1896.
[4] Quénu et Longuet, Société de chirurgie, 9 décembre 1896.

cause que le poumon peut ne pas se collapser, qu'il peut revenir rapidement. Et c'est à expliquer ce phénomène que deux théories se sont attachées.

I. La plus vieille est celle de Roser[1] qui a été reprise et défendue à son tour par R. Godlee[2]. C'est la *théorie de la cicatrisation angulaire* fondée sur le processus de réparation des plaies angulaires dont les deux bords tendent à se rapprocher. Ce phénomène débuterait au niveau du hile pulmonaire, et par formation d'adhérences granuleuses puis par rétraction de ces mêmes adhérences, amènerait ainsi l'accolement des deux feuillets pleuraux jusqu'aux bords de la plaie, forçant l'ampliation du poumon et l'affaissement du thorax par une véritable symphyse pleurale progressive.

Mais on n'a pas tardé à faire remarquer que ce mécanisme très-lent par son essence, ne pouvait expliquer le cas de dilatation rapide tels que ceux dont nous avons parlé plus haut. Bilton Pollard[3] ajoute avec raison que c'est précisément lorsque le poumon est déjà fixé en bas à la plèvre par des adhérences nombreuses favorables à la cicatrisation angulaire, que le comblage se fait au contraire avec le plus de lenteur.

II. De cette objection irréfutable est née la *théorie mécanique* ou de *Weissgerber*[4], qui attribue l'expansion pulmonaire aux mouvements respiratoires du thorax.

On sait que si, avec Mathias Duval[5], on représente par 100 la pression atmosphérique extérieure, à l'état de repos la pression intra-pulmonaire sera également de 100 ; pendant l'inspiration, elle tombera à 99,5 environ et même à 75 dans l'inspiration forcée ; tandis que dans l'expiration, elle remontera à 100,5 et même à 130 ou 135 dans l'expiration forcée (effort, toux). En d'autres termes la pression intrapulmonaire peut différer de la pression extérieure de 1/4 négativement dans l'inspiration éner-

---

[1] Roser, *Berliner klin. Woch.*, 18 novembre 1878.
[2] R. Godlee, *The Lancet*, 9 janvier 1886, p. 51 avec figures.
[3] Bilton Pollard, *The British med. journ.*, 2 novembre 1894, t. II, p. 1150.
[4] Weissgerber, *Berlin. klin. Woch.*, 24 février 1879.
[5] Mathias Duval, *Cours de physiologie*, p. 520.

gique, de 1/3 positivement dans l'expiration très énergique.
Nous pouvons donc écrire :

		Pression intra-pulmonaire	Pression extérieure.
Repos.............................		100..........................	100
Inspiration.. {	ordinaire..	— 99.5................	100
	forcée.....	— 75	100
Expiration .. {	ordinaire..	+ 130....................	100
	forcée.....	+ 135..............	100

Ceci posé, lorsque la plèvre est ouverte et communique avec
l'air extérieur :

Au repos le poumon, soumis à une pression de 100 sur ses
deux faces externes et internes, s'affaisse en vertu de son élasticité rétractile.

Dans l'expiration et surtout dans l'expiration forcée (effort et
toux), tandis que la pression extérieure reste toujours égale à 100,
la pression intérieure monte à 135 ; il n'y a plus équilibre, d'où
poussée excentrique qui dilate le poumon et le force à reprendre
une partie de son volume primitif.

Dans l'inspiration, les pressions sont interverties et le poumon
tend à reperdre une partie du terrain gagné ; mais comme l'expiration est sensiblement plus longue que l'inspiration, comme elle
est aussi plus énergique et que son maximum positif 35 est
supérieur au maximum négatif 25 de l'inspiration, le poumon
progresse peu à peu et revient par à-coups jusqu'à la paroi.

On peut sous une autre forme et avec des chiffres aussi
concluants fournir une explication analogue. La plupart des
physiologistes admettent avec Frédéricq de Liège que le vide
pleural, représentant la somme des actions qui poussent le
poumon à se rétracter (élasticité, pression inspiratrice négative)
est de 10 à 15 millimètres de mercure dans l'inspiration paisible
et ne dépasse pas 30 millimètres dans l'inspiration forcée. Pour
Donders, ce vide ne serait que 6 millimètres ; il serait seulement
de 5-7 millimètres pour Heynsius et de 3 à 5 pour Jacobson et
Adamkiewicz. Mais admettons les chiffres les moins favorables
à la théorie, c'est-à-dire les plus élevés, ceux de Frédéricq, soit
30 millimètres. Comme dans l'expiration forcée, glotte fermée,

la pression positive intra-pleurale peut dépasser 250 millimètres, ainsi que l'a constaté Valentin, le poumon a vite fait de s'accoller à la paroi et de reconstituer le vide pleural, sous l'influence de cette pression expiratoire excentrique.

Les faits expérimentaux et cliniques sont venus confirmer la théorie de Weissgerber. Des physiologistes et des opérateurs avaient déjà vu de l'œil et senti du doigt le poumon se dilater dans les efforts de toux après ouverture de la plèvre et venir même parfois en se déplissant brusquement jusqu'au contact de la plaie. Mais la démonstration a été donnée plus évidente encore par les faits si intéressants de Delorme[1] et de ses imitateurs, Lambotte[2], Lardy[3], Djemil-Bey, Girard, Roux, etc. Ces opérateurs, après avoir par une large brèche thoracique débarrassé le poumon collapsé de sa carapace néomembraneuse, l'ont vu se dilater à chaque effort de toux, « faire hernie » et remplir rapidement la cavité pleurale comme un poumon d'animal qu'on insuffle, un ballon qui se gonfle, une éponge pressée qui reprend son volume primitif. Et ce mécanisme ne peut être mis en doute, puisqu'il a été constaté et contrôlé à travers une large ouverture; et cette dilatation a été rapide, puisque elle a, par sa rapidité même, gêné le chirurgien; le poumon en quelques instants a rempli toute la cavité pleurale.

III. Mais on a cherché à compléter cette théorie dite de l'expiration. Aussitôt que, par un effort violent ou par la sommation des petites secousses et dilatations partielles, le poumon s'est plus ou moins accolé à la paroi, il se produit entre les deux feuillets séreux une sorte d'adhésion aspirative, de succion sucker-action) qui les unit fortement comme le démontrent les expériences de Samuel West plus haut relatées. Cette adhésion assure au poumon la conservation du terrain acquis. Dès lors, dans toute cette partie de la plèvre accolée à la paroi l'air n'a plus directement accès, le vide pleural est rétabli et la portion

---

[1] Delorme, *Gazette des hôpit.*, 2 janvier 1895 et *Congrès de chirurg.*, 1896.
[2] Lambotte, *Soc. belge de chirurgie*, 25 février 1894.
[3] Lardy, *Corresp. Blatt. für schweizer Aerzte*, 1895, p. 167.

correspondante du poumon, obéissant de nouveau aux lois habituelles de la mécanique pulmonaire, suit désormais les mouvements du thorax et tend à se dilater aussi dans l'inspiration.

L'inspiration doit en effet jouer elle aussi son rôle dans l'ampliation pulmonaire, et peut-être la théorie de Weissgerber n'en tenait-elle pas un compte suffisant.

Aufrecht [1] l'a voulu mettre en lumière. A chaque inspiration, la dilatation active du thorax tend à augmenter le vide pleural qui passe ainsi que nous l'avons vu de 10 millimètres à 30 millimètres. L'inspiration crée donc dans la plèvre une diminution de pression, un appel auquel l'air essaie de répondre par deux voies : l'une directe, la brèche pariétale ; l'autre indirecte, l'appareil trachéo-bronchique. Si la section géométrique de l'ouverture thoracique est inférieure à celle de la bronche correspondante, le courant trachéo-bronchique l'emportera et, l'air « pariétal » ne suffisant pas à remplir assez vite le vide pleural, le poumon se dilatera.

Ainsi présentée, cette théorie serait très contestable, d'abord parce que nous avons vu que l'inspiration la plus énergique ne saurait déterminer de très sensibles variations de pression, puis parce qu'on pourrait la retourner. Les mêmes motifs démontreraient que dans l'expiration forcée, l'air pleural ne pouvant s'échapper assez vite par la brèche tandis que l'air pulmonaire aurait plus libre issue par les bronches, il se produit alors un excès de tension contraire qui tend à aplatir le poumon au lieu de le dilater. Comme les efforts expiratoires sont plus puissants que les efforts inspiratoires, le poumon serait irrémédiablement condamné au collapsus.

C'est ici qu'intervient le rôle du pansement ou du drainage valvulaire. Supposons en effet un dispositif tel que l'air pleural puisse facilement s'échapper de la cavité sans pouvoir y revenir, et les théories de Weissgerber et d'Aufrecht sont immédiatement conciliées. Pendant l'expiration, l'excès de pression intrapulmonaire dilatera le poumon excentriquement, selon les principes de

---

[1] Aufrecht. *Deutsche Arch. f. klin. Med.*, l. c.

Weissgerber, chassant aisément une partie de l'air pleural par la brèche-soupape. Pendant l'inspiration, comme le dit Aufrecht, le vide pleural relatif ainsi formé, que l'air extérieur ne peut revenir combler, joindra sa succion ampliatrice à la poussée de l'air bronchique. Aspiré d'un côté, poussé de l'autre, le poumon se dilatera rapidement, d'autant que le vide pleural se reconstitue à chaque fois davantage et que, par un enchaînement heureux, ces mécanismes divers s'ajoutent, se complètent et s'augmentent.

Phelps, Northrup, O'Dwyer, G. Thompson avaient déjà bien démontré le rôle de l'occlusion valvulaire de la brèche pleurale qui transforme l'hémithorax correspondant en une véritable machine pneumatique dont le poumon constituerait le piston. Ces mêmes auteurs, avec d'autres dont nous ne redirons pas les noms ici, avaient pour cela prôné l'usage de canules valvulaires. Dans le même but, Cabot et Bouveret avaient recommandé leur pansement-soupape.

Mais il n'en serait même pas besoin. Robertson[1] insiste sur ce fait que le simple pansement ordinaire appliqué sur l'extrémité du drain, aussitôt qu'il est mouillé, fait office de valvule. Griffith appuie cette affirmation ; en auscultant le thorax à travers le pansement, au niveau de la brèche, on n'entend que peu de temps le bruit de l'air entrant et sortant par la plaie ; ce bruit cesse aussitôt que les premières couches du pansement, imbibées par les sécrétions pleurales, jouent leur rôle de soupape.

H. Reineboth[2] a tout récemment entrepris de vérifier la théorie de Weissgerber-Aufrecht dans une série d'expériences faites sur des lapins et sur des opérés d'empyème ; nous ne pouvons ici les rapporter dans leurs détails. Il nous suffira de dire qu'elles confirment en tous points ce que nous venons d'écrire, en particulier le rôle essentiel du pansement occlusif. Pendant la toux et l'expiration forcée, la distension du poumon affaissé chasse à travers le drain une partie de l'air contenu

---

[1] Robertson, *Medical Chronicle*, mars 1888 *l. c.*.
[2] Reineboth, *Deutsch. Arch. f. Klin. Med.*, 1897, B. LVIII, p. 118.

dans la plèvre. Comme le pansement occlusif agit à la façon
d'une soupape, la quantité d'air qui pénètre dans la plèvre pendant l'inspiration est moins grande que celle qui en a été chassée
pendant l'expiration forcée. La pression négative, qui en résulte
dans la cavité du pneumothorax, fait que le poumon distendu
persiste dans cet état pendant quelque temps et que l'inspiration profonde succédant à l'expiration forcée tendra à augmenter encore l'expansion pulmonaire. Les adhérences fibrineuses invoquées par Roser-Godlee ne jouent qu'un rôle très
secondaire ; elles n'interviennent que lorsque le poumon est
relativement distendu, pour fixer alors celui-ci dans la position
acquise et l'obliger davantage à suivre les mouvements de la
cage thoracique. Ces mêmes adhérences peuvent être nuisibles
au début, s'opposer à cette expansion initiale et dans ce cas
doivent être détruites à . aide d'une éponge montée ou d'un
curettage prudent. Reineboth conclut de ses recherches que le
traitement post-opératoire rationnel de l'empyème exige d'abord
l'emploi d'un pansement occlusif autour du drain, puis la pratique d'exercices respiratoires spéciaux, tendant à produire des
expirations forcées.

À ces causes principales de réexpansion, il faudrait encore,
pour Sutherland et Bilton-Pollard, ajouter la recirculation du
sang dans le poumon sorti du collapsus. Les expériences d'Hod-
son [1] ont montré que, par une injection de sang défibriné, le
volume du poumon augmente de 30 %.

En somme et pour résumer ces longues notions, le poumon
revient à son volume primitif : par des phénomènes respiratoires mécaniques (Weissgerber-Aufrecht), ou par des phénomènes cicatriciels (Roser-Godlee), c'est-à-dire, si l'on pouvait
ainsi parler, par première ou par deuxième intention.

Pour tous les motifs précédemment exposés, c'est la théorie
mécanique qui doit l'emporter (West-Roosevelt [2]), et cela est
heureux, car elle seule permet d'espérer le retour rapide *ad*

[1] Hodgson. *Edinburgh med. journ.*, 1888, p. 805.
[2] W. Roosevelt. *The Boston med. journ.*, 21 avril 1892, t. I, p. 305.

integrum. En ce cas, il n'y a pas de symphyse pleurale, Morison affirmant d'ailleurs que le pus souvent aseptique ne laisse alors pas de traces sur la plèvre. Mais cette théorie suppose aussi un poumon libre et sain, sans adhérences qui l'arrêtent dans son retour, sans transformations du parenchyme qui lui aient ôté sa souplesse.

C'est pourquoi certains auteurs recommandent de détruire avec soin les fausses membranes qui pourraient empêcher la réexpansion pulmonaire (Chapman-Reineboth) ; Sutherland vit ainsi après rupture de quelques adhérences le poumoin se dilater rapidement ; c'est pour ce motif aussi, que tous veulent une intervention précoce et large, devançant les transformations du tissu pulmonaire.

Lorsque ces conditions ne sont pas réalisées, c'est suivant la théorie de Roser-Godlee, admise encore par Billroth[1], que la cavité pleurale se comblera lentement par accolement angulaire progressif et par rétraction secondaire du tissu de granulation. Alors tandis que le poumon s'avance lentement vers les parois diverses de la cavité qui l'entoure, par une sorte de reptation cicatricielle, celles-ci viennent à sa rencontre : le diaphragme remonte par un mécanisme angulaire pareil, le sinus costo-diaphragmatique se comble, tandis que des adhérences attirent la coupole phrénique jusqu'au cinquième espace et même à la quatrième côte (Girgensohn). (Cruveilhier prétend d'ailleurs que dans l'expiration forcée, le muscle remonte parfois à ce niveau). Le médiastin se déplace et bombe du côté malade. La paroi thoracique enfin se ratatine et se contracte : les côtes s'affaissent, se rapprochent, s'imbriquent, et se portent en bas et en dedans. Pour accentuer leur rapprochement, la colonne vertébrale s'incurve et une scoliose apparait à concavité tournée vers le côté malade, accompagnée de courbures de compensation inverses des régions cervicale et lombaire, tandis que l'omoplate devient plus saillante, se détache du tronc tout en s'abaissant et que le

<hr>

[1] Billroth. *Congrès de Vienne*, août 189.

thorax prend une forme spéciale heureusement qualifiée par Peyrot et Pitres de : thorax oblique ovalaire.

Ainsi se comblent par symphyse pleurale des cavités très étendues. Mais cette soudure pleuro-pulmonaire ne serait pas toujours définitive. Elle manque lorsque l'expansion de l'organe est rapide « par première intention ». Elle peut disparaître à la longue, et Bouveret cite trois observations à l'appui, où l'on vit un deuxième épanchement séreux dans deux cas, purulent dans un autre, se développer secondairement dans une plèvre anciennement purulente.

Nous aurons l'occasion de revenir plus longuement sur ces déformations à l'occasion des empyèmes chroniques.

CHAPITRE II

Accidents et complications imputables au traitement.

Ils peuvent être immédiats ou tardifs.

Les premiers, survenus au cours de l'opération, assez rares, sont habituellement sans gravité sérieuse.

Les seconds au contraire, observés au cours du traitement consécutif sont beaucoup plus importants, et mention spéciale avec chapitre à part doit être faite pour les accidents nerveux.

§ 1er. — Accidents opératoires proprement dits.

Faut-il accorder une description spéciale aux complications des ponctions ? Nous ne le pensons pas. La ponction sèche, la blessure du poumon sont, la première surtout, sans importance ; et la seconde est le plus souvent inoffensive. La blessure du péricarde et du cœur a été signalée une fois seulement, c'est dire qu'elle est exceptionnelle.

Aussi n'aurons-nous en vue dans ce paragraphe que les incidents survenus au cours de la pleurotomie avec ou sans résection costale primitive.

I. La blessure de l'artère intercostale, trop redoutée peut-être des opérateurs novices n'est ni assez fréquente, ni assez grave d'ordinaire pour mériter pareille crainte. Dulac [1], dans une thèse spécialement consacrée à ce sujet, n'en rapporte que deux exemples partout cités depuis: celui généralement attribué

[1] Dulac. Thèse de Paris. 1871.

à Chassaignac, mais qui appartient en réalité à Demarquay[1] et celui de Labbé, auxquels nous en pouvons ajouter un troisième signalé par Gangolphe dans la thèse de Riory[2] et un quatrième dû à Jessop[3]. Arcelaschi[4] et Griffith[5] ont eu chacun une alerte, mais dans leurs deux cas, un tamponnement suffit pour arrêter le raptus sanguin, venu sans doute, non pas du tronc artériel lui-même, mais de simples artérioles. Les malades de Demarquay, de Labbé, de Jessop, celui qui fut vu par Gangolphe moururent au contraire, mais peut-être autant de leur affaiblissement antérieur que de l'hémorrhagie elle-même.

Ajoutons, contrairement aux assertions pessimistes de Dulac, qu'une incision correctement faite sur le bord supérieur de la côte inférieure mettra sûrement l'artère à l'abri, même à la partie postérieure des espaces intercostaux, comme Bouveret et Walther l'ont anatomiquement démontré. Or Labbé avait au contraire porté son bistouri, involontairement sans doute, sur le bord inférieur de la côte supérieure, c'est-à-dire précisément sur le trajet de l'artère qu'il ouvrit.

Pareil accident n'a d'ailleurs rien de bien dangereux, malgré que Chassaignac[6], sans doute pour combattre la pleurotomie en faveur de son procédé spécial de drainage, ait voulu en faire « une des lésions les plus graves que la chirurgie puisse présenter. » Lorsqu'un examen méthodique et de sang-froid aura démontré que, par son abondance et sa direction, l'hémorrhagie provient bien de l'intercostale elle-même, lorsqu'un tamponnement serré à la gaze n'aura pas suffi, deux moyens restent pour la tarir, l'un bon, l'autre excellent.

Gérard, Turner et Griffith après lui ont conseillé, à l'aide d'une aiguille fortement courbée, de passer autour de la côte supérieure, de bas en haut et de dedans en dehors, un fil solide avec lequel

---

1 Demarquay. *Bull. de la Soc. de Chir.*, 1868. p. 97-101.
2 Riory. Thèse de Lyon. 1893 (*l. c.*).
3 Jessop. Cité sans détails par Griffith.
4 Arcelaschi. *Gaz. degli ospedali*, 1893 (*l. c.*).
5 Griffith. *Medical Chronicle*. 1889 (*l. c.*).
6 Chassaignac. *Bull. de la Soc. de Chir.*, 1868. p. 101.

8

on étreint l'artère sur la face interne de la côte. Ce procédé est facile ; il a pu réussir, mais il peut échouer aussi, et Jessop lui a dû la mort de son malade.

Aussi n'hésitera-t-on pas, à moins d'impossibilité matérielle absolue à pratiquer sans retard une résection de la côte au niveau de la blessure artérielle. En quelques minutes, le vaisseau sera découvert et lié, l'hémorrhagie contrôlée et le traitement de l'empyème lui-même n'en sera qu'avantageusement modifié.

L'hémorrhagie pariétale, due aux parois de la poche, plus fréquents au cours du traitement mais que nous plaçons ici cependant, est encore plus rare. Bouveret en rapporte un exemple ; Herring Burckard[1] en a cité deux autres suivis de mort. Le tamponnement à la gaze iodoformée en viendra facilement à bout. S'il le faut, une résection costale libératrice donnera le jour suffisant pour contrôler le point saignant et le tarir comme il conviendra. Ainsi fit Letiévant en 1876 dans un cas analogue.

II. La blessure du diaphragme a fait l'objet d'un travail spécial de Lagrange[2] de Bordeaux. A une observation personnelle suivie de mort, l'auteur joint des cas semblables de Fuysch et Billard rapportés par Ruillier (Dict. en 60 vol., art. Empyème), un de Girgensohn (*Med. Woch.*, 1878), un de Brunnische (cité par Jaccoud), un de Leeseman cité par Gahde (*Berliner klin. Woch.*, 1880), un de Hanot, un de Bouilly et un dont Kirmisson aurait été témoin. Il ajoute que Peyrot et Duplay auraient eu connaissance de faits pareils restés inédits et en rapproche enfin une observation de Wagner et un cas curieux de perforation du diaphragme par ponction dû à M. Raynaud.

A ces faits nous pouvons réunir l'observation de Sédillot rapportée par Bouveret et trois nouveaux cas récemment publiés par Griffith[3] et Rateliffe[4]. Netter dit, d'autre part, connaître au

---

[1] Herring Burckardt. *Journal of the Americ. medic. association*, 16 juill. 1887, p. 85.

[2] Lagrange. *Arch. gén. de médec.*, 1896 l. c..

[3] Griffith. *Medical Chronicle*, mars 1889 l. c...

[4] Rateliffe. *The British med. journ.*, 15 octobre 1892, p. 838.

moins deux morts par perforation du diaphragme, qui n'ont pas été publiées.

Cela fait bien cependant en tout une quinzaine de cas; et il ne nous semble pas que ce soit là un bien gros chiffre comparé au nombre des pleurotomies perpétrées. Lagrange, trop impressionné par le malheur dont il a été l'indirecte cause, estime les adhérences costo-diaphragmatiques fréquentes et considère le cinquième espace intercostal comme le point au-dessous duquel un chirurgien prudent ne doit pas porter le bistouri. Nous croyons ces conclusions exagérées. Leeseman et Girgensohn incisent sur la cinquième côte et tombent sur le diaphragme : ce muscle, dans le premier cas, remontait jusqu'à la cinquième, et dans le second jusqu'à la quatrième côte. On ne peut vraiment reprocher à ces opérateurs d'avoir incisé trop bas. D'autre part, dans les observations que nous avons citées plus haut, toutes précautions nécessaires n'ont pas été constamment prises. Brunnische tranche à main levée dans le dixième espace, au lendemain d'une ponction, et d'un seul trait d'arrière en avant. Le chirurgien, auquel Kirmisson fait allusion sans le nommer, attaque également le dixième espace, sans ponction exploratrice préalable ; celui de Peyrot tombe d'emblée sur le rein gauche, ce qui est peut-être excessif. Lagrange lui-même voulant achever l'ouverture de la plèvre et faire une incision de la séreuse égale à l'incision cutanée, introduit une sonde cannelée sous « ce qui reste à sectionner » et le bistouri glissant sur la rainure de la sonde « achève d'un seul coup l'opération ». C'est là une imprudence ; il eût fallu au lieu de la sonde introduire le doigt, ou inciser couche par couche de dehors en dedans, d'autant que ce chirurgien opérait sur la neuvième côte, *en avant* de la ligne axillaire moyenne, terrain singulièrement dangereux pour le diaphragme. L'incision de ce même huitième espace intercostal, si elle eût été reportée en arrière, n'eût probablement pas intéressé le muscle.

De tout ceci il résulte que pareil accident reconnaît presque toujours une faute ou une imprudence opératoire. La ponction exploratrice immédiatement préalable, pratiquée comme prémier temps de l'intervention, l'incision faite de la superficie vers la profondeur, l'exploration digitale aussitôt que surgit le moindre doute, suffiront à éviter une telle mésaventure.

Pour si fâcheuse qu'elle soit, elle est loin d'ailleurs d'être toujours mortelle, et l'antisepsie lui a fait perdre une bonne partie de sa gravité d'antan. Bouilly traversa le diaphragme, ouvrit la cavité péritonéale, et la referma sans qu'il en résultât de complication. Griffith, dans ses deux observations, sutura le muscle et guérit ses deux malades.

Telle est en effet la conduite à suivre. J'ajoute que si les dégâts sont considérables, si la plaie siège à droite et arrive jusqu'au foie, il ne faudra pas hésiter à se donner le jour nécessaire par une résection costale plus ou moins étendue. On en connaît tous les bénéfices, depuis que, à la façon d'Israël, on attaque les kystes hydatiques et les abcès du foie par la voie transpleurale en traversant justement le diaphragme de parti pris.

III. **Faut-il parler de la blessure du poumon et du cœur, du foie, de la rate ou du rein?** La première, très rare, est aujourd'hui moins redoutée, depuis que la chirurgie s'attaque résolument à cet organe. Le tamponnement à la gaze iodoformée, dans les cas graves, l'hémostase directe par suture ou cautérisation, après résection costale, en triompheront aisément.

Quant aux lésions directes du cœur, au cours de l'opération, Bouveret si consciencieux les passe complètement sous silence. C'est dire qu'elles doivent être bien rares, si jamais on les a observées. Jaccoud mentionne, dans ses cliniques, un fait tiré du Catharinen Spital, de Stuttgard, où dans une thoracentèse par pleurésie, le trocart plongé dans le huitième espace intéressa mortellement le cœur. On raconte d'autre part que dans le cas du professeur Dolbeau, Nélaton dut seulement à une exploration digitale d'éviter cet organe dont la pointe battait sous le bistouri. Cela signifie prudence extrême lorsqu'on opère du côté gauche; cela veut dire encore incision basse et reportée en arrière, loin de la zone précordiale dangereuse.

La blessure du foie, de la rate et des reins implique celle du diaphragme et nous avons vu que celle-ci est rare et relève d'une imprudence. Le foie serait sans doute plus exposé ; nous n'avons pas trouvé d'observation le concernant. Le rein gauche a été blessé dans un fait dont Peyrot a été témoin. Ratcliffe[1] enfin a signalé une blessure de la rate par incision dans le neuvième espace intercostal. Mais ces faits restent absolument exceptionnels.

IV. On a coutume de ranger les **incisions sèches** dans les accidents immédiats ; ce n'est là cependant qu'un incident fâcheux pour l'amour-propre de l'opérateur, facile d'ailleurs à éviter : 1° en faisant précéder immédiatement l'intervention d'une ponction de contrôle, car le foyer purulent peut changer du jour au lendemain par la formation de barrières pseudo-membraneuses nouvelles ; 2° en s'assurant que l'on a bien traversé toutes les parties molles parfois très épaisses et que l'on est bien dans la plèvre. Cette dernière est elle-même souvent très épaissie. Alors une exploration prudente, toujours mesurée, aidée s'il le faut de nouvelles ponctions, ira chercher, trouver et ouvrir le foyer purulent au prix d'une deuxième incision mieux placée, si elle paraît nécessaire. Douglas, Powell et Griffith ont cité des faits curieux où le pus, sans doute gêné par des adhérences fibrineuses, n'apparut qu'au cours des premiers pansements, alors qu'une ponction préalable avait été positive. On tiendra compte de cette possibilité.

§ II. — Accidents secondaires.

I. **Les complications infectieuses**, érysipèle, infection purulente, septicémie pleurale, sans présenter ici aucun caractère spécial, sont toutes dépendantes d'une antisepsie insuffisante ou d'un drainage incomplet.

Nous insisterons cependant un peu sur les *abcès du cerveau* dont Haviland, West, Finlay, Bettelheim ont rapporté quelques faits groupés par Bouveret et partout reproduits. Nous y pourrions ajouter les observations plus récentes de Delbet[2], Leblond[3],

---

[1] Ratcliffe. *The British med. journ.*, 15 octobre 1892. t. II. p. 833 (l. c.).
[2] P. Delbet. *Revue de chirurgie*, 1887. p. 829.
[3] Leblond. *Arch. génér. de méd.*, novembre 1892.

Rickman Godlee[1], Quénu[2], s'il fallait fournir d'autres exemples d'une complication devenue banale et sans autre intérêt qu'une indication nouvelle à ouvrir sans attendre toute plèvre qui suppure.

Debove et Courtois-Suffit rangent les abcès cérébraux dans le groupe des accidents nerveux, ce que nous ne saurions admettre, car ils relèvent par excellence de l'infection pleurale, dont ils ne sont qu'une manifestation métastatique intéressante, mais sans mériter pour cela une place à part.

Signalons aussi deux faits d'*abcès musculaires* observés par Stephen Paget[3] siégeant aux environs de la plaie, sans rapports directs avec elle, allant dans un cas jusque sous l'angle de l'omoplate, contenant un pus noirâtre, fétide, gangréneux et s'accompagnant de phénomènes infectieux graves.

Disons enfin que Marshall[4] a cité une observation, unique croyons-nous, de *thrombose de la veine iliaque* gauche qui survint au sixième jour d'une pleurotomie et emporta le petit malade en deux jours.

II. L'infiltration de la paroi relève un peu des mêmes fautes opératoires et des mêmes ressources thérapeutiques : ouverture large de la plèvre, incision plus étendue des téguments, parallélisme des plaies pleurale et cutanée suffiront pour l'éviter. C. Beck recommande dans ce même but, après résection costale primitive, de suturer exactement la peau à la plèvre, comme on le fait pour la vessie dans la taille hypogastrique, et pour le vagin dans certaines colpotomies.

III. La nécrose de la côte est le résultat du contact prolongé d'un gros drain trop serré dans un espace étroit. Elle sera donc exceptionnelle si, par un traitement convenable, on abrège la durée du drainage et si, par une résection primitive lorsque les

---

[1] Rickman Godlee, *The British med. journ.*, 1er octobre 1892, t. II, p. 830, l. c., 5 observations.
[2] Quénu, *Acad. de médecine*, 1893, p. 6??.
[3] Stephen Paget, *The Lancet*, 25 août 1893, t. II, p. 458.
[4] Marshall, *The Lancet*, 21 décembre 1895, p. 1530, t. II, l. c.

côtes sont trop rapprochées, on assure aux tubes une place suffisante. La résection partielle secondaire permettra en tous cas d'y remédier si le simple grattage s'est montré impuissant.

IV. **Les hémorrhagies secondaires** peuvent très rarement provenir de l'intercostale, bien que Gollee en ait observé un cas et conseille pour les prévenir de pratiquer à l'avance la ligature du vaisseau après la résection costale primitive. Leur source est dans les néo-membranes de la poche, et aussi dans une antisepsie incomplète. C'est dire par quels moyens les prévenir. En cas exceptionnel de gravité, rappelons les deux cas de mort observés par Burckard[1], elles relèvent d'une résection suivie de tamponnement. Ajoutons que ce fut précisément un fait pareil qui conduisit Letiévant, chez un jeune garçon de 16 ans, à exécuter au mois de juillet 1875, puis à proposer comme méthode générale la résection costale dans les empyèmes chroniques.

V. **La chute du drain dans la plèvre** a été trop souvent observée au cours ou dans l'intervalle des pansements. La négligence maladroite de l'opérateur, dans le premier cas, l'insuffisance des moyens de fixation dans le second doivent être incriminés.

Tout drain tombé dans la plèvre doit en être retiré au plus tôt, car il est de par sa présence une cause de suppuration permanente et rend toute guérison impossible. Bouveret, malgré ses recherches, n'a pu trouver un seul cas de tube définitivement enkysté dans les néomembranes de la plèvre, après oblitération complète de la poche purulente. Stephen Paget arrive aux mêmes conclusions.

Nous lisons cependant dans les *Archives générales de médecine*[2] que chez une opérée de Lucas-Championnière : « la chute du drain dans la fistule postérieure, drain qui ne put être retiré ni même senti malgré les recherches faites tous les jours suivants, retarda un peu la cicatrisation de cette dernière fistule,

---

[1] STEPHEN PAGET, *Journ. of surgery*, add. annex, juillet 1887 *l. c.*
[2] HANSEN, *Archives générales de médecine*, 1886, t. II, p. 336.

Elle eut lieu néanmoins, et la malade, sortie guérie, fut revue dans la suite en bon état ».

Nous pouvons nous demander si ce drain en réalité était tombé dans la plèvre ou s'il n'avait pas été simplement égaré dans le pansement, puisque rien n'indique sa présence dans la cavité. Et s'il est vrai qu'il y fût tombé, cette observation, pour être démonstrative, demanderait une observation à longue échéance des premiers résultats favorables. En tous cas, elle reste exceptionnelle et comme on ne saurait compter sur l'expulsion spontanée du tube, il faut en pratiquer l'extraction.

Si l'on ne peut arriver à le saisir avec les mors d'une longue pince courbe conduite prudemment vers les régions déclives, il faut, sans s'attarder aux procédés de Duboué et de Périer vraiment trop incertains, recourir à une résection costale suffisante, bien souvent nécessaire, car le tube n'affecte aucune règle fixe dans son déplacement et se loge volontiers en des recoins inaccessibles par l'incision ordinaire.

VI. Enfin, à titre d'exception, et pour être complets, signalons **la hernie du poumon** après pleurotomie qui a été observée deux fois seulement. Le premier fait est dû à Gaillard [1]; la tumeur formée par le poumon était du volume d'une noix. Le deuxième est de Sahli [2], de Berne et se rapporte non pas à une pleurotomie simple, mais à une opération d'Estlander; nous le rangeons cependant ici. Disons du reste qu'en ce dernier cas, il n'y avait pas, à proprement parler, de pneumocèle mais plutôt une voussure simple de la paroi.

§ III. — Les accidents nerveux.

Les accidents nerveux redoutables, qui peuvent trop souvent éclater soudains et graves au cours du traitement, constituent un des chapitres les plus intéressants et aussi les moins connus dans l'histoire des empyèmes.

[1] DELILLE. Thèse de Paris, 1897.
[2] SAHLI. Corresp. Blatt. für Schweiz. Aerzte. 1er août 1897, cité par DELILLE.

Leur étude remonte cependant à près de trente ans et, depuis les premiers faits de Roger (1864), Vallin (1869), J. Simon (1874), depuis la retentissante communication de M. Raynaud à la Société médicale des hôpitaux (1875), les travaux de Valicourt, Aubouin, Bertin du Château, Martin, Landouzy, Ropert, de Cérenville, ceux de Goodhart, von Dusch, Thompson, Stephen Paget, Basil[1] ont autour des premiers cas groupé de nouveaux exemples, affermi le tableau clinique, sans donner cependant l'explication physiologique définitive.

Bouveret, en 1888, avait pu rassembler 26 observations, qui servirent de thème à sa longue et consciencieuse étude.

Jeanselme, en 1892, dans son intéressant travail, en a réuni 15. Dans un deuxième article[2], il en rapporte 4 nouvelles, soit un total de 49.

A ce chiffre, nous pourrons en ajouter 3 omises par lui mais déjà reproduites par Bouveret, puis 34 nouvelles, dont 2 personnelles, soit un total de 86, sur lequel nous baserons notre description.

A la suite, nous dirons quelques mots de certains faits curieux qui, sans rentrer dans le cadre des accidents nerveux proprement dits, peuvent cependant en être rapprochés.

Avant d'entrer dans le sujet, une première remarque doit être de suite posée : c'est que tous les faits dont nous allons parler, ne se rapportent pas aux suites de la pleurotomie seulement, qu'on a pu les observer dans une intervention quelconque sur la plèvre et au cours d'une manœuvre quelconque : ponction, résection costale, lavage, exploration. Ils méritent par suite d'être étudiés, non pas tant comme accidents de la pleurotomie que

---

[1] Cf. *Bulletins de la Soc. Méd. des Hôp.*, 1864 et 1875. — DE VALICOURT. Thèse de Paris, 1875. — AUBOUIN. Thèse de Paris, 1878. — BERTIN DU CHÂTEAU. Thèse de Paris, 1878. — MARTIN. Thèse de Paris, 1881. — ROPERT. Thèse de Paris, 1884. — BASIL. *Medical Chronicle*, août 1887, p. 371. — DE CÉRENVILLE. *Revue Méd. de la Suisse Romande*, 1888. — JEANSELME. *Gaz. Hebd.*, 1892, et *Revue de Médecine*, 1892, N° 7, p. 502. — THOMAS. *Médecine Moderne*, 1893, p. 314. — CAVES. Thèse de Bordeaux, 1893-1894. — BOUX. *Zemsk. Vratch*, 1894. — LAVISSE. Thèse de Paris, 1895.

[2] JEANSELME. *Médecine moderne*, 30 mars 1895, p. 201.

comme complications du traitement de l'empyème en général. Encore sur ce dernier point faut-il dire que quatre d'entr'eux ont trait non pas à des pleurésies purulentes mais à des épanchements séro-fibrineux, et que, dans l'un de ces derniers cas de Talamon, les accidents ont éclaté trois jours seulement après une thoracentèse.

D'autre part ces faits ne sont pas exactement superposables; ils offrent dans leurs manifestations une diversité d'allures et une complexité qui nécessite une classification d'ailleurs peu commode.

Bouveret en a présenté le premier travail d'ensemble; il les divise en quatre groupes : paralysies d'origine embolique; troubles de motilité à marche lente; attaques syncopales; attaques convulsives, éclamptiques ou suivies de paralysie transitoire.

Cette classification nous semble défectueuse et nous allons rapidement la passer en revue pour essayer d'en montrer les points faibles.

Le premier groupe concerne les paralysies emboliques, spécialement étudiées par Vallin et son élève de Valicourt (thèse de Paris, 1875). Il comprend, dans le travail de Bouveret, cinq observations[1], dont quatre typiques (Vallin, Laveran, Potain, Duroziez) et une douteuse (Robinson), qui aurait trait à un abcès du cerveau. Les premières seraient significatives, soit par les constatations nécropsiques au cours desquelles l'oblitération des artères cérébrales fut expressément notée (Vallin, Potain), soit par les signes cliniques observés : hémiplégie brusque et siégeant du côté droit; autres infarctus localisés : sphacèle du pied (Vallin), hématurie (Laveran). Quatre fois la mort survint à brève échéance; une fois, les phénomènes paralytiques persistaient encore neuf mois après leur début (Laveran).

---

[1] Nous pouvons y ajouter celle d'Hausholter (*Revue médicale de l'Est*, 1er janvier 1896), suivie de mort et d'autopsie, où l'on constata une embolie de l'artère sylvienne et de la cérébrale antérieure gauches, et celle de Turner (*Brit. Med. Assoc.*, 15 novembre 1897 : mort subite par apoplexie avec phénomènes convulsifs au cours d'un lavage pour pyopneumothorax.

Nous ne nous appesantirons pas sur la description des symptômes observés, ils sont banals; mais nous ferons remarquer en revanche que jamais l'attaque n'a paru dépendre directement ou indirectement d'une manœuvre intrapleurale; trois fois sur cinq, on n'avait pas touché à l'épanchement, même par une simple ponction; dans le fait de Durosiez, l'ictus se produisit deux jours après une injection intra-pleurale qui n'avait été suivie d'aucun phénomène immédiat alarmant ou même anormal; dans celui de Laveran, le malade n'avait pas reçu de soins spéciaux depuis plus de deux mois et demi, et ce dernier cas est le seul sur les cinq où on ait fait une pleurotomie.

C'est là déjà un premier point qui les sépare des « accidents nerveux » proprement dits qui semblent directement découler d'une intervention ou d'une manœuvre pleurale.

D'autre part, la pleurésie peut en ces cas ne pas être toujours purulente puisque l'observation de Potain est muette sur la nature de l'épanchement, parle simplement de « pleurésie aiguë », puisque la thoracentèse pratiquée immédiatement *après* l'ictus dans le cas de Vallin retira « une sérosité limpide ». Aussi l'on pourrait dire que ces embolies relèvent non pas de l'empyème mais des pleurésies en général; pourtant une réserve s'impose puisque les accidents nerveux proprement dits ont pu aussi exceptionnellement éclater au cours des épanchements séreux.

Enfin, une troisième différence, celle-là beaucoup plus importante, distingue ces faits pour les mettre à part : c'est la constatation de lésions anatomiques réelles, d'altérations cérébrales indéniables, tandis que les mêmes recherches nécropsiques se sont toujours montrées invariablement négatives dans les vrais « accidents nerveux » que, faute de causes anatomiques palpables, on a été obligé de rapporter à des troubles dynamiques *sine materia*.

Bouveret reconnait d'ailleurs implicitement le fait, puisque tandis que pour ceux-ci il invoque la théorie de l'acte réflexe, pour ceux-là il accepte franchement l'origine dans les thrombus autochtones cardio-pulmonaires consécutifs à la compression, par l'épanchement, du poumon et du cœur.

S'il fallait encore une raison dernière pour séparer les paralysies emboliques des « accidents nerveux », nous la trouverions aussi facilement dans les différences du tableau clinique : aux premières, des signes constants, fixes, presqu'immuables ; aux seconds, l'imprévu, la mobilité, le paradoxe presque ; car tel symptôme peut apparaître marqué qui n'existe plus et s'évanouit au bout de quelques minutes pour revenir à l'improviste quelque temps après.

De par tous ces motifs, et bien que les paralysies emboliques forment un « groupe naturel », nous croyons devoir les séparer des accidents nerveux proprement dits.

Jeanselme paraît d'ailleurs du même avis. Il estime que les faits de Vallin, Laveran, Potain « contrastent par la fixité et la circonscription étroite de leurs manifestations morbides avec la plupart des accidents nerveux d'origine pleurale qui ont pour caractère d'être multiples et mobiles, souvent fugaces et intermittents » et dans lesquels « l'examen minutieux des méninges, des vaisseaux, du cerveau et de la moelle allongée, même au microscope, a été négatif ».

Le deuxième groupe de Bouveret renferme trois faits dus à Lépine et à Weill, caractérisés par des « troubles de motilité lentement développés dans les membres du même côté que l'empyème » sans ictus apoplectique ou paralytique. Nous croyons qu'ils doivent rentrer dans la classe des hémiplégies où nous les rangerons, avec Jeanselme également.

Le troisième est consacré aux cas de syncope grave, terminés très souvent par la mort. Il doit être maintenu en tant que classe distincte, mais les trois observations de Goolhart, Dumontpallier et Thompson, sur lesquelles Bouveret l'a constitué, ont toutes été accompagnées de convulsions, de secousses et même de contracture (Dumontpallier) assez marquées pour qu'on y doive voir plutôt des exemples d'éclampsie pleurétique et les ranger dans le groupe suivant.

Celui-ci, le quatrième, renferme quinze observations partagées en trois catégories : attaques éclamptiques bénignes ou mortelles, au nombre de quatorze, et un cas de paralysie transitoire, dû à Leudet.

A cette classification de Bouveret, nous reprocherons — de réserver une place aux faits d'embolie cérébrale qu'il faut, nous avons essayé de le montrer, distraire des accidents nerveux — de séparer en deux groupes distincts les troubles de motilité lents et les hémiplégies qui méritent d'être rapprochés — de réunir au contraire les attaques éclamptiques et paralytiques dans une même classe.

Aussi adopterons-nous en la modifiant légèrement la décision proposée en 1892 par Jeanselme, qui nous parait plus ferme et de contours mieux définis.

Nous décrirons donc trois formes principales d'accidents : syncopale, convulsive, hémiplégique. Mais à côté des faits typiques et nettement définis se trouvent nombre d'observations complexes, difficiles à ranger dans une catégorie bien déterminée et constituant des intermédiaires hors cadre. C'est pour elles qu'aux trois grandes formes indiquées plus haut, les reliant d'ailleurs comme autant de traits d'union, nous ajouterons deux variétés secondaires, de transition : entre les deux premières formes principales nous placerons la forme syncopale avec convulsions légères et entre les deux dernières, la forme convulsive avec hémiplégie. Le groupe des hémiplégies pures sera lui-même dédoublé en trois sortes, suivant que les phénomènes parétiques ont été ou non précédés de syncope et se sont produits lentement ou rapidement.

Cette classification sera peut-être à bon droit taxée de complications inutiles. Aussi bien y voyons-nous surtout un cadre commode pour notre description. Mais, en l'absence de données pathogéniques précises, force est de recourir à des dissemblances cliniques dont nous avons pu grossir l'importance. Il nous semble d'ailleurs, toutes réserves faites encore une fois sur la valeur des statistiques, qu'entre chacune des variétés que nous avons constituées existent des différences dans le pronostic assez grandes pour légitimer cette distinction basée, je le répète, beaucoup plus sur l'aspect extérieur que sur l'essence fondamentale des faits.

Ainsi pour être plus exact et plus clair au risque de paraître compliqué, nous étudierons successivement :

1° La forme syncopale......... { pure.
                                { avec convulsions légères.

2° La forme convulsive......... { pure.
                                { avec hémiplégie.

3° La forme hémiplégique pure. { avec syncope.... { avec troubles rapides.
                               { sans syncope.... { avec troubles lents.

I. FORMES CLINIQUES.

1° Forme syncopale. — A. FORME SYNCOPALE PURE. — Elle paraît assez rare pour Jeanselme. De fait, parmi les quatre observations rangées sous ce titre par Bouveret, aucune ne doit être conservée, car les trois premières doivent, après révision, se rattacher à la variété convulsive et la quatrième concerne une blessure du cœur pendant une ponction du péricarde.

Sur les 15 observations colligées par Jeanselme, les cinq premières seulement peuvent s'y ranger (observ. I à V). Nous y ajouterons un fait de Gayet[1], un de Leichstenstein[2], un de Steele[3], un de Vigenaud[4], un de Pel[5], un de Newman[6], deux de Glaser et Schede[7], deux de Stephen Paget[8], quatre rapportés malheureusement sans détails dans les *Transactions of the college of physicians of Philadelphia*[9] par Lainé, Davis et Morton et un dont nous avons été personnellement témoin pendant notre internat dans le service du professeur Verneuil[10]. Cela fait un total de 20 cas. On y pourrait joindre à la rigueur l'observation XLII du livre de Bouveret, due à Wagner, où la simple intro-

---

[1] GAYET. *Congrès de Nantes*, 25 août, 1875, p. 1052.
[2] LEICHSTENSTEIN. Cité par PISSEVET. *il Morgagni*, 1887, page 259.
[3] STEELE. *Journ. of the amer. med. assoc.*, 11 novemb. 1898, p. 688.
[4] VIGENAUD. *Arch. de médec. milit.*, 1890, t. I, p. 27.
[5] PEL. *Zeitschrift für klin. Med.*, B. XVII, p. 193, 1890.
[6] NEWMAN. *The British med. journ.*, 18 octobre 1892, t. II, p. 843.
[7] SCHEDE. *Handbuch der speciellen Therapie innerer Krankheiten*, von F. PENZOLDT et R. STINTZING, Iéna 1894, B. III, Bogen 23-37.
[8] STEPHEN PAGET. *The Lancet*, 1895, p. 1099.
[9] *Trans. of the coll.*, etc., 11 janvier 1895, in *Annals of Surgery*, 1895, t. XXII, p. 119.
[10] VERNEUIL. *Études sur la tuberculose*, 1891, t. III, p. 321 (observ. 2).

duction d'un tube dans la plaie provoquait des menaces de syncope telles que l'auteur dut renoncer au drainage et l'observation V du mémoire de Verneuil *loco citato*, où une injection intrapleurale d'éther iodoformé fut suivie pendant trois quarts d'heure d'une violente dyspnée avec tendances syncopales. Nous les en écarterons cependant comme insuffisamment caractérisées.

Aussi bien les autres suffisent-elles pour tracer des accidents un tableau d'ailleurs bien simple.

Ils éclatent brusquement, de la façon la plus inopinée, soit au cours de l'opération première, soit pendant le traitement consécutif. Raynaud a vu mourir son malade au premier coup de bistouri porté sur les parties molles, avant que la plèvre ne fut touchée. Stephen Paget rapporte un fait analogue : un enfant de 10 ans, chloroformisé sans incidents, mourut brusquement de syncope au moment précis où le couteau entama l'espace intercostal. L'auteur attribue en ce cas la mort moins à un trouble nerveux qu'à la position vicieuse du malade couché légèrement sur le côté sain. Nous pensons que cette position, si elle a pu favoriser les accidents, n'en a pas été le facteur essentiel, puisque le malade était ainsi placé depuis le début de l'anesthésie sans qu'il en parût incommodé et que la syncope éclata juste à l'instant où l'espace intercostal fut intéressé. Nous voyons là une relation de cause à effet d'autant plus nette que l'observation de Raynaud est pareille et que la physiologie pathologique, aidée des recherches de Laborde [1] sur le rôle des nerfs intercostaux, nous en donnera une explication suffisamment précise.

De ces deux faits d'ailleurs nous rapprocherions volontiers les deux observations de de Cérenville [2], où « au cours d'une anesthésie des plus régulières, la section des côtes pour Estlander provoqua un spasme dyspnéique accusé, avec lividité de la face et dilatation pupillaire ».

Besnier et Morton ont perdu leurs malades pendant l'évacuation consécutive à une thoracentèse.

----

[1] LABORDE. *Acad. de médecine*, 17 mai 1892 (l. c.).
[2] DE CÉRENVILLE. *Revue méd. de la Suisse romande*, 1886 l. c..

Mais les accidents peuvent survenir aussi et surtout, à l'occasion d'un lavage, soit au premier jour de la pleurotomie (Stephen Paget, 1 cas ; Desplats, 2 obs.), soit dans les semaines qui suivent (Dumontpallier, Vigenaud), soit même à une date très éloignée du début. Ils éclatèrent deux ans et demi après la pleurotomie dans le cas dont nous avons été témoin.

La mort peut être brutale, le malade, assis sur son lit, retombe et meurt sans avoir pu jeter un seul cri. Plus souvent, l'issue est moins rapide, mais le tableau toujours dramatique : le malade défaille, pâlit, se couvre de sueurs, les pupilles se dilatent ; le regard devient vague ; les mouvements du cœur et du thorax superficiels et bientôt se suspendent. Puis, à cette mort apparente succède sans transition le trépas définitif ou bien plus rarement et sous l'influence des manœuvres excitatrices diverses, le malade revient lentement à lui, ne conservant aucun souvenir précis de la terrible crise. Dans un fait de Gayet, les lavages « amenèrent d'effrayantes syncopes » et l'un d'eux s'accompagna de phénomènes plus marqués auxquels le malade succomba après vingt-quatre heures.

Le pronostic est grave. On l'a pu déjà comprendre et les moyens habituels : flagellation, respiration artificielle, faradisation, marteau de Mayor restent le plus souvent sans effet. Sur les vingt faits rassemblés ici, la mort survient seize fois, soit 80 %. Et nous estimons avec Jeanselme que de Cérenville s'est montré trop optimiste en affirmant « qu'il n'y a pas d'exemple que la mort réelle ait succédé immédiatement dans les cas de ce genre à la mort apparente ».

Il est juste de dire cependant, nous avons fait plus haut cette réserve, que bien des cas bénins ont été sans nul doute observés qui, de par leur terminaison même, n'ont pas semblé dignes d'être publiés. Mais atténué en cette très large mesure, et sans prendre aucunement notre pourcentage à la lettre, le pronostic reste toujours sévère.

B. FORME SYNCOPALE AVEC CONVULSIONS LÉGÈRES. — Elle établit le passage et un passage insensible entre la syncope et l'épilepsie pleurales. Nous en avons rassemblé neuf cas, dont deux empruntés à Bouveret (Obs. de Goodhart et de Thompson), cinq à Jeanselme (Obs. VI à IX et XLVIII), un à Allen[1] et un à Claudot[2].

Ces faits peuvent reconnaître la même étiologie que les précédents ; cependant ils éclatent plus souvent à l'occasion d'un lavage ; ainsi du moins dans huit de nos cas ; le neuvième, celui de Legroux succéda à une thoracenthèse.

Accidents lipothymiques graves, syncope, auxquels se joignent quelques convulsions ou contractures légères ; tel est dans ses traits les plus généraux, le tableau clinique. Dans le fait de Thompson, le patient pousse un cri, s'affaisse sans pouls et sans respiration, avec l'écume aux lèvres, les yeux convulsés en dehors et les membres raidis. Dans celui d'Allen, il y eut une contracture spasmodique des doigts, avec spasme uréthral et rétention d'urine passagère. Dans celui de Cérenville, on nota des convulsions cloniques du bras, avec déviation des yeux ; dans celui de Claudot, « quelques secousses des membres sans grande importance ».

Ce qui caractérise ce groupe, aux limites mal définies comme celles de tous les groupes de transition, c'est la prédominance des accidents syncopaux et aussi l'absence des trois phases classiques de l'épilepsie convulsive : tonus, clonus, coma que nous allons retrouver bientôt. Mais des secousses sans importance observées par Claudot aux convulsions vraies, on peut trouver tous les intermédiaires.

Le pronostic perd ici de sa gravité, et, sur 9 cas, nous trouvons 6 guérisons et 3 décès, soit très approximativement 33,3 °⁄₀ de mortalité.

2° Forme convulsive. — A. Forme convulsive pure. — On l'a nommée épilepsie ou éclampsie pleurétique ; cela suffit à indiquer son schéma clinique.

Malaise vague et parfois *aura* partie de la main vers l'épaule ou inversement, défaillance, pâleur extrême et syncope que l'on a

---

[1] Allen. *The Lancet*, 22 mai 1895.
[2] Claudot. *Arch. de méd. milit.*, 1895, t. I, p. 11.

vu manquer, puis cri inconstant et renversement en arrière. L'attaque est commencée et se poursuit. *Période tonique* d'abord : face contractée et bleuie ; yeux convulsés, convergents ou divergents, associés ou non à une déviation conjuguée de la tête ; pupilles punctiformes d'abord, dilatées ensuite ou oscillantes, membres raidis en extension et pronation ; thorax immobile, tronc rigide ou en arc. Puis au bout de une ou deux minutes, quelques grimaces apparaissent au visage, quelques secousses aux membres, qui grandissent et se généralisent, et la respiration renaît progressivement, bruyante et convulsive, entrecoupée de spasmes, parfois de hoquets et de vomissements. C'est la *phase clonique*, dont les mouvements convulsifs prédominent toujours du côté correspondant à la pleurésie, soit qu'ils se généralisent soit que plus souvent ils se limitent à un côté de la face ou du corps, ou à un seul membre, le bras. Mais on les a observés aussi exclusivement du côté opposé à l'épanchement (Rendu). Ces secousses se produisent par accès de courte durée, une ou deux minutes, fréquents d'abord, plus espacés ensuite, et bientôt, après un quart d'heure, une demi-heure, une heure au plus, les mouvements se ralentissent et s'arrêtent, les muscles se relâchent et le malade reste plongé dans un sommeil pesant, avec respiration ronflante, c'est la *phase comateuse*.

Cette période de résolution et de torpeur peut être brève. Le sujet sort lentement de son hébétude, oublieux de la crise, et la guérison se confirme. Mais elle peut se prolonger, et, au-delà de quelques heures, la mort est à redouter. Dans l'observation de Talamon, l'hébétude et le myosis persistèrent pendant 15 jours : une semaine après, éclatait une deuxième crise en tout semblable comme la première à une attaque d'éclampsie puerpérale ou toxique et qui amena la mort en 6 heures. Elle est enfin parfois interrompue par de nouveaux accès typiques ou frustes et ceux-ci peuvent être assez rapprochés pour constituer un véritable état de mal : la terminaison est alors presque toujours funeste (cinq fois sur sept).

Revenons sur quelques symptômes anormaux.

La respiration au cours de la phase résolutive peut être très

fréquente et les mouvements du thorax atteindre le nombre de
40 ou 50 par minute. Bien que réguliers ordinairement, ils
peuvent, contrairement à l'opinion de Jeanselme, affecter le
type de Cheynes-Stokes, qui a été signalé par Von Dusch et par
Allen.

Le pouls peut dépasser 150 par minute (M. Raynaud) et la
température centrale monter au-delà de 41° si les crises se
succèdent à très courts intervalles.

La vessie, l'estomac, l'intestin peuvent se vider : la miction
involontaire, le vomissement et la défécation ont été observés.
Dans un cas, il y eut d'abord rétention puis incontinence
d'urine.

A ces troubles moteurs se joignent parfois des troubles cérébraux, trophiques ou vaso-moteurs, que l'on rencontre aussi
dans la forme convulsive-hémiplégique, mais que nous étudierons ici.

Jeanselme en a fait une bonne description. Il les divise en :

1° *Désordres intellectuels :* variant de la simple torpeur à
l'hébétude permanente et au gâtisme ; du délire léger, passager
ou durable, à l'excitation maniaque, avec hallucinations. Nous
rapporterons plus loin trois curieux faits d'aliénation mentale
qui apparurent, grandirent et s'apaisèrent avec les accidents
pleurétiques.

2° *Désordres du langage :* aphasie et ses diverses formes.

3° *Désordres sensoriels :* toujours bilatéraux et passagers,
portant sur la vue principalement et pouvant aller jusqu'à l'amblyopie et l'amaurose.

4° *Désordres de la sensibilité générale :* hémianesthésie et
rarement hyperesthésie.

5° *Désordres vaso-moteurs :* roséole (Dumontpallier), œdème
névro-paralytique (Strauss) ; *trophiques :* eschares ; *thermogènes :*
hypo ou hyperthermie.

Telle est rapidement résumée la physionomie de l'épilepsie
pleurétique pure. Nous en avons colligé 29 observations, dont
19 prises à Jeanselme (Obs. X à XIII ; XVII, XVIII, XXII à XXV,
XXVII à XXX, XXXIII, XXXIV, XXXVII, XXXIX, XLII), une,

celle de Von Dusch, oubliée par lui et citée par Bouveret, une de Lorey[1], une d'Arhawski[2], une de Pasquale[3], une de Schmidt[4], trois raportées par Camus[5], une de Lamandé[6] et une de Talamon[7]. Ces deux dernières ont trait à des pleurésies séreuses. Dans le fait de Lamandé les accidents éclatèrent à la suite d'une fausse manœuvre qui injecta de l'air sous pression dans la plèvre au lieu d'évacuer le liquide. Dans le cas plus remarquable de Talamon, ils se montrèrent une première fois trois jours après une simple thoracenthèse, reparurent au vingt-et-unième jour sans provocation nouvelle et se terminèrent alors par la mort en moins de six heures.

Elles comprennent 16 guérisons et 13 décès, soit 44,8 % de morts. C'est dire la gravité habituelle du pronostic.

Dans 7 cas, il y a eu des attaques presque subintrantes, constituant une sorte d'état de mal, avec 5 morts et 2 guérisons (Letulle-Pasquale). Dans 7 cas également, il y eut plusieurs attaques, mais espacées, au nombre de 2 ou 3, qui donnèrent 2 morts et 5 guérisons ; dans 15 cas, enfin, on n'observa qu'une seule crise, et l'on nota 6 morts et 9 guérisons. On voit donc quelle différence sépare pour la mortalité les crises répétées où elle atteint 71 %, des accès isolés où elle tombe à 40 %.

B. Forme convulsive avec hémiplégie. — Elle est à l'épilepsie et à l'hémiplégie pleurétique proprement dites, ce que la forme syncopale-convulsive est à la syncope et à l'épilepsie, un moyen terme, à la fois lien et transition.

Les accidents éclamptiques ouvrent la scène, pareils à ceux que nous venons de décrire. Puis au cours ou au sortir de la période comateuse, on découvre fortuitement la paralysie, masquée jusque-là par la résolution musculaire. Elle est rarement

---

[1] Lorey, Cité par Stephen Paget. *The Lancet.* 1 mai 1895 *l. c.*

[2] Arhawski. *Revue méd. de la Suisse romande.* 1891 *l. c.*

[3] Pasquale. *Morgagni.* 1887. p. 239 *l. c.*

[4] Schmidt. Cité par Scheube. *Handbuch der speciellen Therapie.* etc.

[5] Camus. Thèse de Bordeaux. 1893-95 *l. c.*

[6] Lamandé. Thèse de Paris. 1896 *l. c.*

[7] Talamon. *Médec. moderne.* 1894. p. 314 *l. c.*

complète, parésie plutôt. Cependant sur 13 faits, nous avons noté trois fois une impotence fonctionnelle des plus marquées. Elle peut être limitée à la face ou à une partie de la face, telle l'observation d'Archawski où elle se cantonna d'abord dans le facial inférieur du côté gauche et celle de Goodhart, que nous avons rangée cependant dans notre deuxième groupe, car les phénomènes syncopaux l'emportèrent sur les phénomènes paralytiques très passagers. Elle peut également n'intéresser qu'un membre, et alors bien plus souvent le bras que la jambe (St-Philippe). Mais elle affecte parfois aussi la forme hémiplégique, et même paraplégique : c'est ainsi que Verneuil a noté chez un de ses malades (Obs. I, *l. c.*) un affaiblissement marqué des deux membres inférieurs.

Quelque soit son étendue, la paralysie, pour Jeanselme, siégerait régulièrement du même côté que l'empyème. Mais si aux faits contraires rapportés par Janselme lui-même (Leudet, Strauss, Dumontpallier, Berbez, de Cérenville, dont nous éliminerons d'ailleurs celui de Leudet, qui doit appartenir au groupe de l'hémiplégie pure, si, à ces quatre faits, nous ajoutons ceux pareils d'Archawski, de Trousseau (obs. XXXI de Jeanselme, et celui de Walcher dans lequel la paralysie changea de côté au cours de deux attaques successives, nous trouvons 7 fois sur 13, c'est-à-dire plus d'une fois sur deux, le principe de Jeanselme infirmé.

Nous dirons cependant que la paralysie peut être aussi bien homonyme ou croisée par rapport au côté pleural, elle peut également réaliser le syndrôme de la paralysie alterne (obs. personnelle de Jeanselme). Elle peut enfin s'accompagner au début de mouvements choréiformes ou ataxiformes.

Son évolution est en général rapide. Au bout de 15 minutes (Dumontpallier), 20 minutes (Walcher), trois quarts d'heure (Saint-Philippe), une heure (de Cérenville), quatre heures (Archawski), un ou quelques jours (Raynaud, Verneuil, etc.) les muscles affectés ont récupéré leur fonctionnement à peu près normal. Mais il n'en est pas toujours ainsi.

De nouvelles crises peuvent survenir : le malade d'Archawski en eût quatre, dont la violence et la durée allèrent progressives. La première, limitée au facial inférieur, dura quelques minutes ; la deuxième atteignit les membres du côté gauche et dura quelques heures ; la troisième, plus intense, ne commença à se dissiper qu'au bout de cinq heures, et la quatrième au bout de trois jours.

Une faiblesse musculaire marquée peut aussi persister et en quelques cas plus rares (Berbez), elle peut continuer indéfiniment, comme au premier jour. Mais pour Jeanselme, elle resterait toujours flasque quelque soit sa durée, et ne s'accompagnerait jamais de contractures ou d'atrophies, ce qui la différencierait nettement de la forme hémiplégique pure. Malgré que cette affirmation s'appuie sur des faits encore peu nombreux, nous aurions tendance à y souscrire. Une seule observation due à de Cérenville (Obs. XLI de Jeanselme) montre la possibilité de ces contractures avec atrophie. Mais, en réalité, ce cas confirme cette opinion au lieu de l'amoindrir : comme les phénomènes convulsifs observés s'y réduisent à une simple rigidité du bras droit, nous préférons le ranger dans le groupe des hémiplégies pures, où d'ailleurs il présentera aussi quelques traits disparates.

De cette forme convulsive-hémiplégique nous avons rassemblé quatorze cas, dont neuf cités par Jeanselme (obs. XIV, XVI, XIX, XXVI, XXXI, XXXII, XXXV, XXXVIII, XL) ; quatre omis par lui : un de Walcher rapporté par Bonveret, un de Saint-Philippe[1], un de Verneuil[2], un d'Archawski[3] et celui d'Haushalter que nous éliminerons cependant, puisqu'à l'autopsie on constata une embolie. Restent treize observations, avec trois décès seulement soit 22,8 %. Et encore sur les trois cas où la mort est notée (Strauss, Jeanselme, Trousseau), peut-elle être, dans le dernier, attribuée à la maladie causale : péricardo-pleurite.

Les accidents succèdent soit à une ponction (dans le cas de Trousseau, le péricarde fut ponctionné en même temps que la

---

[1] St-Philippe. Journ. de méd. de Bordeaux. 1885-1886, N° 36, p. 302.
[2] Verneuil. Études sur la tuberculose. 1891 l. c.., observ. I.
[3] Archawski. Revue méd. de la Suisse romande. 1891 l. c.., observ. VIII

plèvre), soit à un lavage, soit à une exploration de la plèvre. Dans l'observation de Jeanselme, il s'agissait de l'exploration d'une caverne gangréneuse pleuro-pulmonaire avec l'aiguille n° 2 de l'appareil Dieulafoy.

3° **Forme hémiplégique proprement dite.** — Jeanselme, qui la considère comme très rare, lui assigne les caractères suivants : *a*). Elle survient d'emblée sans crises convulsives ; *b*). Elle ne s'accompagne pas de perte de connaissance. A ce compte, cinq observations seulement devraient s'y rapporter : celles de Letulle, Weill, Lépine et Leudet (N° XX, XXI, XLIV, XLV, XXXVI) ; encore la dernière sortirait-elle presque des conditions sus-énoncées, car s'il n'y eut pas de perte de connaissance complète, on nota cependant un malaise général prononcé, avec perte de la parole et obnubilation de la vue.

Nous avons d'autre part rassemblé quatre faits (Fisher [1], Archawski [2], Forgues [3], L. Djouritch [4]) auxquels nous joignons celui de de Cérenville (Obs. XLI de Jeanselme), où furent notés très nettement des phénomènes syncopaux avec perte de connaissance, et sans convulsions précédant l'hémiplégie. C'est ainsi que Forgues décrit une perte complète de connaissance, avec face pâle, cadavérique, yeux ouverts et fixes ; pupilles dilatées ; cœur et respiration arrêtés, sans convulsions ni contractures. Fisher note une syncope brusque avec pouls faible, irrégulier et mort apparente ; Archawski et Djouritch : des défaillances marquées qui vont jusqu'à la syncope ; de Cérenville : une pâleur extrême, avec perte de connaissance, pupilles dilatées, etc... L'absence de secousses convulsives formellement constatées nous empêche de ranger ces observations dans la variété précédente. La présence non moins affirmée de troubles syncopaux nous conduit à son tour à scinder l'hémiplégie pleurétique proprement dite en trois sortes secondaires :

---

[1] Fisher. *The Lancet*, 17 mars 1895, t. I, p. 668.
[2] Archawski. *Rev. méd. de la Suisse romande*, 1891, t. ..., observ. IV.
[3] Forgues. *Arch. de méd. milit.*, 1895, t. II, p. 26 [...].
[4] Djouritch Doctoran. *Thèse de Genève*, juillet 1892, observ. V.

A. Forme hémiplégique avec syncope.

B.   —   —   sans syncope. $\Big\{$ 2 avec troubles de motilité rapides.
3 avec   —   —   lents.

A. FORME HÉMIPLÉGIQUE AVEC SYNCOPE. — S'y rattachent les cinq faits de de Cérenville, Forgues, Fisher, Arehawski, L. Djouritch, que nous venons de détailler plus haut.

Inutile d'insister sur le tableau clinique : à l'occasion d'un lavage, ou de l'introduction d'un drain, de l'insufflation dans la plèvre d'air chaud mélangé à des vapeurs d'eucalyptus (Fisher), du simple attouchement du trajet (Arehawski), défaillance, perte de connaissance et syncope, puis hémiplégie qui ici encore, sur 4 cas où le siège est noté, occupe trois fois le côté opposé à l'épanchement: de sorte que, réunissant ces 4 faits aux 13 observations du groupe précédent[1], nous trouvons 10 cas sur 17, soit près de 58.8 %, où l'hémiplégie est croisée par rapport à la pleurésie, contrairement à l'opinion de Jeanselme et de quelques auteurs (Fisher).

Cette hémiplégie est d'habitude passagère et se dissipe rapidement. 25 minutes après la crise au membre inférieur et trois heures après au membre supérieur, dans le cas de Forgues; deux jours après chez le malade de Fisher.

Mais elle peut aussi se répéter. Arehawski et Djouritch notent dans leurs cas « sa tendance à reparaître à chaque pansement » lorsqu'on n'y prenait garde.

Elle peut enfin persister indéfiniment, et la malade de de Cérenville, aussi bien que celle de Djouritch qui eurent d'ailleurs toutes deux plusieurs crises pareilles, finirent par garder un bras gauche dont la motilité était très compromise, avec contractures, tremblements et atrophie chez la première, simplement atrophie chez la seconde. Ces désordres moteurs s'accompagnèrent du reste pour celle-là d'un affaiblissement de l'intelligence tel que de Cérenville est tenté de croire à l'existence

---

[1] On pourrait également y joindre le cas de Lacaze (voir paragraphe suivant) que nous en rapprocherions très volontiers. Cela ferait alors 11 hémiplégies croisées sur 18 cas, soit 61 %.

d'altérations matérielles secondaires des centres nerveux. Détail curieux, chacune des attaques était suivie d'hémorrhagies venant de la plèvre.

La guérison peut donc être incomplète, mais elle paraît habituelle, et sur ces cinq cas, jamais la mort n'a été notée.

B. FORME HÉMIPLÉGIQUE, SANS SYNCOPE, AVEC TROUBLES DE MOTILITÉ RAPIDES. — Cette deuxième variété repose sur quelques faits dont deux particulièrement curieux et qui ne sont pas d'ailleurs exactement superposables.

L'un est le cas de Leudet, que nous aurions grande tendance à faire passer dans le paragraphe précédent si les phénomènes syncopaux avaient été plus prononcés, car nous y trouvons les mêmes attaques répétées, la même hémiplégie, croisée, fugitive, disparaissant après quelques heures, le tout provoqué par une manœuvre insignifiante (changement de drain) ou par des lavages pleuraux, suivie de guérison définitive, après trois crises pareilles.

L'autre est plus difficile à classer. C'est celui de Letulle (obs. XX de Jeanselme). Il s'agit d'un homme de 28 ans, atteint de pyopneumothorax gauche, chez lequel on constata, sans troubles sensoriels, sans ictus, une hyperesthésie et une hémiparésie gauches, celle-ci vérifiée au dynamomètre, qui, toutes deux, disparaissaient ou s'amendaient après chacune des trois ponctions qui furent pratiquées, et reparaissaient dans l'intervalle, à mesure que l'épanchement se reproduisait. Elles semblaient donc liées à la tension du liquide pleural. Le malade mourut.

À ces deux cas, il faut joindre les quatre faits personnellement recueillis par Jeanselme et publiés par lui dans son article sur « l'hystérie pleurale ». Ce rapprochement s'impose d'autant que Jeanselme lui-même, à la suite de ses quatre observations, range dans le même groupe celle de Letulle que nous venons de résumer. Tous feraient pour lui partie de ces « petits accidents nerveux » déjà signalés par Gubler et qu'il faudrait, par leur bénignité et leur origine, opposer « aux grands accidents convulsifs ». Ils se caractériseraient par des troubles sensitifs : hyperesthésie du thorax, engourdissement, anesthésie du membre supérieur ou des deux membres du côté de l'épanchement, avec ou sans modification des sensibilités spéciales ; et par des troubles moteurs : paralysie plus ou moins prononcée du membre supérieur et parfois aussi du membre inférieur correspondant, pouvant aussi revêtir le type paraplégique avec phénomènes oculaires et vésicaux, mais sans troubles vaso-moteurs ni throphiques. On a cependant noté une fois les développements d'une eschare sacrée.

De par la superposition exacte de l'anesthésie et de la paralysie revêtant toutes deux le type mono ou hémiplégique, de par leur aspect bizarre et fugace, de par les troubles sensoriels (amblyopie, rétrécissement du champ visuel) et les stigmates de nervosité qu'il a toujours relevés, Jeanselme n'hésite pas à ranger ces cas parmi les faits d'hystérie symptomatique, d'hystéro-traumatisme interne sur lesquels Potain attirait récemment l'attention.

Cette hystérie revêtirait une modalité clinique spéciale : absence de crises convulsives, hyperalgésie profonde du tronc et parfois des membres associée à de l'anesthésie superficielle et à de la paralysie.

Nous allons revenir sur cette très intéressante opinion.

C. Forme hémiplégique, sans syncope, avec troubles de motilité lents. — Dans cette troisième et dernière variété, bien proche de la précédente, se rangent « les troubles de motilité lentement développés du côté de l'empyème » constituant le deuxième groupe de Bouveret, et nous y rangeons les mêmes observations de Weill et de Lépine (obs. XXI, XLIV et XLV de Jeanselme) auxquelles nous ajouterons un cas personnel qui semble s'y rapporter.

Ici les troubles moteurs, sensitifs et trophiques, s'établissent sournoisement sans début marqué. Il y eut cependant un léger engourdissement avec douleur dans un cas de Lépine, mais qui disparut promptement. Et c'est dans les jours suivants qu'apparaissent peu à peu un affaiblissement parétique progressif, accompagné d'atrophies musculaires, d'hyperesthésie localisée (Weill), d'irradiations douloureuses (Lépine), de mouvements incoordonnés ou choréiformes (Weill), d'œdème, de sueurs plus abondantes, d'état écailleux de la peau (Lépine).

Dans ces trois faits, les troubles sont, détail intéressant, exactement limités au côté du corps correspondant à l'empyème. La guérison de ces troubles nerveux est notée une fois (Lépine).

Nous rapprocherons volontiers de ces observations celle d'un jeune soldat, opéré de pleurotomie pour empyème droit, et que nous avons eu l'occasion de voir au sortir de l'hôpital, après guérison de sa pleurésie. Il se plaignait d'une faiblesse extrême des membres du côté droit, du supérieur surtout, que nous constatâmes très nettement au serrer des mains, sans que malheureusement nous l'ayons mesurée au dynamomètre. Cette hémiparésie s'accompagnait d'un léger tremblement et d'une maladresse assez grande pour que le malade ne pût continuer son métier de tailleur régimentaire. La sensibilité était intacte et il n'y avait pas d'atrophies. Ce cas présente avec les autres plus d'une analogie : début insidieux et tardif, hémiparésie homonyme par rapport à la lésion pleurale, légère incoordination motrice comme dans le fait de Weill. Le malade était un nerveux, rêvant la nuit, qui fut atteint pendant plusieurs jours de bâillements incessants, subintrants pour ainsi dire, qu'il ne pouvait réprimer devant ses chefs, qui persistaient la nuit au dire de ses camarades de chambrée : et bien qu'un examen détaillé n'ait révélé chez lui d'autre signe somatique qu'une anesthésie pharyngée, nous croyons, toute hypothèse de simulation écartée, que l'hystérie n'est pas sans avoir joué un rôle en l'espèce. Nous y reviendrons plus loin.

A côté de ces accidents nerveux proprement dits, nous devons placer trois faits curieux à plus d'un titre.

Le premier a été communiqué à la Société médicale des hôpitaux par Mabille et Lallemand [1]. Il s'agit d'un homme de trentequatre ans, issu de parents alcooliques, atteint depuis le 26 mai 1888 d'une pleurésie séreuse gauche devenue purulente en juin 1889 après huit ponctions et compliquée d'une fistule. En janvier 1890, apparaissent les premiers troubles mentaux, bientôt assez prononcés pour nécessiter l'internement dans un asile.

---

[1] Mabille et Lallemand, Soc. méd. des hôpit., 30 mai 1890, p. 484.

En avril 1890, on fit tardivement une pleurotomie postérieure dans le huitième espace, et en même temps le siphonnage avec l'appareil de Potain d'une poche purulente développée sur le côté antérieur du thorax. Le 23 mai 1890, le malade était guéri de sa pleurésie, tandis que parallèlement, l'aliénation mentale concomitante s'améliorait de telle façon que les auteurs en espéraient la complète guérison.

Un deuxième fait, absolument analogue au précédent, a été rapporté par Bayard Holmes[1]. Il s'agit également d'un homme atteint d'aliénation mentale au cours d'un empyème qui guérit simultanément de sa tête et de sa plèvre. Pour Holmes, de tels cas ne seraient pas exceptionnels.

Le troisième, un peu différent, a été observé par Bates[2] qui vit, au cours d'une pleurésie aiguë chez une fillette de douze ans, éclater brusquement un accès de manie qui guérit avec la pleurésie elle-même. La température, prise plusieurs fois, resta toujours normale, de sorte qu'on ne peut songer à invoquer un délire fébrile ou des complications méningitiques, inadmissibles d'ailleurs, étant donnés le tableau clinique et les caractères bien nets des troubles mentaux.

Mabille et Lallemand invoquent dans leur cas la déchéance organique profonde causée chez leur malade par une suppuration prolongée, et cette raison pourrait être acceptée d'après ce que l'on sait sur l'étiologie générale des troubles mentaux. La même explication s'applique au fait de Bayard Holmes, mais l'observation de Bates ne peut la recevoir. Faut-il alors songer à des phénomènes vaso-moteurs hémisphériques, d'origine pleurale réflexe, produits par l'intermédiaire des centres bulbaires ? Nous posons à peine la question.

II. Pathogénie.

Est-il possible, par une synthèse raisonnée, d'extraire des

[1] Bayard Holmes, *Journ. of the americ. med. association*, 4 avril 1891, p. 517.
[2] Bates, *The Lancet*, 30 mars 1895, t. I, p. 815.

observations précédentes quelques notions étiologiques et pathogéniques générales ?

Les premières banales, pure constatation des conditions d'âge, de sexe et d'occasions, sont sans grand intérêt. Elles ont trait beaucoup plus aux causes de l'empyème lui-même qu'à celles des accidents nerveux.

C'est ainsi que le sexe masculin et l'âge moyen entre 20 et 30 ans sont habituellement notés. Une remarque cependant, c'est que sur les 86 observations que nous avons réunies, on rencontre cinq enfants seulement, âgés de 2 ans 1 2, 5 ans (Négrié), 7 ans (Bergeron), 8 ans 1/2 (Roger) et 11 ans (Von Busch). Ce détail n'est peut-être pas sans intérêt.

Les accidents peuvent, nous l'avons dit, éclater au cours d'une pleurésie séreuse et en dehors de toute intervention. Cette « épilepsie thoracique spontanée » dont Gubler et Delasiauve (cités par Jeanselme) ont rapporté quelques exemples empruntés à Galien, Boerhaave, Hoffman, Boquillon, Van Swieten et Tissot, a cependant besoin d'être confirmée. L'observation de Talamon et peut-être celle de Pasquale, dans laquelle les crises se renouvelèrent le lendemain sans provocation nouvelle pourraient en apparence se rapprocher des faits de Gubler et Delasiauve, mais en apparence seulement, car ceux-ci sont très probablement d'origine hystérique.

C'est presque toujours au cours d'une intervention, c'est-à-dire d'une excitation de l'espace intercostal et de la plèvre, que surviennent les crises : ponction, incision, insufflation d'air dans la cavité, exploration de l'empyème, manœuvres de drainage, lavage surtout. Le cas de Letulle, où les ponctions faisaient au contraire disparaître les accidents, semble au premier abord paradoxal. Cependant si l'on songe que la présence du liquide à haute tension pouvait irriter la plèvre, on comprendra que la soustraction de ce même liquide ait pu amener une détente dans les phénomènes nerveux. D'ailleurs, ce fait, nous l'avons vu, mérite d'être rangé à part et présente un intérêt particulier au point de vue pathogénique.

On a souvent invoqué la distension pleurale causée par une

injection trop brusque ou trop abondante. Nombre d'observations signalent ce fait que les accidents semblent plus fréquents à une période éloignée déjà de la pleurotomie, alors que l'incision pleurale s'est rétrécie autour des drains, ne laisse plus aux liquides injectés qu'une issue insuffisante, et favorise ainsi la distension de la cavité; cette distension est des plus nettes dans le cas de Lamandé où l'on injecta involontairement de l'air sous pression dans la plèvre.

Cette remarque, dont il faut d'ailleurs tenir grand compte dans la pratique des lavages, ne peut s'appliquer à tous les cas, car les accidents ont souvent éclaté en dehors de toute irrigation, avant même que la plèvre ne fût ouverte ou évacuée (il est vrai que l'on pourrait alors invoquer l'excès de tension de l'épanchement lui-même).

Mais, d'autre part, il est des malades affectés de plusieurs attaques successives, chez lesquels le médecin dûment averti a usé par la suite d'extrêmes précautions dans les lavages ultérieurs, sans pouvoir éviter le retour des accidents. Enfin tel qui avait subi plusieurs lavages sans incidents est brusquement pris un jour dans des conditions en apparence pareilles.

Aussi dirions-nous volontiers ici qu'il n'est pas de lavages irritants mais des plèvres irritables, et nous reviendrons sur ce point.

Stephen Paget a vu un de ses malades mourir brusquement à la suite d'une injection froide. On aura soin d'éviter cet inconvénient.

Quelles théories pathogéniques ont été proposées ? Elles se peuvent ranger en 3 groupes : toxiques, mécaniques, dynamiques.

1° **Théories toxiques.** — A. Sur la *théorie toxique* de Ropert[1], nous serons brefs. Celui-ci a noté une forte odeur alcoolique dans l'écume et l'haleine d'un de ses malades soumis à des injections intrapleurales d'iode et d'alcool ; aussi serait-il tenté d'attribuer les accidents nerveux à un empoisonnement

---

[1] Ropert, de Rochefort. Thèse de Paris, 1881 *l. c.*

aigu par absorption pleurale des liquides antiseptiques injectés. Mais les symptômes diffèrent par leur nature de ceux que produisent en d'autres circonstances les mêmes substances employées, et les crises nerveuses surviennent trop souvent en dehors de tout lavage ou trop près des lavages, pour que ceux-ci aient le temps d'agir.

B. *La théorie urémique* d'ordre à peu près pareil, devait naturellement se présenter à l'esprit pour expliquer les formes convulsives, si proches par leur aspect de l'éclampsie urémique. Et c'est en effet à elles et à elles seules d'abord qu'elle a été appliquée — car elle ne semblait pouvoir entrer en ligne dans les formes paralytiques — c'était même un des principaux arguments invoqués par ses adversaires.

Depuis on a décrit et confirmé [1] l'existence de paralysies urémiques précédées ou non d'accidents convulsifs, complètes et durables en certains cas, plus souvent incomplètes, variables, mobiles et transitoires, mono ou hémiplégiques, et qui rappellent ainsi de très près les accidents nerveux que nous avons décrits.

Mais un argument reste indéniable, c'est que dans tous les cas où on a recherché l'albumine, elle a fait constamment défaut, sauf dans ceux de Desplats et de Djouritch ; dans ce dernier d'ailleurs la teneur ne dépassait pas 0,25 centigrammes.

Martin [2] a vu chez un enfant de 8 mois et au dix-huitième jour de la pleurotomie, éclater des accidents convulsifs suivis de guérison, d'origine franchement urémique, mais le malade relevait de scarlatine, et ce fait expliquait à la fois albumine et accidents.

C. *La toxi-infection*, d'origine pleurale par résorption des produits septiques, avait été soulevée par Jeanselme en 1892, à titre de simple hypothèse.

Talamon, en 1893, est revenu sur ce point. S'appuyant sur l'apparition tardive et quasi spontanée des accidents trois jours après une thoracentèse pour pleurésie fibrino-séreuse métapneu-

---

[1] BOSNE. *Revue de médecine*, 1892, p. 1008.

[2] MARTIN. *Revue médicale de la Suisse Romande*, 1892. *l. c.* Observ. 1.

monique avec reprise mortelle des crises convulsives au vingt et unième jour, sans provocation nouvelle d'aucune sorte, se fondant sur l'aspect d'éclampsie toxique identique à l'éclampsie puerpérale offert par son malade, il admet que cette « éclampsie pleurale spontanée » relève d'une pneumotoxine élaborée par les pneumocoques dans la cavité pleurale et brusquement résorbée à ce niveau. Il fait remarquer en outre que, sur les huit observations rapportées par Aubouin dans sa thèse, sept ont trait à des pleurésies métapneumoniques, ce qui semble devoir confirmer son opinion.

Aux faits d'Aubouin, nous pourrions en ajouter d'autres. Quoi d'étonnant à cela d'ailleurs, puisque nous savons combien l'emportent en nombre les empyèmes dits métapneumoniques. Mais nous savons aussi qu'empyème métapneumonique ne veut pas dire épanchement à pneumocoques (Netter-Laveran) et ce fait est à retenir ; il est pourtant secondaire, car d'autres toxines pleurales sont possibles et probables.

Un point nous frappe davantage. C'est l'importance quasi nulle que la théorie de la toxi-infection ainsi présentée accorde à l'action physique des lavages ou des manœuvres subis par la plèvre et pourtant cette influence semble indéniable en bien des cas où les centres nerveux répondent immédiatement aux excitations de la séreuse avec une précision mathématique et seulement à l'occasion de ces excitations. Telle observation de Négrié montre par exemple que les accidents provoqués par une canule à demeure disparaissent brusquement aussitôt que cette canule est retirée. Telle autre, qu'ils éclatent justement après l'introduction d'un drain, après l'insufflation dans la plèvre d'air chaud mélangé à des vapeurs d'eucalyptus (Fisher), après simple attouchement du trajet (Archawski). Ces faits, nous les avons déjà montrés, et ces réflexions s'appliquent à toutes les théories dites toxiques.

Aussi pensons nous que s'il faut peut-être accorder à la toxi-infection un rôle préparatoire sur lequel nous reviendrons plus loin, il ne convient pas au moins encore de l'accepter à titre exclusif.

2° Théories mécaniques. — A. *La théorie cardiaque* d'Aubouin[1], fondée sur la présence constatée aux autopsies d'altérations endo-myo-péricardiaques, expliquerait aisément par syncope cardiaque les formes sidérantes avec ou sans mort subite. Mais elle ne saurait s'étendre aux formes convulsives et surtout aux accidents hémiplégiques, sans se confondre avec la suivante.

B. *La théorie de l'embolie* a été soutenue par Walcker, Vallin, de Valicourt[2] et Von Dusch[3]. Elle repose sur quelques faits bien établis (Vallin, Laveran, Potain) auxquels nous avons joint l'observation d'Haushalter.

Mais ces mêmes lésions d'oblitération vasculaire ne purent être retrouvées, malgré un très minutieux examen, dans les cas de Raynaud, Cayley, Legroux, Goolhart, Strauss, Trousseau, Ropert, Rendu, de Cérenville, Fraenkel, Jeanselme, Lorey et dans un deuxième cas de Vallin. Dans toutes ces observations, l'absence d'embolies et d'altérations cérébro-bulbaires est expressément notée. Von Dusch, partisan de la théorie, trouva quelques thrombus dans les ramifications de l'artère pulmonaire droite; or, l'empyème siégeait à gauche et l'on s'explique difficilement l'influence à distance du lavage de la plèvre gauche sur l'artère pulmonaire droite; il ne put d'ailleurs découvrir dans le cerveau que de légères hémorrhagies punctiformes. De sorte qu'à tout prendre, pour quatre faits positifs où l'embolus a été reconnu, nous en avons quatorze où il a fait défaut, ce qui est une première objection sérieuse.

Ajoutons de suite qu'en ces quatorze cas, on n'a jamais constaté de lésions anatomiques certaines. Bouveret reconnaît volontiers que la congestion pulmonaire, les taches ecchymotiques sous-pleurales, la congestion des méninges, l'état sablé du cerveau, sont altérations banales que la mort par convulsions explique facilement, sans qu'inversement elles puissent expliquer celle-ci.

---

[1] Aubouin. Thèse de Paris. 1878 (*l. c.*).
[2] De Valicourt. Thèse de Paris, 1875 (*l. c.*).
[3] Von Dusch. *Berliner Klin. Woch.*, 1879. Cité par Bouveret.

Disons encore que les observations auxquelles la théorie embolique est applicable après vérification, ont toutes contrasté absolument par la fixité, la permanence de leur physionomie clinique avec les accidents nerveux proprement dits que nous avons vus essentiellement multiples, complexes et changeants.

De sorte que si la réalité de ce processus vasculaire ne peut être mise en doute dans un nombre très restreint de faits spéciaux, on ne saurait l'étendre et le grandir jusqu'à lui donner un rôle pathogénique prépondérant.

Comment expliquer d'ailleurs qu'une lésion anatomique grave comme l'embolie puisse si vite disparaître et si souvent se renouveler que des malades aient vu leurs symptômes paralytiques s'amender en quelques minutes ou quelques heures, se reproduire jusqu'à trois, quatre, cinq fois et plus, sans laisser de traces sérieuses !

Cette mobilité, cette fugacité, cette répétition des accidents plaident contre des troubles anatomiques, en faveur d'une théorie dynamique que nous allons examiner.

3° **Théorie dynamique.** — *Théorie de l'acte réflexe.* — On y devait naturellement songer, tellement paraît simple, logique et continue la chaîne qui relie l'excitation pleurale centripète aux centres cérébro-bulbaires, lesquels réagissent sous formes diverses suivant la nature, l'intensité de l'excitation, et surtout suivant ce que l'on pourrait nommer : « la personnalité nerveuse » de l'individu.

A chaque excitation pleurale, une crise de réaction centrale et la multiplicité des attaques se trouve expliquée. L'excitation éteinte, les phénomènes réactifs s'apaisent et voici légitimé le caractère transitoire et mobile des accidents. Cette excitation est-elle suffisante, et ses effets persisteront.

Les formes convulsives se rapporteraient à l'irritation des centres ; les formes syncopales et paralytiques à des phénomènes d'inhibition, sans qu'il soit besoin d'invoquer plus expressément la congestion ou surtout l'anémie réflexe de la moelle, du bulbe ou du cerveau, qui n'ont jamais été indiscutablement constatées.

Les faits sont nombreux en physiologie qui viennent à l'appui de cette théorie réflexe; ils sont connus de tous. En pathologie, ils ne font pas défaut. Nous citons plus bas un cas personnel de syncope mortelle évidemment d'ordre réflexe. Nous rapporterons aussi l'observation curieuse, unique jusqu'ici, de Boursier et Loumeau[1]: au cours d'une injection iodée dans une vaginale atteinte d'hydrocèle, apparurent brusquement chez leur malade, sans syncope ni convulsions, des douleurs lombaires ascendantes vives, des crampes dans l'avant-bras du côté droit près du côté gauche, simulant une double griffe cubitale; enfin, des contractures dans les muscles innervés par le médian et le grand hypoglosse. Tous ces phénomènes se dissipèrent cinquante-trois minutes après leur début.

Quelles seraient les voies de conduction et les centres de réflexion? Goodhart a pensé au pneumogastrique; Raynaud, Treilhes et Rendu, au phrénique. Pour Rendu toute la région innervée par celui-ci, c'est-à-dire toute la région diaphragmatique serait douée d'une exquise sensibilité, et deviendrait très facilement le point de départ de réflexes terribles (Jeanselme). Un fait, dont nous avons été témoin, nous conduirait à être de cet avis: un malade, atteint d'un kyste hydatique supérieur du foie, mourut brusquement de syncope au moment où on faisait un lavage dans la poche marsupialisée et fixée à la paroi. Les conditions étaient ici parfaitement analogues et confirment, avec l'hypothèse de l'acte réflexe, la voie centripète par le phrénique, le grand sympathique et le pneumogastrique surtout.

Laborde[2] à propos de la mort subite dans la pleurésie, a, par des expériences intéressantes, confirmé lui-même ces données. Chez l'animal, l'excitation vive d'un nerf intercostal suffit à provoquer, par inhibition, l'arrêt brusque du cœur et même de la respiration[3]. L'inflammation du feuillet pariétal de la plèvre se propagerait jusqu'aux filets des nerfs intercostaux, d'où névrite, signalée déjà par Peter, qui augmenterait d'autant les causes d'excitation.

---

[1] Boursier et Loumeau. Journ. de méd. de Bordeaux, 1885-86, n° 17, p. 276.
[2] Laborde. Bull. Acad. de médecine, 15 mai 1892, p. 709 (l. c.).
[3] Laborde. Bull. de la Société anatomique, 1878-79.

Ces filets intercostaux sont en rapport à leur origine avec la portion thoracique du grand sympathique et par suite avec le plexus cardio-pulmonaire, ce qui pourrait expliquer l'intervention de ce dernier dans le mécanisme suspensif d'inhibition dont les nerfs intercostaux peuvent être le point de départ.

Ce rôle des filets intercostaux nous expliquerait les morts subites par incision des parties molles, avant ouverture de la plèvre, tels les cas de Raynaud et de Stephen Paget que nous avons rapportés.

D'autre part la surface thoracique du diaphragme et surtout le centre phrénique possèdent également, pour Laborde comme pour Rendu, des filets centripètes sensitifs et Peter fait aussi jouer un rôle au plexus pulmonaire postérieur.

Nerfs intercostaux, plexus cardio-pulmonaire, nerfs du centre phrénique, sans compter aussi les terminaisons nerveuses spéciales de la plèvre, péremptoirement démontrées aujourd'hui, constitueraient autant de foyers possibles d'excitation, aptes à nous expliquer les modalités étiologiques des accidents.

Le pneumogastrique et le grand sympathique joueraient avec les nerfs intercostaux le principal rôle, sans qu'il soit, avec Rendu et Peter, nécessaire d'invoquer le phrénique. Laborde fait observer à ce propos que le phrénique est un nerf essentiellement moteur, centrifuge, capable simplement de réagir à une excitation centrale, sous forme de paralysie ou de tétanisation du diaphragme. Mais Pannizza et Schreiber ont, en 1883, démontré dans le phrénique l'existence de filets sensibles centripètes. Il est vrai qu'en même temps, Cybulski et Aurep notaient que l'excitation de ces filets sensitifs, au lieu de fréner et de syncoper le cœur, accéléraient au contraire ses mouvements, de sorte qu'en fin de compte, il faut en revenir au grand sympathique et à la dixième paire.

Quant au centre lui-même du réflexe, tout porte à croire qu'il faut le placer dans la région bulbo-protubérantielle. Les phénomènes syncopaux, cardio-pulmonaires, les crises convulsives, les troubles vaso-moteurs, les troubles visuels, la paralysie alterne reçoivent ainsi et seulement ainsi l'explication de leur coexistence. L'observation de Boursier et Loumeau où le grand hypoglosse fut pris, les expériences de Gilbert et Roger[1], qui virent sur le chien des troubles réflexes d'origine pleurale se continuer après suppression physiologique du cerveau et du cervelet, viennent encore à l'appui de cette localisation. Mais il ne faut pas oublier qu'aux désordres moteurs se joignent souvent des troubles de l'idéation et du langage : délire, aphasie qui nécessitent l'intervention des hémisphères.

Camus, dans sa thèse, se montre partisan de la théorie réflexe. Lamandé, dans la sienne, a essayé d'étayer cette même théorie sur de nouvelles preuves expérimentales. Il a, sur des lapins et des cobayes, injecté dans la plèvre soit de l'air soit des liquides irritants : teinture d'iode, nitrate d'argent. Tous ses animaux sont morts après avoir présenté des phénomènes convulsifs semblables à ceux que nous avons notés au paragraphe de l'éclampsie pleurétique.

Les irritations pleurales paraissent donc jouer un rôle indubitable, qu'il faut tenir en sérieuse considération.

Mais suffisent-elles à expliquer tous les cas ? et ne peut-on aller plus loin dans cette voie pathogénique si pleine de suppositions et d'inconnues ?

Nous pensons que oui, et l'on peut sans soulever d'absurde hypothèse, placer à l'origine même des accidents une cause première, variable avec les faits et qui en expliquerait la marche différente.

Nous passerons rapidement sur l'existence admise par quelques auteurs d'un mal comitial endormi, d'une épilepsie larvée qu'éveillerait l'excitation pleurale, par une sorte d' « épilepso-traumatisme ». Aussi bien cette opinion ne repose-t-elle que sur des suppositions pures et se voit-elle combattue par le fait de Vergely[2] qui put, sans aucune alerte, opérer de l'empyème un épileptique.

Restent deux autres modes pathogéniques que nous avons

---

[1] Gilbert et Roger. *Revue de médecine*, 10 décembre 1891.
[2] Cité par Camus. Thèse de Bordeaux, 1893 *l. c.*.

examinés déjà : l'hystéro-traumatisme et la toxi-infection, le premier soulevé avec talent par Rendu et défendu par Jeanselme en quelques cas, le deuxième que ce dernier auteur avait mentionné et que Talamon a repris après lui.

Or tous deux semblent respectivement applicables à deux catégories de faits assez distinctes. Si l'on considère, en effet, la gravité et la marche des formes diverses que nous avons décrites, on s'aperçoit que de très-sensibles différences les séparent. La mortalité, de 76 °/₀ dans la forme syncopale pure, descend à 33,3 °/. dans la forme syncopo-convulsive, remonte à 45 °/₀ dans la forme convulsive pure pour tomber brusquement à 22,8 °/₀ dans la forme convulso-hémiplégique et à 0 dans la forme hémiplégique proprement dite, car le malade de Letulle ne paraît pas avoir succombé aux accidents nerveux eux-mêmes. Il y a donc entre les variétés syncopo-convulsives d'une part et la variété hémiplégique une telle différence dans le pronostic qu'il paraît raisonnable de les rapporter à des causes distinctes et qu'il faut admettre la division de Jeanselme en *grands* et *petits* accidents.

Les premiers, comme les seconds, relèvent directement d'un réflexe pleural mais en leur cas subordonné peut-être à une toxi-infection préalable qui, en augmentant l'excitabilité bulbaire, favoriseraient leur éclosion. L'expérimentation pourra sans doute un jour éclaircir ce côté du problème.

Les seconds seraient le domaine de l'hystéro-traumatisme, qui expliquerait aisément les paralysies transitoires avec convulsions légères et même les impotences durables, car on sait la ténacité de certaines paralysies hystériques qui simulent des lésions organiques.

Mais cet hystéro-traumatisme expliquerait plus difficilement les faits très rares d'ailleurs où se sont montrés des troubles trophiques secondaires. Peut-être faut-il accorder ces faits aux partisans de l'embolie cérébrale. L'observation d'Haushalter ferait partie et preuve de ce groupe restreint.

Aussi bien, et pour terminer, devons-nous avouer que notre opinion est surtout faite d'hypothèses comme celles de nos devanciers et reconnaissons-nous humblement notre impuissance actuelle à fournir de tous les phénomènes une explication juste et surtout justifiée.

III. TRAITEMENT ET PROPHYLAXIE.

De notre longue étude, résulte malheureusement l'inefficacité habituelle des moyens préventifs ou curatifs.

Éviter toutes manœuvres intempestives sur la plèvre, et lorsqu'elles sont nécessaires, les pratiquer avec d'infinies précautions, — s'abstenir en particulier, et le plus possible, des lavages toujours dangereux, rarement efficaces, — voilà pour la prophylaxie.

Lorsque les accidents éclatent, on essaiera la flagellation, la faradisation, et en particulier celle du nerf laryngé supérieur, les tractions de la langue à la façon de Laborde, les frictions et excitants divers dans les formes syncopales; — les calmants, chloroforme et chloral, la saignée peut-être, dans les formes convulsives; — l'électricité, le massage et peut-être les aimants et la suggestion dans les formes paralytiques durables.

LIVRE TROISIÈME

RÉSULTATS ET INDICATIONS OPÉRATOIRES

Indications générales. — Faut-il intervenir en cas d'empyème ?

La réponse ne saurait être douteuse. Sans insister plus qu'il ne convient ou plus qu'il n'est besoin sur les troubles mécaniques cardio-respiratoires, sur les phénomènes infectieux, sur leur retentissement général (fièvre, troubles digestifs, cachexie, dégénérescence amyloïde, etc.), il est permis de dire avec Bouveret que l'empyème, abandonné à l'évolution spontanée, est une maladie de la plus haute gravité, qui, tôt ou tard, se termine par la mort et que, au triple point de vue de la plèvre, du poumon et du malade, il faut intervenir sans tarder.

On a pu citer quelques cas exceptionnels où la guérison est survenue naturellement et Foltanek [1], après d'autres, fait remarquer qu'une collection pleurale purulente peut disparaître de trois façons : résorption, vomique ou fistulisation externe.

a) Moutard-Martin, Baëlz ont pu citer chacun un cas d'empyème chez l'adulte, vérifié par une ponction exploratrice et guéri par résorption spontanée ; Netter [2] a également rapporté une cure semblable chez un homme atteint de pleurésie purulente à streptocoques, à la suite de fausse route par cathétérisme pour stricture œsophagienne.

Chez l'enfant, ces faits de résorption seraient peut-être moins rares, à cause de la prédominance à cet âge des empyèmes

---

[1] FOLTANEK. *Jahrb. für Kinderh.*, Bd XXXI, p. 3.
[2] NETTER. *Soc. méd. des hôpit.*, 16 mai 1890, p. 311 (*l. c.*).

pneumococciques. Morison[1] a cité deux faits à peu près analogues chez des enfants au-dessous de 10 ans, dont les parents avaient refusé l'intervention ; le premier guérit lentement après accidents généraux multiples, sans vomique, sans fistule cutanée ; le second ne présenta à l'incision tardivement acceptée qu'un pus épais, très peu abondant, presque solidifié, et Morison ne doute pas qu'en ce cas, l'absorption ne se fût complètement terminée, si on lui en avait donné le temps.

Desplats[2] a rapporté deux cas où les ponctions ultérieures restèrent infructueuses alors qu'une première avait démontré l'existence du pus ; il estime aussi la résorption fréquente dans les empyèmes métapneumoniques.

Israël, Doerfler, Carmichaël (cités par Netter) en auraient observé un exemple.

b). Moins rarement peut-être les vomiques ont pu amener une cure complète et, dans les pleurésies à pneumocoques, cette évacuation par les bronches, relativement fréquente (26,2 %, Netter), suffirait 11 fois sur 100 pour amener la guérison.

c). Très exceptionnellement enfin, l'issue du pus au dehors par fistulisation spontanée pourrait être suivie de guérison définitive. Morison en a cité un cas chez un enfant de 10 ans, qui échappa à une pleurésie purulente compliquée de quatre fistules pleuro-cutanées et finit par guérir très lentement avec un poumon collapsé.

Mais tous ces faits sont trop rares pour en tenir compte. S'il est vrai que la vomique, le plus favorable et le plus fréquent de ces trois mécanismes, puisse parfois avoir d'heureux résultats, bien plus souvent elle se termine mal. Laveran[3] sur trois cas de vomique a vu un malade mourir et les deux autres garder leur pleurésie ; Holst[4] sur trois, a eu trois morts, et Comby[5], Antony[6] ont montré par des observations que nous pourrions

1 MORISON. Edinb. medic. Journ., 1889 l. c..
2 DESPLATS. Journ. des sc. méd.-chirurg. de Lille, 1886, n° 7. p. 115.
3 LAVERAN. Soc. méd. des hôpit... 23 mai 1890, p. 177 l. c..
4 HOLST. Norsk Magazin, 1892. p. 15 l. c..
5.6 Soc. méd. des hôpitaux, 1890 l. c..

multiplier aisément combien il fallait peu compter sur ce processus curateur.

Que dire alors des deux autres plus exceptionnels encore et dont il serait peut-être impossible de rassembler une dizaine de cas heureux, et encore heureux à moitié, car si les malades échappent à la mort, ils payent leur guérison par de longues souffrances et par des lésions irrémédiables de leur poumon collapsé ou de leur thorax déformé.

L'expectation, avec ses dangers énormes immédiats et tardifs, ne fournit jamais que des guérisons incomplètes, plus rares encore chez l'adulte que chez l'enfant, et la mort est presque fatalement réservée aux malheureux soustraits à l'intervention.

Les chiffres sont là d'ailleurs pour le prouver :

```
West  a rassemblé..  11 cas non traités..  avec 11 morts.
Israel a recueilli.....  19 cas............. ..  avec 17     »
         Soit...........  30 cas .............  avec 28 décès, c.-à-d. 93.3 °/₀.
```

tandis que par les interventions diverses, dont nous connaissons déjà le manuel, la mortalité brute ne dépasse pas 25 °/₀, dans la plus mauvaise statistique de la pire méthode :

```
Schmidt.....  sur  6 cas accuse une mortalité de....  13.6
Falkenstein..  sur 18      »          »       ....  11
Hofmokl.. .  sur 18      »          »       ....  16.6
Schäll ......  sur 14      »          »       ....  14.3
Robertson...  sur 13      »          »       ....  15.4
Simmonds...  sur 12      »          »       ....  16.6
Szenker.....  sur  7      »          »       ....  0
Schwartz....  sur  8      »          »       ....  16.6
```

pour ne parler que de statistiques déjà un peu vieilles, et les mêmes résultats se retrouvent meilleurs dans celles que nous citerons plus loin. Disons simplement que, les empyèmes chroniques mis de côté, nous avons sur 1513 cas de pleurésies purulentes traitées par la pleurotomie relevé une mortalité de 15.6° , par l'incision simple et de 14,8 par la résection primitive ; que Schede sur 664 résections a eu une léthalité moyenne oscillant de 7,9 ° , à 13,5 °/₀ pour les cas simples, ne dépassant pas 16 ° , pour les mauvais cas.

On peut donc conclure que si l'abstention donne 93,3°, de mortalité, l'intervention en fournit 16 %, au maximum.

Nul doute ne saurait persister : il faut agir.

Non seulement il faut agir, mais agir sans attendre. Nous verrons plus loin quels résultats meilleurs donnent les interventions précoces comme nombre et rapidité de guérisons — et cela est trop logique, trop simple pour que nous y insistions davantage.

Il convient donc de courir au-devant du diagnostic, de saisir le mal dès son origine. Comme des ressources de la percussion, et de l'auscultation, des seuls moyens cliniques, il n'en est aucun qui ne puisse tromper, chez l'enfant surtout, il faut sans hésiter recourir à la ponction aspiratrice.

Et cependant quelques-uns hésitent encore et se montrent hostiles à cette ponction exploratrice. Ashurst, en Amérique ; en France, Verneuil, Hardy, Le Fort, à l'Académie de médecine en 1892, ont voulu la rendre responsable du nombre en apparence croissant des empyèmes.

Un mot suffit pour leur répondre : à la pyogénèse, il faut des germes nécessaires ; dans ces conditions, ou ces germes existaient déjà dans un épanchement macroscopiquement séreux, microscopiquement purulent et la ponction n'a rien à voir dans cette purulence ; ou ces germes sont apportés du dehors par un trocart malpropre, et la faute en est non pas au trocart, mais à l'opérateur. Il faut donc bien savoir que les ponctions les plus multipliées, si elles sont aseptiques, ne peuvent par elles-mêmes rendre purulent un épanchement qui ne l'est pas déjà. Et cela était à dire, en présence de l'autorité justement attachée d'ailleurs aux adversaires de la ponction.

De leurs arguments, Dieulafoy[1] a fait du reste brillamment justice. Il a montré que sur 180 thoracentèses faites à l'hôpital et sur 200 faites à la ville, jamais il n'avait observé de suppuration imputable à la ponction. Griffith[2], de son côté, sur

---

[1] DIEULAFOY. *Bull. de l'Acad. de méd.*, 1892, p. 188.
[2] GRIFFITH. *Medical Chronicle*, 1889, p. 111 *l. c.*.

200 aspirations pour pleurésie séreuse, n'a observé que deux purulences consécutives, chez un tuberculeux et un érysipélateux, ce qui les explique suffisamment.

Il faut donc pratiquer, sans tarder, la ponction exploratrice si précieuse à toutes fins du diagnostic.

Il faut aussi, autant que faire se pourra, soumettre le pus retiré à un examen bactériologique précis. Aujourd'hui la technique en est devenue trop connue, trop simple et trop rapide (deux jours. Netter) pour qu'on néglige ce complément d'information utile, quelle que soit l'importance thérapeutique réelle qui puisse en résulter.

Y a-t-il des contr'indications générales pour retarder ou empêcher l'intervention ? Non. Quels que soient l'état et l'âge du malade, elle est toujours nécessaire et profitable, si on sait la aux conditions particulières du sujet.

Reste à fixer cette intervention en son mode spécial. C'est ce que nous allons tenter.

Division. — Avec la multiplicité véritablement excessive des procédés opératoires, avec la question encore discutée des variétés bactériologiques de l'empyème au point de vue de l'intervention, l'étude des indications thérapeutiques dans les pleurésies purulentes a revêtu une telle complexité que ce chapitre risque d'être incomplet, confus ou semé de redites.

Ne faut-il pas encore tenir compte des renseignements tirés de l'âge ou des conditions anatomiques particulières de l'épanchement ?

Tous ces éléments que l'on doit mettre en valeur, chacun en sa place et mesure, rendent difficile l'adoption d'un plan convenable. Deux se présentent à l'esprit. L'un a pour pivot et objet principal les méthodes opératoires elles-mêmes et groupe autour de chacune d'elles les notions de nature ou de forme anatomique. L'autre repose essentiellement sur l'examen bactériologique et à chaque variété microbienne subordonne l'intervention thérapeutique.

Chacun d'eux a son utilité incontestable ; aussi envisagerons-nous la question sous ces deux aspects successifs.

Nous passerons d'abord en revue, dans l'ordre que nous avons adopté déjà, les procédés divers pour en étudier les résultats et les indications générales.

Nous reprendrons ensuite la classification bactériologique des empyèmes pour essayer de synthétiser les notions thérapeutiques actuelles qui ressortissent à chaque variété.

Nous envisagerons enfin les indications particulières d'ordre second, tirées de l'âge et des conditions anatomiques diverses (bilatéralité; enkystement; cloisonnement; vomiques; fistules, etc.).

Mais auparavant une simplification s'impose.

Au livre premier, nous avons décrit suivant leur importance relative les trop nombreux procédés opératoires appliqués à la cure des empyèmes. Nous voulions montrer par là dans son intégrité, leur origine et filiation naturelle. Aujourd'hui, nombre d'entr'eux sont trop abandonnés ou trop modifiés pour que nous les passions de nouveau en revue quant à leurs indications et résultats.

C'est ainsi que le drainage de Boinet et celui de Chassaignac, malgré la modification et les efforts de Michaël de Hambourg, sont complétement délaissés. Pareillement, le siphon de Potain a été abandonné par cet auteur lui-même; la méthode d'Aran-Baëlz est devenue celle de Juhel-Rénoy dont elle marquait l'ébauche; la trépanation costale de Reybard-Sédillot, morte en son premier mode, n'est plus aujourd'hui représentée que par le procédé de Rey, d'Alger.

Ces éliminations faites, nous allons reprendre l'étude des trois méthodes générales que nous avons déjà distinguées : la thoracentèse, le drainage aspiratif, la pleurotomie.

CHAPITRE PREMIER

La thoracentèse.

§ I. — Les ponctions simples.

Sur l'opportunité, l'utilité, la nécessité même d'une ou deux ponctions aspiratrices, soit pour l'exploration, soit pour l'évacuation d'un vaste épanchement, tout le monde est d'accord ; insister serait superflu.

La lutte commence lorsque de cette manœuvre, excellente en cas d'urgence pour parer à des accidents cardio pulmonaires imminents, on veut faire une méthode de choix, un procédé définitif ; lorsque, au lieu de simplement soulager, on prétend complètement guérir par les ponctions répétées.

Cette manière de faire a cependant trouvé des défenseurs en Trousseau, Legroux, Lereboullet, Bouchut et Desplats. Nous avons vu comment ce dernier écrivait en 1888, que fallût-il pour arriver au but... « ponctionner tous les jours et même deux fois par jour, il ne reculerait pas... ». Mais il est juste d'ajouter que l'antisepsie eût sans doute modifié les idées de Trousseau sur les dangers de la pleurotomie.

A l'étranger, Ashurst, au congrès de Washington de 1891, a soutenu la même cause ; West[1] prétend que cette méthode suffit habituellement dans les empyèmes infantiles et Loomis[2] assure également que les enfants guérissent, si l'on veut bien y mettre le temps et les ponctions, celles-ci variant de 10 à 120 ; retenons ce chiffre.

---

[1] West. *Acad. de médecine*, 5 avril 1892, p. 445.
[2] Loomis. *The Archives of Pediatrics*, 1890, p. 393.

Mais pour quelques partisans tous les jours plus clairsemés, que d'adversaires résolus !

Bouveret avait déjà vigoureusement combattu les ponctions répétées, montré avec preuves à l'appui leur inefficacité et leurs dangers. Après lui, Cautley, Chapman, Morison, Wightman, Morgan, C. Beck, Pitts, Glück, Holt, Mosler de Greifswald, S. Paget, Sturges, Batten, Comby, Laveran et Netter lui-même ont reconnu leur insuffisance ou lutté contre cette méthode que West Roosevelt va jusqu'à traiter de « pure folie ».

Pour apprécier un procédé thérapeutique en général, il convient d'examiner ses résultats (comme mortalité et comme rapidité des guérisons), ses avantages et ses inconvénients. Tel est le plan que nous allons suivre.

1° **Résultats**. -- Si des cas favorables aux ponctions répétées on défalque ceux dans lesquels une évacuation par une fistule bronchique ou cutanée est venue en aide au trocart, et ils sont nombreux pour Bouveret ; si l'on élimine également ceux où les ponctions se sont accompagnées tardivement d'une injection ou d'un lavage, ce qui est encore assez fréquent, les exemples de guérison deviennent bien rares.

Chez l'adulte, d'un aveu général, ils sont exceptionnels. Bouveret, des thèses d'Attimont et de Manny, des communications de Marotte, Bourlon, Hérard, Guénaud de Mussy, etc., a pu en extraire à grand peine une dizaine seulement ; encore ne sont-ils pas tous indiscutables.

Nous même avons colligé 30 cas avec 15 guérisons, 8 échecs et 7 morts. Nous ferons observer de suite avec quelle réserve il faut accueillir ce chiffre relativement élevé des guérisons. Si l'on a mis en vedette toutes les observations favorables, par cela même qu'elles étaient exceptionnelles, on a sans aucun doute passé sous silence le plus grand nombre des insuccès. A vrai dire, les ponctions n'ont-elles pas été tentées dans presque tous les cas d'empyème, avant de recourir à une intervention plus sérieuse ; et ne faudrait-il pas en bonne justice joindre à nos 30 observations la plus grosse part des cas de pleurotomie ? Alors pour la méthode la défaite serait une déroute.

Car, si dans notre petite statistique on ne doit pour cause attacher aucune valeur au pourcentage des guérisons, un fait en revanche ressort indéniable, c'est la fréquence avouée des échecs et des morts, 7 décès, soit 24 %, et 8 insuccès, soit 26 %, et ces chiffres sont pourtant bien au-dessous de la vérité réelle.

Je dois ajouter cependant que contrairement à l'opinion reçue Netter a pu grâce aux seules ponctions conduire à la guérison 17 empyèmes d'adultes.

Chez l'enfant, les résultats passent à tort pour meilleurs. West et Loomis ont prétendu, après Bouchut, que les empyèmes des jeunes étaient presque toujours justiciables des ponctions en série.

Mais en réalité, si les documents sont plus nombreux, ils restent aussi peu favorables. Branthomme, dans sa thèse inaugurale, a rassemblé 43 faits isolés de guérison qui démontrent sa possibilité mais ne peuvent entrer en ligne de compte dans un pourcentage.

Simmonds sur 48 cas n'a relevé que 6 succès. West, un des protagonistes de la méthode, sur 40 faits accuse le chiffre énorme de 16 morts, soit 40 %. Steele[1], en 1888, notait sur 121 cas, 19 succès dont 4 chez l'enfant, et 16 morts. Gollee a eu 4 guérisons sur 25 ; Martin, 2 sur 8 ; Israël, 6 sur 29 ; Netter[2], 2 sur 16 seulement. Cautley[3] plus heureux, sur 12 cas a eu 9 succès, 2 échecs et une mort. Kessick Bowes[4] a noté également en 1896 11 guérisons et 2 morts sur 13 cas. Mais E. Holt, dans une importante série de 121 observations, a consigné 23 succès (18,9 %), 92 échecs (76,9 %) et 6 morts (4,9 %).

Nous-même, en réunissant à ces sommes d'autres séries moins importantes, avons rassemblé un total de 435 observations, avec 57 morts (13 %) et 284 échecs (64 %).

Courtois-Suffit, dans sa thèse, rapporte 27 empyèmes traités

---

[1] Steele. *Journal of the Americ. med. assoc.*, 17 novemb. 1888, p. 684.
[2] Netter. *Traité des mal. de l'enfance*, t. IV (l. c.).
[3] Cautley. *Med. soc. of London*, 1895 (l. c.).
[4] Kessick Bowes. *The British med. journ.*, 19 oct. 1895, t. II, p. 1093.

par l'aspiration, laquelle a fourni 11 morts (10,7 °/₀), 6 améliorations ou fistules (22 °/₀), et 10 guérisons (37 °/₀), dont 8 pour des pleurésies à pneumocoques.

Ces résultats nous paraissent décisifs. Une méthode qui, — chez l'adulte donne plus de 20 % de morts et 25 °/₀ d'insuccès, — chez l'enfant, 13 % de décès et 64 % d'échecs, est condamnée comme méthode générale. Exception faite de certains cas particuliers que nous envisageons plus loin, elle reste médiocre et dangereuse.

Elle est aussi souvent lente et périlleuse par cela même.

Si parfois dans les cas très heureux, les seuls qui guérissent d'ailleurs, une ou trois ponctions suffisent, plus souvent il en faut un plus grand nombre, et ce nombre peut devenir invraisemblable, dépasser 10, 20, 30, 50, 100 et plus.

Branthomme rapporte des faits où l'on en a compté : 18, 33, 56 et 122. Bouchut écrivait dans une de ses publications : « J'en suis à ma 18ᵉ, et... j'espère obtenir un résultat favorable » ! Gimber en a pratiqué 74 sur son malade. Bonney parle d'un cas où l'on en fit plus de 100, et Loomis, nous l'avons vu, déclare tranquillement que les enfants finissent toujours par guérir, au prix de 20, 30, 50, 120 ponctions. Quant à Desplats, nous l'avons montré disposé jadis à trouer deux fois par jour la plèvre de ses malades... mais il paraît en être revenu.

Or il nous semble que pareille conduite doit passer à bon droit comme très faiblement humanitaire, et qu'on ne saurait, avec Bouveret, qualifier autrement que de véritable martyre une telle situation prolongée pendant des mois, parfois même une année.

Et cela pour arriver le plus souvent à un maigre bénéfice ou à un échec complet, comme le « perforé » de Gimber en est un triste exemple.

Les ponctions répétées fournissent donc de piètres résultats et comme mortalité ou insuccès, et comme rapidité de guérison ou qualité de guérison.

2ᵉ Inconvénients. — Mais il est aussi deux autres points où cette méthode est attaquable : les accidents immédiats possibles ; les complications tardives, plus importantes encore.

Parmi les accidents immédiats, nous passerons rapidement sur l'hémorrhagie et sur l'emphysème sous-cutané, exceptionnels. Evans [1] et Holst [2] ont cependant chacun rapporté un exemple où la ponction fut suivie d'une vaste infiltration du tissu cellulaire sous-cutané par les gaz pleuraux soumis à une trop haute tension.

Nous insisterons davantage sur les abcès de la paroi dont Comby [3], Morison, Pitts. Hofmokl [4] ont cité des cas, pour ce dernier particulièrement fréquents chez les tuberculeux, et sur l'infiltration purulente des parties molles de l'espace intercostal, qui relève du mécanisme des abcès.

Tout dernièrement [5] Widal et Nobécourt, Achard, Courtois-Suffit ont cité trois cas de phlegmon gazeux de la paroi thoracique, à la suite d'une ponction pour pleurésie putride sans gangrène.

Nous rappellerons que les accidents nerveux sont toujours possibles, comme le montrent les faits de Rilliet, Roger et Barthez ; nous ajouterons aussi que Catrin a récemment rapporté deux cas de mort subite chez deux « empyémateux » traités par les ponctions.

Les complications tardives sont plus fréquentes et plus sérieuses. Elles sont d'ailleurs d'ordre indirect et relèvent de l'évacuation et du drainage incomplet de la plèvre, dus à la ponction ; elles relèvent encore de la très longue durée du traitement. Il n'est pas indifférent de perdre un temps précieux en manœuvres insuffisantes. La plèvre, le poumon se fixent et s'immobilisent en position vicieuse, se sclérosent et s'épaississent irrémédiablement ; les phénomènes de résorption purulente continuent qui épuisent l'état général, les reins, le foie dégénèrent. Et lorsque l'insuccès avéré des ponctions ou la production d'une fistule pleuro-cutanée conduit à une intervention plus sérieuse, il est trop tard : le malade est en mauvaise posture, affaibli dans

---

[1] Evans. *The Lancet*, 1885.
[2] Holst. *Norsk Magazin.* 1892 (*l. c.*).
[3] Comby. *Société méd. de. hôpit.,* 3 mars 1891, p. 589 (*l. c.*).
[4] Hofmokl. *Congrès de Vienne*, 1890 (*l. c.*).
[5] Voir *Bull. de la Soc. méd. des hôpit.,* 3 et 10 décembre 1897.

ses forces vives, atteint dans ses viscères essentiels, frappé loca
lement de lésions chroniques bien difficilement curables.

3° Avantages. — Sans qu'on puisse d'ailleurs se retrancher
pour défendre la méthode, derrière un certain nombre d'avantages positifs. Certes, une ou deux thoracentèses rapides ne sont
rien au point de vue des souffrances du malade, mais quel ne
préférera une incision, d'ailleurs peu douloureuse, suivie d'une
guérison presque certaine et rapide, à une série illimitée de
ponctions, sans résultat assuré, sinon un échec probable ? Et quel,
muet et satisfait d'abord, ne se révoltera pas au dixième ou au
trentième coup de trocart ?

Pour tous ces motifs, inefficacité reconnue, dangers possibles,
perte de temps dommageable, la méthode des ponctions répétées
paraissait irrémédiablement condamnée, chez l'adulte surtout,
ou réservée simplement à certains cas exceptionnels (empyèmes
doubles, multiloculaires ou profonds), lorsque sous l'influence
des études bactériologiques récentes, on l'a voulu ressusciter à
nouveau.

4° Indications bactériologiques. — Il ne s'agissait pas
d'ailleurs de l'appliquer indistinctement à toutes les variétés
microbiennes des variétés purulentes.

Bien que Cadet de Gassicourt, Duguet, Widal aient vu des
empyèmes à streptocoques guérir par une ou deux ponctions : bien
qu'à l'étranger, l'on ait voulu appliquer cette méthode aux
empyèmes putrides, de l'avis formel de Netter lui-même, elle doit
être résolument abandonnée dans 3 cas : *pleurésies putrides, streptococciques* ou *staphylococciques*. Courtois-Suffit, dans sa thèse.
rapporte 5 cas d'empyèmes à streptocoques traités par les ponctions avec 3 morts (60 %), un échec et une seule guérison (20 %).
Nous avons d'autre part cité trois cas d'infiltration gazeuse et
phlegmoneuse grave de la paroi observés après ponction d'épanchements putrides sans gangrène par Widal et Nobécourt, Achard,
Courtois-Suffit [1]. L'incision immédiate ne put arriver à enrayer
les accidents mortels chez le malade de Courtois-Suffit, et celui

---

[1] *Société méd. des hôpit.*, 3 et 10 décembre 1897. (L. c.).

de Widal succomba avant qu'on ait pu intervenir. Ces exemples malheureux doivent faire rejeter la méthode des ponctions, même à titre d'essai, toutes les fois que l'on n'est pas en présence d'un cas simple et d'allures bénignes, car cet essai peut être très préjudiciable.

Seuls les empyèmes pneumococciques et tuberculeux pourraient tirer quelques bénéfices des ponctions multiples, les premiers parce qu'ils sont en général facilement curables et dépourvus de gravité, les deuxièmes parce qu'une intervention plus active serait plus grave sans être plus efficace.

Pour les *pleurésies pneumococciques*, c'est Netter qui a provoqué le retour à la méthode des ponctions par ses communications à la Société médicale des hôpitaux et par la thèse de M⁵ Finkelstein son élève. Après lui Courtois-Suffit, Debove, Desplats et quelques autres ont pris en main la cause de la thoracentèse avec beaucoup plus d'âpreté que ne l'avait fait Netter. Il faut dire en effet que jamais, et contrairement aux idées qu'on lui a gratuitement prêtées, Netter n'a prétendu soutenir exclusivement la pratique des ponctions répétées, même dans les empyèmes à pneumocoques. Il a simplement voulu montrer que si les ponctions pouvaient donner parfois des résultats favorables, c'était en ces cas; qu'on pouvait essayer ces ponctions sans inconvénients mais sans obstination aussi. Mais, comme nous le montrerons plus loin, il reste en réalité et toujours partisan convaincu de la pleurotomie sans lavages qui lui a fourni de magnifiques succès.

Les défenseurs de la méthode des ponctions s'appuient et sur la bénignité ordinaire de l'empyème pneumococcique et sur quelques succès obtenus.

Cet empyème, nous l'avons vu dès le début, est caractérisé par une évolution naturelle non pas absolument cyclique comme celle de la pneumonie, mais cependant réglée (Desplats), dépendant de la vitalité du microbe presque toujours très faible (Netter). De cette constatation il résulte : 1° que toute intervention précédant la mort du pneumocoque risque de ne pas faire tomber la fièvre (Desplats); 2° que cette intervention n'a par suite, besoin d'être ni précoce ni sérieuse ; 3° qu'elle peut et doit se borner aux ponctions répétées sans lavage.

De fait, nous verrons plus loin que les résultats, fournis à Schede par la pleurotomie avec résection costale primitive dans les empyèmes métapneumoniques, semblent donner raison à Desplats en ce qui concerne la précocité de l'intervention. Les malades de Schede, incisés du 21° au 40° jour après le début, auraient guéri de leur pleurésie au moins aussi vite que ceux dont la plèvre a été ouverte dans les vingt premiers jours. Nous reviendrons sur ce point en sa vraie place et nous n'avons rappelé ces faits que parce qu'ils paraissent confirmer les idées de Desplats et Netter touchant la précocité de l'intervention : dans les pleurésies pneumococciques, on aurait toujours le temps d'essayer les ponctions quitte à les abandonner sans trop tarder.

Netter, Courtois-Suffit, Cadet de Gassicourt, Desplats, Brunon, Huchard ont, à l'appui de la méthode, apporté quelques succès probants.

Mais les objections n'ont pas tardé à surgir. Catrin[1], un des premiers, a voulu fournir des faits adverses, indécis cependant puisque, suivant la juste remarque de Netter, ils n'avaient pas trait à des empyèmes pneumococciques purs auxquels leurs partisans veulent borner leurs ponctions. Laveran[2], Comby[3], Antony[4], Chantemesse[5], Cadet de Gassicourt[6], Ferrier[7] vinrent à leur tour mettre en doute la valeur thérapeutique de l'examen bactériologique, la bénignité du pneumocoque et l'efficacité des ponctions répétées. Nous ne pouvons ici reproduire ces importantes discussions et nous résumerons les arguments des adversaires.

1° Kiener ne voit aucune différence entre l'évolution du pneumocoque et celle du streptocoque, essentiellement opposées pour Netter et ses adeptes.

---

[1] Catrin. *Lyon médical*, 17 janvier 1886.

[2-5] Pour toute cette discussion, voir les *Bull. de la Société médicale des hôpitaux*, 1890 et l. c.

[6] Cadet de Gassicourt. *Bull. de l'Acad. de méd.*, 1892. p. 702.

[7] Ferrier. *Lyon médical*, 31 mai 1886. p. 15.

2° Laveran et Chantemesse soutiennent que la constatation du pneumocoque pur n'est pe . une raison suffisante de bénignité.

3° Catrin estime d'ailleurs que les pleurésies pneumococciques pures sont beaucoup plus rares que ne l'a dit Netter.

4° Il est imprudent de s'en rapporter à la qualité microbienne du pus; et on ne peut se fonder que : sur l'état général, sur la reproduction de l'épanchement (Comby), sur la date du début de l'empyème (Cadet de Gassicourt).

A l'étranger d'autre part, si Köplik défend les ponctions répétées dans les pleurésies métapneumoniques, Godlee, Garland, Cabot, Matas, Huber, Withington, Mason, etc., les combattent vigoureusement, malgré la bénignité habituelle de ces cas.

Voyons ce que disent les faits où le pneumocoque pur a été constaté[1] :

Huchard a eu.......	2 guérisons chez l'adulte ;
Desplats	2 » »
Brunon............	1 » »
Comby	1 chez l'enfant, en 1 ponction ;
Cadet de Gassicourt..	5 chez l'enfant, en 1, 2, 3, 4 ponctions (mais il compte aussi *4 échecs* et *1 mort* ;
Vargas............	2 échecs sur 2 cas ;
Withington........	2 échecs sur 2 cas, avec 1 mort ;
Catrin	2 morts.

Netter lui-même, et ceci n'est pas sans intérêt, sur 16 cas chez l'enfant n'a relevé que 2 succès, tandis qu'il a pu guérir ainsi 17 adultes dont un vieillard de 70 ans.

Ces chiffres ne sont pas très favorables à la méthode des ponctions, même pour le pneumocoque pur, puisque à nous en tenir aux chiffres de Cadet de Gassicourt et de Netter, sur 25 cas chez l'enfant, il n'y aurait eu que 7 guérisons, soit 27,5 %. seulement.

---

[1] Cadet-de-Gassicourt rapporte 6 faits avec 5 guérisons par 6 ... 1 échec et 1 mort. Mais ces observations recueillies çà et là ne peuvent compter pour une statistique.

Aussi concluerons-nous, avec la très grande majorité, et c'est d'ailleurs l'avis de Netter, que, même dans les épanchements à pneumocoques purs, les ponctions sont très habituellement insuffisantes. Sans doute, l'on peut tâter le génie particulier du cas par une ou deux thoracentèses, mais sans s'attarder outre mesure, sans perdre inutilement ce temps que nous avons montré si précieux. Contrairement à Desplats pour lequel il ne faut recourir à l'incision que lorsqu'on ne pourra faire autrement, nous serions bien plutôt tenté de recommander la pleurotomie d'emblée.

C'est qu'en effet, elle rencontre ici toutes conditions favorables à une prompte réussite : faible virulence du microbe, enkystement du foyer purulent, possibilité de supprimer les lavages. Netter reconnaît qu'elle donne plus de 97,5 °/₀ de succès et de succès rapides ; n'avons-nous pas dit qu'il en reste le partisan convaincu ?

Cependant à ceux que la thoracentèse pourrait encore tenter, nous signalerons la conduite prudente de Cadet de Gassicourt, qui s'en tient à trois ponctions, avec évacuation complète, pratiquées à cinq jours d'intervalle. Si à la deuxième ou à la troisième, la quantité de pus retiré, qu'il faudra exactement évaluer chaque fois, est égale ou peu inférieure à la précédente, il est inutile et dangereux de persévérer ; il faut ouvrir la plèvre.

Netter recommande une conduite analogue, et voici, en substance, les conclusions de son récent article[1] :

Dans les empyèmes à pneumocoques et particulièrement chez l'enfant, la thoracotomie n'est ni urgente, ni nécessaire. Elle n'est pas urgente, parce dans les premiers jours l'exsudat est plus solide que liquide, parce que la guérison survient aussi vite et aussi souvent lorsqu'on la retarde un peu. Elle n'est pas nécessaire, parce que, à l'encontre de l'opinion commune, il n'est aucun besoin pour guérir le malade d'extraire par une incision les exsudats pleurétiques qui se résorbent comme les exsudats pulmonaires dûs aux mêmes pneumocoques. Elle est

---

[1] Netter. Traité des Maladies de l'enfance l. c..

enfin malaisée dès le début parce que l'épanchement est peu abondant, épais, qu'on est exposé à faire de fausses routes, qu'on a plus de peine à placer les drains, qu'enfin le poumon, encore turgescent, remplit la cavité pleurale et permet moins aisément l'accès de la poche purulente.

D'autre part la ponction est plus bénigne, évite l'anesthésie et le pneumothorax. Elle peut être suffisante à la cure.

Il y a donc lieu de la pratiquer au début. « Si cette ponction » est insuffisante et si le liquide se reproduit rapidement avant » cinq jours, on fera l'empyème au bout de ce délai. Si la » reproduction du liquide après la première ponction est plus » lente, on tentera une première ponction aspiratrice, et si » celle-ci à son tour ne suffit pas, on pratiquera la thoraco-» tomie ».

Atténuées en cette mesure, ces indications paraissent très acceptables. Pourtant, de par l'échec presque constant de cette méthode, serions-nous portés à recommander encore la pleurotomie d'emblée, une seule restriction faite en faveur des ponctions : la coexistence d'une pneumonie grave évoluant en même temps que la pleurésie.

Les empyèmes tuberculeux, disent Netter et Verneuil, sont très longs à évoluer, latents très souvent, et souvent aussi permettent une survie très considérable (1 à 10 ans et plus); les interventions plus sérieuses sont ordinairement inefficaces et plus graves sans bénéfices meilleurs. Aussi conseillent-ils avec Debove et Courtois Suffit de s'en tenir aux ponctions au moins au début. Ces ponctions peuvent amener parfois la guérison (Debove; Desplats; Vaté, thèse de Nancy, 1887) ou procurer en tous cas une survie appréciable, avec amélioration assez grande pour songer s'il y a lieu à une intervention plus énergique.

Je dois cependant ajouter que, malgré deux insuccès, Netter conseille la pleurotomie si l'épanchement contient d'autres microbes associés aux bacilles de Koch. Baümler en Allemagne a soutenu la même opinion.

Nous retrouverons cette discussion plus loin : alors nous pourrons examiner avec plus de fruit les résultats comparatifs de la thoracentèse, du drainage aspiratif et de la pleurotomie. Nous ferons seulement observer ici que sur 9 cas traités par la ponction, on a noté 22 °/₀ de guérisons, 55 °/₀ d'échecs et 22 °/₀ de décès. Ce dernier chiffre monte à 33 °/₀ si l'on envisage seulement les faits d'empyèmes tuberculeux rapportés par Courtois-Suffit dans sa thèse. Au contraire, le drainage aspiratif et la pleurotomie ont paru fournir 30 °/₀ de succès, lequel chiffre monte jusqu'à 55 °/₀, pour les interventions sanglantes précoces faites par Küster.

La thoracentèse est donc loin d'être unanimement acceptée en ce cas particulier et Küster, Schede, Rydygier, Ziemssen, Mayo Robson, Griffith, Peyrot, pour ne citer que ceux-là, sont en thèse générale les partisans déclarés de l'incision précoce dans les empyèmes tuberculeux.

Conclusions. — Les ponctions simples répétées, utiles en cas d'urgence, constituent parfois un « procédé » de nécessité ; mais elles ne sauraient jamais être élevées au rang de « méthode » de choix, quels que soient l'âge du sujet et la nature microbienne de l'épanchement.

§ II. — Les ponctions avec lavages ou injections.

Nous avons dit pourquoi nous laisserions de côté les procédés d'Aran et de Baëlz, définitivement abandonnés, et pour lesquels nous acceptons pleinement l'opinion défavorable de Fritz, Wagner et Bouveret.

Pareil jugement semble pour les mêmes motifs devoir s'appliquer aussi aux tentatives diverses pour les ressusciter sous une forme nouvelle : les ponctions avec injections antiseptiques. Nous avons vu que celles-ci comportaient trois modes différents :

1° **Le procédé de Juhel-Rénoy et Sevestre.** — Rappelons que le pus est évacué par une ponction préalable ; on fait alors par la canule ou l'aiguille le lavage de la cavité dans laquelle on abandonne une partie du liquide antiseptique dont la présence doit modifier l'état de l'épanchement et celui de la plèvre.

Ainsi font Thiénot, Godlee (dans les empyèmes tuberculeux), Pitarelli, Fernet en certains cas, Juhel-Rénoy surtout.

Malgré que les faits soient encore bien peu nombreux pour porter un jugement définitif, les résultats de ce procédé paraissent très médiocres. Juhel-Rénoy [1], reconnait lui-même que, s'il a réussi une fois dans un cas d'empyème pneumococcique, il a échoué 8 fois ailleurs ; cet aveu est précieux à enregistrer. D'autre part l'instrumentation un peu compliquée de Thiénot n'a pas encore fait ses preuves, et son procédé n'échappe pas aux reproches dont est passible le principe même qui le dirige..

2° **La méthode de Levachew**, lequel au liquide pleural substitue graduellement une solution saline, n'a pas été non plus suffisamment expérimentée ; les quelques faits heureux enregistrés par l'auteur et ceux qui l'ont suivi, quoique méritant considération, ne peuvent encore entrer en ligne de compte et ont besoin de confirmations ultérieures.

Nous doutons cependant qu'un antiseptique aussi faible que le chlorure de sodium puisse suffire à lutter contre certaines virulences et nous nous demandons si la présence d'un liquide même salin dans la plèvre ne contrarie pas l'ampliation du poumon.

3° **La méthode de Bouchard-Fernet** consiste, on le sait, après ou même sans évacuation préalable d'une très faible quantité de liquide, à injecter dans la cavité suppurante 12 à 15 grammes d'un antiseptique énergique : sublimé, naphtol, crésyl, etc. C'est bien, à proprement parler, une ponction avec injection.

Fernet l'a particulièrement vantée devant la Société médicale des hôpitaux (2 mai et 17 octobre 1890), au cours de deux communications, dont la dernière très substantielle et très longue. Il a cité à l'appui deux observations d'empyèmes à pneumocoques, guéris l'un par 13, l'autre par 8 ponctions.

Mais Comby et Antony ont par contre apporté des faits défavorables. Celui d'Antony en particulier est significatif, car il a trait à une pleurésie pneumococcique pure où 5 ponctions avec

---

[1] Juhel-Rénoy. *Société médicale des hôpit.*, 2 mai 1890 (l. c.).

injections naphtolées ne purent tarir le liquide, lequel augmenta progressivement et passa de 20 grammes à 50, 100, 150 et 300 grammes.

Laveran, de son côté, considère cette méthode comme insuffisante, mauvaise, dangereuse, seulement applicable lorsque la thoracotomie est impossible. Elle ne lui a personnellement donné que des insuccès. D'autre part, les deux observations de Fernet sont loin d'être probantes : elles se rapportent à des empyèmes métapneumoniques, dont l'un à pneumocoques purs ; l'épanchement était peu abondant (250 grammes), enkysté ; il y eut dans un cas une vomique. Et l'on peut s'étonner à bon droit que, malgré toutes ces conditions favorables, il ait fallu dans l'une 8 ponctions, dans l'autre 13 ponctions avec 9 injections au sublimé et 4 au naphtol, pour arriver à un résultat.

D'ailleurs aux objections adressées déjà à la méthode des ponctions simples, objections qui subsistent ici, s'ajoutent encore celles qui visent l'antiseptique laissé à demeure, c'est-à-dire le principe même de la méthode. Elles sont de deux ordres : 1° les dangers et risques d'intoxication courus en faisant usage de substances énergiques, comme le sublimé ; les seuls d'ailleurs capables d'agir sous faible dose ; 2° l'efficacité de l'antiseptique. Laveran, dans une observation très intéressante, a montré en effet que la stérilisation du liquide pleural, obtenu dans son cas à l'aide du crésyl et vérifiée par des cultures, n'est pas toujours suffisante pour éviter une pleurotomie consécutive. De sorte qu'il faudrait émettre des réserves formelles sur la valeur des injections à demeure toxiques quelquefois, insuffisantes plus souvent encore.

Nous-même avons pu voir récemment, dans le service du professeur Duplay à l'Hôtel-Dieu, un malade porteur d'une fistule pleuro-cutanée de vieille date, consécutive à un empyème vainement traité jadis par la méthode de Fernet.

En somme, la méthode des injections à demeure reste d'application très exceptionnelle. Fernet a dû le reconnaître et en a spontanément restreint les indications :

Aux pleurésies partielles à foyer unique ;

Aux pleurésies à foyers profonds (diaphragmatique, médiastine, interlobaire) où l'incision est plus difficile ;

A certains cas de pleurésies bénignes (pneumococciques) ou latentes (tuberculeuses).

Il admet qu'il faut la rejeter dans les empyèmes streptococciques ou putrides et qu'il faut savoir y renoncer lorsque dans un délai de quatre semaines, elle s'est montrée inefficace.

Conclusions. — Nous serons plus sévères encore et, comme Laveran, n'accepterons cette méthode que lorsque la pleurotomie est impossible ou absolument contr'indiquée. Or tel n'est pas le cas dans les pleurésies partielles, dans la plupart des pleurésies à foyers profonds (interlobaire surtout, comme nous le verrons plus loin), dans les empyèmes pneumococciques ou tuberculeux pour lesquels Netter la rejette absolument. Et, ces éliminations faites, bien rares sont les faits où la méthode est applicable..., s'il en reste encore quelques-uns.

§ III. — Les ponctions avec drainage simple.

Nous avons dit que de ses divers modes, deux seulement subsistaient aujourd'hui, encore plus combattus qu'acceptés :

1° *Le double drainage par l'espace intercostal* de Michaël (de Hambourg), sur lequel nous manquons de documents précis, mais qui a été froidement accueilli, en 1890, au congrès de Vienne ;

2° *La trépanation costale* de Rey (d'Alger), que nous maintenons artificiellement dans le groupe des ponctions d'où elle est issue, mais qui se rapprocherait beaucoup plus des procédés irréguliers de pleurotomie « incomplète », pourrions-nous dire, ainsi que le drainage de Tachard-Revilliod.

Que vaut cette trépanation costale, fille du procédé Reybard-Sédillot ?

Il semble difficile encore de la juger d'après ses résultats, car la communication de l'auteur à la Société de chirurgie[1] ne renferme que trois observations, non superposables.

---

[1] *Bull. de la Soc. de chir.,* 1895, t. XX, p. 843.

La première a trait à un empyème traumatique, trépané au 8ᵉ jour, lavé quotidiennement et qui mit 5 mois et 25 jours à guérir, avec un demi-périmètre thoracique amoindri de 5 centimètres.

Elle paraît peu favorable à la méthode et comme durée du traitement et comme résultat final, puisque, au dire de Rey, un de ses grands avantages est de parer aux déformations thoraciques, en conservant l'intégrité de l'arc costal.

La deuxième concerne un empyème tuberculeux, déjà incisé trois jours auparavant, qui guérit rapidement après un drainage de un mois et une double trépanation axillaire des 5ᵉ et 6ᵉ côtes.

La troisième enfin se rapporte à une pleurésie purulente d'emblée qui dans le cours du deuxième mois, fut trépanée en deux places et guérit en 60 jours.

Je sais bien que l'on ne saurait sur des matériaux aussi peu nombreux condamner un mode thérapeutique. Cependant des trois faits ci-dessus, le second peut seul passer pour heureux. Encore ne savons-nous pas sûrement s'il s'agissait d'un empyème tuberculeux ou chez un tuberculeux, ce qui est absolument différent, et savons-nous au contraire que des empyèmes dits chroniques, de par un traitement insuffisant (ce qui était le cas ici chez un Arabe fataliste et négligent), guérissent avec une rapidité parfois extrême, lorsqu'on se décide à les drainer convenablement (Voir notre tableau de la page 159).

En revanche la troisième observation est tout à fait ordinaire, puisque la guérison mit deux mois à se produire dans un cas simple, peut être à pneumocoques (les pleurésies primitives à pneumocoques sont loin d'être rares), opéré dans le cours du deuxième mois, vers le 15ᵉ jour, c'est-à-dire dans des conditions où la banale pleurotomie guérit son malade en une moyenne de sept semaines.

La première observation, enfin, est plutôt de résultats médiocres, et nous avons dit pourquoi.

Aussi la trépanation costale nous paraît-elle reposer sur des avantages théoriques : 1° Elle n'évite pas toujours la rétraction thoracique (Obs. I), et cela ne peut-être douteux, puisque celle-ci dépend, nous le répétons encore, plus de la durée du traitement que de la section d'un ou deux arcs costaux. Nous dirions même que, par son drainage peut-être inférieur à celui de l'ouverture large, elle y expose peut-être davantage. Et si la rétraction doit se produire, que vaut pour s'y opposer la résistance d'une côte large de 14 à 16 millimètres, sur laquelle on a fait un trou de 1 centimètre? et souvent malade du fait même de ce trou?

2° Elle n'assure pas un drainage meilleur, parce que rien, ne vaut pour cela l'incision large avec ou sans résection. La preuve en est dans ce fait que, 3 fois sur 2 (Obs. II et III), Rey lui-même a été conduit à pratiquer une double trépanation. N'eût-il pas mieux valu réséquer franchement.

3° Ses résultats sont loin d'être supérieurs à ceux des méthodes ordinaires.

4° En revanche, elle est de difficultés opératoires plus grandes; elle expose davantage à la blessure de l'intercostale, à la nécrose de la côte, dont la continuité est quasi rompue et dont le drain central peut entretenir l'irritation. Enfin, elle interdit toute exploration de la cavité suppurante, et cet inconvénient peut être parfois très sérieux.

C'est pourquoi, faute de documents plus favorables, conseillons-nous de recourir plutôt à l'incision ou à la franche résection.

———————

CHAPITRE II

Le drainage aspiratif.

§ I. — Drainage aspiratif par ponction.

Gayet et Potain ont eux-mêmes renoncé à leurs procédés sur lesquels il est par suite inutile de revenir, d'autant que les considérations suivantes leur sont parfaitement applicables.

Il ne nous reste donc plus qu'à envisager le siphon commun de Playfair-Bulau, auquel nous rattacherons encore celui de Forlanini, son dérivé direct.

A peu près oublié en Angleterre, son pays d'origine, le « subaqueous drainage » jouit au contraire en Allemagne et en Italie d'une faveur marquée sous le nom d' « heberdrainage » ou de méthode de Bulau.

Au neuvième Congrès de médecine interne, tenu à Vienne en avril 1890, cette méthode a été l'objet d'une très longue et très importante discussion.

Immermann, de Bâle, qui la pratique depuis 1877, estime qu'elle seule, plus encore que l'incision large, permet à peu de frais de remplir les trois buts auxquels doit tendre tout traitement rationnel de l'empyème, savoir : évacuer le pus; s'opposer à sa réaccumulation; favoriser la restitution anatomique et physiologique des parties malades. Cette dernière en particulier ne saurait être réalisée au même point par l'incision qui permet l'entrée de l'air dans la plèvre et il conclut que, sauf dans les cas de pleurésie putride ou de vieil empyème avec poumon inextensible, la méthode de Bulau doit être le procédé de choix.

Curschmann, de Leipzig, Fraëntzel, de Berlin, Eisenlohr, de Hambourg, adoptent fermement ces conclusions.

Hofmokl admet le Bulaū dans les cas légers, et Leyden chez les affaiblis, à qui cette méthode apporte une amélioration suffisante pour les rendre capables de supporter une intervention plus sérieuse.

Mais en revanche, Furbringer, de Berlin, Ewald, Ziemssen, Koranyi, Rydygier, Runeberg, se déclarent nettement ses adversaires.

Pour eux, le Bulaū est d'application et de maintien difficiles chez les malades indociles et surtout chez les enfants, aux espaces intercostaux étroits, aux mouvements brusques. Le drain est sujet à s'obstruer fréquemment et à s'échapper de la plaie. Il provoque rapidement une inflammation et une dilatation du trajet telles que les parties molles, malgré leur rétraction initiale, n'enserrent plus exactement le tube ; l'air pénètre alors dans la plèvre entre ce tube et les parois ; l'aspiration ne s'exerce plus d'une façon efficace ; le tube lui-même tombe dans le pansement.

Curschmann cherche bien à pallier cet inconvénient en remplaçant tous les deux jours le drain par un autre de diamètre plus considérable ; mais cette manœuvre toujours ennuyeuse peut devenir malaisée ou même impossible par déviation secondaire ou coudure du trajet. Elle n'est pas d'ailleurs sans irriter la plèvre et sans risquer ainsi d'entretenir la suppuration par des réinfections successives.

Enfin, de l'aveu même de Leyden, un de ses partisans, cette méthode très lente d'action, donne souvent lieu à des fistules difficilement curables.

Ces inconvénients divers ont ainsi amené quelques chirurgiens à y renoncer, tels Schütz, Furbringer qui a eu trois échecs sur trois tentatives. Schede s'en montrait à Vienne médiocrement enthousiaste.

Depuis, de nouvelles discussions ont eu lieu à la Société de médecine interne de Berlin en 1891[1] et 1895[2], auxquelles ont

---

[1] *Société de méd. interne de Berlin*, 16 mars 1891.
[2] *Ibidem*, avril 1895. V. *Berliner klin. Woch.*, 8 avril 1895, n° 15, p. 307.

pris part Fraëntzen, Leyden, Heubner et Senator. Depuis aussi
des articles et statistiques récentes ont paru de divers côtés.
Carl Aust [1] en 1892 a publié une série de 33 cas; Stintzing et
Schede, dans leurs articles respectifs du Manuel thérapeutique de
Penzoldt [2], ont chacun consacré un long paragraphe à discuter
la méthode de Bulaü, rassemblé des chiffres et reconnu pour
son application quelques indications précises que nous résumerons plus loin. K. Bohland [3] enfin, qui en 1891 et 1893 avait
déjà publié quelques observations, réunissait en mars 1896,
20 cas recueillis dans la clinique de Schultze de Bonn, y joignait
les grandes statistisques parues et formulait des conclusions
favorables à la méthode, pourtant sages et modérées.

C'est avec ces documents divers que nous allons à notre tour
envisager ce que disent les faits.

Résultats. — Résumons d'abord sous forme de tableau les
statistiques intégrales fournies par les auteurs divers que nous
venons de citer :

AUTEURS	TOTAL	GUÉRISONS	INSUCCÈS	MORTS	GUÉRISON %	INSUCCÈS %	MORTALITÉ %
Curschmann [4]	73	64	3	6	87	6.08	8.16
Immermann [5]	57	69	5	3	85.7	8.7	5.3
Stajnert et Wotruba [6]	13	8	3	2	61.5	23.07	15.3
Carl Aust [7]	33	17	5	12	51.5	12.1	36.3
Sahli-Eberle [8]	19	13	3	3	74.3	17.3	17.3
Simmonds [9]	15	13	1	»	92.8	7.2	»
Bohland [10]	20	12	3	5	60	15	25
Gumplowicz [11]	1	1	»	»	»	»	»
Furbringer [12]	3	»	3	»	»	»	»
Leyden [13]	4	1	3	»	25	75	»
Schede [14]	8	3	4	1	37.5	50	12.5
Quincke [15]	27	21	4	2	77.7	14.8	7.6
Goodhart [16]	25	15	»	10	60	»	40
TOTAL	300	220	36	44	73 %	11.9 %	14.6 %

[1] Carl Aust. *Münchener med. Woch.*, 1891, N° 15 et 16 (l. c.).
[2] *Handbuch der speciellen Therapie innerer Krankheiten* de Penzoldt et
Stintzing (l. c., p. 525 et 73).

Ces résultats généraux sont déjà très appréciables : mais, à l'exemple de Bohland, il convient de faire observer que des statistiques mentionnées dans ce tableau, les unes renferment seulement des cas simples, favorables à la méthode (telles celles de Curschmann et d'Immermann) ; les autres contiennent à la fois des cas simples et des cas compliqués (tuberculose, gangrène pulmonaire, etc.). Cette différence explique les écarts très sensibles dans les guérisons obtenues que l'on peut remarquer plus haut.

Si, avec Bohland, nous éliminons les empyèmes compliqués ou voués à l'insuccès par leur origine (tuberculose), nous obtenons le tableau suivant :

AUTEURS.	TOTAL.	GUÉRISONS.	INSUCCÈS.	MORTS.	GUÉRISONS p. 100.	INSUCCÈS p. 100.	MORTALITÉ p. 100.
Curschmann [5]	72	64	3	5	87.6	4.1	6.8
Immermann	57	50	5	2	85.7	8.7	5.3
Carl Aust	11	10	.	1	90.9	.	9.09
Stajmert et Wolruba	6	5	.	1	83.3	.	16.6
Sahli-Eberle	13	11	2	.	84.5	15.3	.
Gumplowicz	5	4	.	.	100	.	.
Bohland	13	10	1	2	76.9	7.6	15.3
Total	176	153	11	12	86.7	6.2	6.8

[5] de la page précédente . K. BOHLAND, Deutsche med. Woch., 1891, n° 18, p. 1304 ; 1893, n° 19 ; 1895, n° 13 et 14 p. 196 et 220.

[4,5] id., Congrès de Vienne, 1889 l.c.

[6] id., Wiener klin. Woch., 1891, N° 11 et 16 l.c.

[7] id., Münchener med. Woch., 1892 l.c.

[8] id., EBERLE : Dissertation de Berne, 1892 l.c.).

[9] id., Deutsche Arch. fur klin. Med., 1886, n° 34 l.c.

[10] id., Deutsch. med. Woch., 1895 (l.c.

[11] id., Cité par BOHLAND.

[12,13] id., Congrès de Vienne.

[14] id., Handbuch der spec. Ther., von PENZOLDT l.c.

[15] id., Cité par SCHEDE.

[16] id., Cité par BOUVERET.

† Dans ce deuxième tableau, nous avons supprimé un cas de mort par faute opératoire non imputable au traitement.

Rappelons que la série d'Immermann réunit les cas opérés à Hambourg, Bâle et Graz, dont 6 reproduits par Slajmert et Wotruba ; elle compte 3 morts, 49 guérisons rapides et 5 insuccès, lesquels guérirent par une petite résection complémentaire.

Curschmann, de Leipzig, a fait, en 10 ans, 73 Bulaü avec 6 morts, dont une imputable à un défaut technique, 64 guérisons dont 3 empyèmes putrides et 3 pleurésies tuberculeuses, et 3 insuccès. Il a fréquemment obtenu la guérison en 16 ou 21 jours.

Avant de nous arrêter à des conclusions définitives, nous croyons utile de détailler les statistiques dernières fournies par Carl Aust et par Bohland.

Aust, sur 33 cas observés, dont 32 chez l'adulte et 1 seul chez un enfant de 15 mois (Obs. XXII), a noté, nous l'avons dit, 12 morts, 4 fistules et 17 guérisons, soit 51,5° c, obtenues en une moyenne de 37 jours, avec un maximum de 3 et un maximum de 82 jours (exception faite des empyèmes tuberculeux).

Ses observations se peuvent ranger en quatre groupes.

Un premier comprend 10 empyèmes simples, dont 9 métapneumoniques, qui ont donné 9 guérisons (90 °/₀) ; et 1 mort (10 °/₀) chez un vieillard de 75 ans, qui mourut de « marasme » au 10ᵉ jour (Obs. IX). Dans ce premier groupe, la durée moyenne des guérisons a été de 27 jours avec un minimum de 3 jours, obtenu chez un homme de 54 ans atteint de « pleurésie idiopathique » (Obs. XVIII), et un maximum de 80 et 82 jours chez deux malades de 21 et 29 ans, atteints d'empyèmes métapneumoniques, mais chez lesquels on enleva prématurément le siphon ; de sorte que, ces deux exceptions défalquées, la moyenne de durée tombe à 18 jours.

Un deuxième est formé des empyèmes métastatiques (4 posttyphiques, 1 érysipélateux, 2 d'origine puerpérale, 1 consécutif à une angine de Ludwig). Il renferme 8 cas, avec 5 morts (72,5 °/₀) et 3 guérisons (27,5) dont un cas d'empyème double (puerpéralité), obtenus en 42, 58 et 80 jours. Dans ce dernier fait encore, l'ablation du drain avait été prématurée.

Il faut remarquer que sur les 5 morts, 3 concernent des

typhiques ; que, d'autre part, sur 4 typhiques, un seul a sur-
vécu, tandis que sur 2 empyèmes d'origine puerpérale, il y eut
une guérison (empyème double) et une mort par péritonite.

Un troisième groupe comprend quatre pleurésies putrides
avec 1 mort (25 %) (par phlegmon de la paroi au niveau de la
ponction, et trois guérisons (75 %) en 23, 36 et 48 jours.

Un quatrième enfin a trait aux empyèmes tuberculeux, au
nombre de 11, y compris un cas d'empyème double avec tuberculose miliaire et otite moyenne. Ces 11 cas ont donné deux
guérisons complètes (18,1 %) en 20 jours et 5 mois (Obs. XXI
et XXV) ; 5 morts (45,4 %), dont une après résection secondaire ;
1 fistule (9,09 %) et 3 cas améliorés et renvoyés non guéris que
l'on peut considérer comme fistulisés, ce qui ferait 36,3 % de
fistules pour la méthode. Ajoutons d'ailleurs que ces 3 malades
guérirent secondairement, 2 par de simples résections costales
et le 3ᵉ par une thoracoplastie étendue.

La statistique de Bohland porte sur 20 cas nous l'avons vu.
En les répartissant en quatre groupes pareils à ceux de C. Aust,
nous trouvons :

Dans le premier, 13 empyèmes simples (métapneumoniques
ou idiopathiques) qui ont fourni 10 guérisons (76,9 %), 2 morts
(14,3 %) et 1 insuccès dû à la consistance trop épaisse du pus ;
ce cas guérit d'ailleurs à l'aide d'une résection costale pratiquée
au troisième jour du Bulaü (Obs. X). Dans ce premier groupe,
la durée moyenne des guérisons a été de 59 jours, avec un
minimum de 12 jours obtenu chez un enfant de 3 ans (Obs. IX)
et un maximum de 3 mois observé chez un vieillard de 67 ans
(Obs. XV). Un malade de 29 ans (Obs. XI) mit 4 mois à guérir,
mais pour empyème de nécessité, traité seulement au 6ᵉ mois
de son évolution. Sur ces 13 cas simples, 5 relevaient de pleurésies métapneumoniques, et fournirent 4 guérisons (75 %) avec
une durée minima de 12 jours (Obs. IX) et maxima de 63
(Obs. II), et une durée moyenne de 35. Le cinquième (Obs. XVII)
mourut en quelques heures ; mais il s'agissait d'un homme de
63 ans, atteint d'une pneumonie double, de lésions cardiaques
et dont le décès n'est pas imputable à la méthode appliquée
pendant huit heures seulement.

Le deuxième groupe comprend deux empyèmes compliqués, l'un d'ostéomyélite costale, l'autre de pyopneumothorax post-typhique avec pus fétide, celui-ci mort au bout de 5 mois 1/2, celui-là guéri par résection de la côte malade.

Le troisième renferme deux empyèmes fétides (Obs. III et IV), dont l'un consécutif à un kyste hydatique du foie, qui guérirent sans incidents après 68 et 36 jours de Bulaü.

Le quatrième enfin concerne trois empyèmes tuberculeux, dont deux compliqués de pneumothorax (Obs. V, VII, XIX) qui fournirent 2 morts et une amélioration avec fistule après 7 mois de drainage.

Il est à remarquer que de 20 cas ainsi détaillés, 5 furent compliqués de pneumothorax et fournirent 5 insuccès, soit 4 morts (dont 2 tuberculeux) et une guérison après résection secondaire (empyème fétide).

Si nous réunissons rapidement les résultats fournis par ces deux séries d'Aust et de Bohland, nous trouvons :

23 empyèmes simples avec 19 guérisons (82,4 %), 1 insuccès et 3 morts, dont 2 au moins dues à l'état général du malade et non à l'influence directe du traitement.

De ces 23 cas, 14 relevaient de pleurésies métapneumoniques, avec une mort quelques heures après l'application du siphon, et 13 guérisons obtenues au bout de 23 jours, en moyenne.

10 empyèmes métastatiques ou compliqués, avec 3 guérisons (30 %), 1 insuccès traité heureusement par une résection secondaire, et 6 morts (60 %).

6 empyèmes fétides, dont 1 compliqué de gangrène pulmonaire, avec 5 guérisons (83,3 %) et 1 mort par phlegmon de la paroi au niveau de la ponction.

14 empyèmes tuberculeux, dont un double, avec 2 guérisons seulement (14,2 %) en 20 jours et 5 mois, 5 insuccès (35,7 %) et 7 morts (50 %).

A ces 14 cas, il convient d'ajouter ceux que Curschmann, Fraenkel, Wotruba et Slajmert ont pareillement traité par la méthode de Bulaü. Curschmann a eu 3 succès sur 3, mais il s'agissait de malades tuberculeux au premier degré seulement :

il faut donc les mettre à part. Restent alors 17 cas avec 9 morts (53 °/₀), 3 guérisons (17,6 °/₀) et 5 insuccès, parmi lesquels une amélioration notable.

Conclusions. — De l'ensemble des faits énoncés, C. Aust et Bohland concluent semblablement qu'il est à la méthode de Bulaü des indications et des contr'indications précises.

a). Le drain-siphon est absolument indiqué :

1° Chez les malades affaiblis, dyspnéiques, cyanosés, auxquels la narcose serait nuisible ou dangereuse.

2° Dans les empyèmes doubles, où elle a donné à Aust une guérison sur deux cas.

3° Dans les empyèmes simples, idiopathiques ou métapneumoniques, ces derniers surtout où le Bulaü a donné de magnifiques résultats comme nombre et rapidité de guérison.

b). Il peut être employé :

1° Dans les empyèmes fétides. La qualité sanieuse du pus est loin d'être par elle-même une contre-indication absolue. Mais une condition persiste formelle, c'est que l'empyème ne se complique pas de gangrène, de pneumothorax ouvert, d'abcès du poumon.

2° Dans les empyèmes chroniques lorsque le poumon est encore capable de dilatation et répond à l'aspiration (Obs. XI de Bohland).

c). Il est inversement contre-indiqué :

1° Dans les empyèmes métastatiques (60 °/₀ de morts) et dans les pleurésies post-typhiques en particulier (C. Aust).

2° Dans les empyèmes compliqués, soit d'une lésion pulmonaire (abcès, gangrène) qui demande à être directement traitée par l'incision de la plèvre, soit d'un pneumothorax ouvert. C. Aust et Eberle ont bien signalé quelques guérisons en ce dernier cas. Mais Bohland estime avec raison, selon nous, que l'aspiration est alors : inefficace, puisque l'air passe parfaitement du poumon dans la plèvre ; nuisible, parce que les fistules pleuro-bronchiques guérissent plus vite, lorsqu'on les laisse tranquilles.

3° Dans les empyèmes tuberculeux ; bien que les résultats fournis par le Bulaü, tout médiocres qu'ils soient, ne soient pas inférieurs à ceux que donnent les autres méthodes. La longue durée du traitement expose aux infections secondaires, au pneumothorax, aux hémorrhagies pleurales. Le pneumothorax constitue dans tous les cas une contre-indication formelle à l'emploi du siphon chez les tuberculeux.

4° Dans les empyèmes chroniques, lorsque le poumon parait sclérosé et dans l'impossibilité d'obéir à la succion permanente.

Ces propositions paraissent fort sages, réserves faites sur l'application du siphon aux empyèmes fétides. Hofmokl, Leyden, Matas [1], Stintzing et Schede émettent d'ailleurs un avis pareil.

Le Bulaü *doit* être employé dans les empyèmes doubles ou chez les malades très affaiblis qui supporteraient mal l'anesthésie. Il *peut* être employé dans tous les cas récents et simples, où l'on suppose à bon droit le poumon sain, expansible et le pus fluide, sans putridité. On doit au contraire le rejeter chez les malades turbulents ou insuffisamment surveillés, tels les jeunes enfants, dans les empyèmes fétides, dans les empyèmes compliqués de lésions pulmonaires ou de fistule pleuro-bronchique ; enfin dans les empyèmes chroniques.

Si la guérison se fait attendre, il ne faut pas hésiter à inciser la plèvre largement.

Le jeune âge, de par sa turbulence et la nécessité d'une surveillance constante, constitue-t-il une contre-indication aussi formelle que le veut Stintzing ? Il parait assez difficile de se prononcer, car les documents sur ce point particulier font à peu près défaut. Cependant, chez l'enfant : Playfair avait dès 1872 obtenu 3 succès remarquables en 22, 13 et 17 jours. En 1877, Goodhart, d'après Bouveret, relatait 25 cas avec 15 guérisons et 10 morts. En 1886, Simmonds sur 14 empyèmes infantiles notait 13 guérisons directes par le Bulaü et une dernière par incision secondaire ; Robertson par un procédé analogue a obtenu 10 guérisons sur 13 cas chez des enfants compris entre 18 mois et 13 ans. Ces résultats sont excellents. Les statistiques d'Aust et de Bohland renferment seulement quatre faits relatifs aux enfants avec deux guérisons directes et deux autres après résection costale secondaire, devenue nécessaire dans un cas parce que le

---

[1] Matas. *Hare's system of Practical therapeut.*, t. II, p. 665.

pus était trop épais, dans l'autre parce que la production secondaire d'une fistule pleuro-bronchique et d'un abcès de la paroi nuisaient au fonctionnement du siphon. Tous ces faits ne semblent pas défavorables à l'application de la méthode chez les jeunes enfants. Nous dirions même que le très jeune âge pourrait constituer une indication particulière, parce qu'alors on peut compter sur une plus grande passivité de la part du petit malade, parce qu'on doit aussi compter sur une gravité plus grande de l'intervention sanglante, ainsi que nous le verrons plus loin.

S'il nous fallait à notre tour donner un avis sur l'« heberdrainage », nous dirions qu'il est en partie justiciable des mêmes indications que la thoracentèse. On le peut essayer sans danger et souvent avec de remarquables succès dans tous les empyèmes absolument simples, anatomiquement et bactériologiquement parlant ; on le peut plus encore dans les empyèmes doubles et chez les très jeunes enfants pour lesquels la pleurotomie semble plus redoutable.

Partout ailleurs nous lui préférons l'incision franche, peut-être plus lente mais en tous cas plus sûre en ses effets.

§ II. — Drainage aspiratif après pleurotomie.

1° Procédé de Robertson. — Nous le mettons en tête de ce groupe, auquel il appartient à peine, parce que la pleurotomie en ce cas n'est qu'une simple boutonnière pleurale, ponction presque autant qu'incision.

Robertson, en 1888, a publié 13 observations où il a été mis en pratique par lui ou quelques-uns de ses collègues. Elles ont toutes trait à des enfants dont l'âge est compris entre 18 mois et 13 ans, et ont fourni 3 morts (23 %) et 10 guérisons.

Mais ces résultats méritent d'être analysés. 8 fois sur 13, l'empyème était métapneumonique ; 1 fois consécutif à une rougeole ; 4 fois d'origine indéterminée. Sur les 8 épanchements métapneumoniques, 6 ont été simples et ont tous guéri en 39, 35, 15, 12, 10 et 9 jours. Deux cas simples, idiopathiques, ont

également guéri en 10 et 11 jours. Deux épanchements métapneumoniques ont amené la mort, mais par complication, l'un
d'abcès cérébraux multiples après deux rechutes, l'autre de
péricardite suppurée rapide. Un décès a été également causé par
péritonite. Enfin deux empyèmes fistuleux ont été guéris en
16 et 112 jours.

Nous voyons donc que les 8 cas simples ont tous guéri, après
une moyenne de 22 jours environ et parfois avec une extraordinaire rapidité (6 jours de drainage, obs. X), que les 3 morts
se rapportent toutes à des cas compliqués; enfin que deux empyèmes compliqués de fistules n'en ont pas moins fourni deux
succès.

Ce sont là résultats remarquables.

2° Procédé de Tachard. — Je dis une fois encore que, après
avoir longtemps usé d'un dispositif analogue à celui de Potain
(canule en Y avec double tube), mis en place par simple ponction, cet opérateur fait aujourd'hui précéder l'application du
siphon d'une pleurotomie large, comme Revilliod, mais temporaire à l'inverse de celui-ci.

Nous manquons malheureusement de chiffres exacts pour
porter sur ce procédé un jugement précis. L'auteur a bien
voulu nous écrire que plusieurs médecins militaires ont à son
exemple traité par son procédé actuel un nombre considérable
d'empyèmes qui dépasse 50 si l'on y ajoute ses cas personnels.
Tous ont guéri sans fistule ni déformation et ordinairement
en moins de deux mois. A ces résultats généraux excellents,
M. Tachard a joint deux observations récentes.

L'une a trait à un empyème métapneumonique, incisé et
siphonné au 17e jour, après une ponction aspiratrice. Le siphon
fut enlevé au 37e jour, le drain au 67e jour; il y eut une légère
rechute et la guérison définitive ne fut obtenue qu'au 105e jour.
Cette observation semble peu favorable, mais nous ferons
observer que le malade fut au 27e jour atteint d'un érysipèle de
la face; — que chez lui, le pus s'accompagna tout particulièrement de coagulations fibrineuses abondantes qui nécessitèrent
fréquemment la vérification ou le changement du siphon —

et ces facteurs n'ont pas été sans conséquence sur la durée un peu longue du traitement.

L'autre concerne une pleurésie à staphylocoques, incisée et siphonée au 11ᵉ jour. Le siphon fut enlevé au 25ᵉ, le drain au 36ᵉ et la guérison complète obtenue au 52ᵉ jour, sans déformation thoracique appréciable, comme nous avons pu nous en assurer par les photographies que l'auteur nous a communiquées.

Cette deuxième observation parait très favorable à la pratique de M. Tachard, puisque le pus contenait des staphylocoques, rebelles on le sait, malgré lesquels la guérison a été rapide.

Dans ces deux cas, M. Tachard a usé de lavages fréquents qu'il estime toujours utiles et souvent indispensables. Cependant si nous en croyons la feuille de température, jointe à la deuxième observation et que nous avons minutieusement examinée, il ne nous parait pas que les lavages aient eu une influence favorable sur la fièvre ; nous dirions presque au contraire, car la plupart des irrigations semblent avoir été suivies le soir même d'une élévation thermique beaucoup plus prononcée que la poussée vespérale de la veille, laquelle élévation fait défaut alors que les lavages sont suspendus et disparait définitivement après leur cessation complète. Et ceci confirme ce que nous avons dit de l'inutilité ou des inconvénients des irrigations en général.

Quoi qu'il en soit, notons les bons résultats obtenus.

3ᵉ Procédé de Revilliod. — Revilliod à la suture près, qu'il ne fait pas, emploie un procédé analogue à celui de Tachard et sur lequel nous avons assez insisté. Son élève Archawski a publié en 1891 un ensemble de 25 cas, ainsi traités, qui ont donné :

20 guérisons complètes (80 %) : 1 fistule (4 ...) et 4 morts (16%). Mais le mémoire d'Archawski ne rapporte en détail que 16 observations dont nous reproduisons le résumé succint, après groupement suivant la date à laquelle le siphon a été appliqué :

Premier mois : 6 cas avec 1 mort et 5 guérisons, obtenues en 56 jours de siphon et 106 jours de traitement total.

Deuxième mois : 4 cas avec 1 mort et 3 guérisons, obtenues en 58 jours d'aspiration et 92 jours de traitement total.

Troisième mois et au-delà : 6 cas avec deux morts, 1 fistule et 3 guérisons, obtenues en 13 jours de siphon et 6 morts de traitement total.

Soit au total : 4 morts, 1 fistule et 11 guérisons.

Mais il faut dire au bénéfice de la méthode : 1° que les 4 décès observés se rapportent à des faits très spéciaux : 1 empyème avec pyopneumothorax sous-phrénique ; 1 mort par épilepsie pleurale ; 2 pleurésies vieilles de un an et plusieurs années, toutes deux compliquées de fistule pleuro-bronchique ; 2° que la fistule a trait à un empyème consécutif à un érysipèle, avec suppurations multiples ; 3° que les guérisons comprennent des cas défavorables : deux épanchements vieux de trois mois et demi et quatre ans et demi ; un pyopneumothorax par caverne gangréneuse, un empyème de cause puerpérale, qui cependant fournirent des succès parfois très rapides.

À ces 16 cas, nous pouvons joindre six observations nouvelles dont une publiée par Hill (*Boston medical Journal*, 1893, p. 668, une par Lop (*Arch. gén. de Médecine*, 1893, p. 420) et quatre par L. Djouritch dans sa thèse de 1892. Ces dernières ont trait en partie à des empyèmes chroniques.

Le malade de Hill, âgé de 63 ans, siphonné dans le cours de la deuxième semaine, guérit en 15 jours.

Celui de Lop, enfant de trois ans et demi, guérit aussi après une aspiration de 26 jours et un traitement total de 36 jours.

La thèse de L. Djouritch renferme 6 observations[1] ; nous négligerons la première et la dernière déjà rapportées par Archawski.

La deuxième concerne un homme de 15 ans, pleurotomisé à Vienne en juillet 1891 et soumis au siphon le 3 octobre de la même année, alors que sa poche pleurale mesurait 20 centimètres. Le 12 décembre 1891, cette poche est réduite à 13 centimètres ; le 20 décembre, à 9 centimètres 1 2 ; le 21 janvier 1892, à 5 centimètres ; le 26 janvier, elle est définitivement

---

[1] Reproduites par Gaston. *Boston medical Journal*, 22 novembre 1893, p. 502 l. c.

oblitérée, après 100 jours de traitement, sans déformation thoracique consécutive, avec une sonorité normale et un murmure vésiculaire partout revenu, un peu plus faible cependant que du côté opposé.

Le siphon fut appliqué du 3 octobre 1891 au 18 novembre, enlevé du 18 au 20 novembre, remis pour cause de rétention du 20 novembre au 30 décembre; enlevé du 30 décembre au 1er janvier 1892, remis du 12 au 16 janvier, enlevé du 16 au 19; remis encore du 19 au 21, supprimé définitivement à cette date.

La troisième est celle d'une fillette de 9 ans et 10 mois, présentant depuis juin 1889 une fistule pleurale du côté gauche, avec poche s'étendant jusque sous la clavicule, thorax déformé et déprimé assez pour loger les deux poings fermés, scoliose prononcée à concavité droite et mauvais état général. Le 16 mai 1891, 17 mois après le début de l'empyème, mise en place du siphon dont l'action est assez marquée pour occasionner un saignement de la plèvre pendant deux jours. Le 27 mai, la malade se lève; le 11 juillet, elle quitte l'hôpital avec son siphon portatif; le 23 juillet, le siphon est supprimé; le 26, la guérison est complète. Le traitement a duré deux mois.

La quatrième est celle d'un alcoolique de 39 ans, atteint d'empyème en 1889, présentant le 26 mars 1890 une cavité de 200 centimètres cubes. Le siphon est appliqué à cette date. Le 5 avril, le malade quitte l'hôpital avec son siphon; il l'enlève du 12 au 15 mai, le remet du 15 au 26. Guérison apparente pendant quelques mois. Le 8 septembre rechute, fistulisation spontanée. Le 29 septembre, le siphon est remis en place, mais très irrégulièrement conservé par le malade qui l'enlève et le remet lui-même à plusieurs reprises. Cependant le 27 novembre, la guérison paraît définitive.

La cinquième concerne une fille de 16 ans atteinte depuis le 12 avril 1892 d'un empyème gauche. Le 8 mai, ponction, puis; le 13 mai, siphon, lavage au vin aromatique. Le 31 mai, après un nouveau lavage, menaces de syncope, faiblesse persistante, parésie et atrophie lente du bras gauche. Le 10 juin, une fistule pleuro-bronchique s'établit qui se ferme dès le lendemain. Le 22

juin, le poumon n'est plus qu'à 7 centimètres de la paroi ; le 21,
on enlève le siphon ; le 30, la plaie est cicatrisée. Le 25 juillet,
la malade quitte l'hôpital, avec un bras gauche toujours atrophié,
mais avec un périmètre thoracique du côté malade supérieur de
2 centimètres à celui du côté sain.

En joignant ces observations à celles d'Archawski, on obtient
un total de 31 faits, avec 26 guérisons 83,2 /., 1 fistule 3,2 /,),
et 4 morts (12,8 °/.) lesquelles ne sont pas imputables à la
méthode. Celle-ci bénéficie au contraire de cas très défavorables
par eux-mêmes : âge ou nature de l'empyème, présence de
fistules pleuro-cutanées ou pleuro-bronchiques, dont il faut très
sérieusement tenir compte pour apprécier le siphon de Revilliod
à sa juste valeur.

Conclusions. — Le procédé de Robertson, malgré ses succès,
relève des mêmes reproches que celui de Bulau et on peut lui
objecter en bien des cas l'insuffisance de la boutonnière pleurale.

Le procédé de Tachard a fourni de très bons résultats dans
lesquels une bonne part doit sans doute revenir à la large pleurotomie préalable. Mais si l'on en croit les succès de Revilliod, la
suture immédiate de l'incision pleurale n'est pas indispensable
au fonctionnement du siphon. Elle peut d'autre part offrir
quelques inconvénients touchant une obstruction toujours à
craindre du tube évacuateur.

Aussi lui préférerions-nous le procédé de Revilliod qui joint
les avantages du siphon à ceux de la pleurotomie et qui a fourni
à ses adeptes de très remarquables succès, même en de mauvais
cas. La pleurotomie n'eût-elle pas toujours suffi ? Il semble que
non puisqu'elle avait été parfois déjà pratiquée sans avantages
sensibles, tandis que le siphon a produit une amélioration rapide.

Ainsi considéré seulement comme un excellent mode de drainage après incision large, le procédé de Revilliod pourra trouver
son indication plus souvent qu'on ne l'a dit encore, surtout
lorsque la guérison se fera trop attendre dans les empyèmes à
vaste cavité.

CHAPITRE III

La Pleurotomie.

§ 1. — L'incision simple.

Après des vicissitudes nombreuses dont nous n'avons pas à rappeler le cours, l'incision large de la plèvre, sous ses différentes formes (pleurotomie avec ou sans résection primitive), semble reprendre définitivement la prépondérance qu'elle n'eût dû perdre jamais. Elle tend même à s'attaquer aux pleurésies séreuses (Wilson [1], Marsh [2], Morison [3], Catrin.

Il suffit de dire quels buts doit remplir le traitement de l'empyème, pour constater combien la pleurotomie leur est éminemment propice : évacuation large du pus, suppression des phénomènes de résorption dans la cavité purulente, oblitération rapide de cette cavité, réexpansion du poumon, toutes ces indications nous paraissent également assurées par l'incision franche de la plèvre avec drainage, et de la façon la plus rapide, la plus complète, la plus bénigne.

Un seul point mérite qu'on s'y arrête. Les partisans de la méthode des ponctions avec ou sans siphon prétendent que la pleurotomie, par cela même qu'elle permet l'accès de l'air dans la plèvre, est moins favorable que la thoracentèse à la réexpansion du poumon et au « comblage » de la cavité pleurale. Immerman invoquait à ce propos les avantages particuliers du Bulaü. Mais

---

1-2 *Clinical Soc. of London*, 5 octobre 1895; in *The Lancet*, 2 novembre 1895, p. 1110, t. II.

3 Morison. *The British med. Journ.*, 13 juillet 1895.

nous connaissons pour l'avoir longuement étudié le mécanisme par lequel le poumon reprend son volume primitif même lorsque la plèvre demeure accessible à l'air extérieur. Nous avons vu que ce poumon se dilate rapidement sous les efforts de toux ou d'expiration forcée et que le gros obstacle à son retour *ad integrum* n'est pas l'air intra-pleural mais les modifications séro-parenchymateuses qui l'emprisonnent dans une carapace néo-membraneuse ou dans une trame interstitielle inextensible. Or ces lésions scléreuses ont d'autant moins de chances de se produire, que le pus sera plus librement évacué, que la guérison sera plus rapide et de ce chef la pleurotomie, loin d'être inférieure aux autres méthodes, conserve sur elles une supériorité marquée comme d'ailleurs va le montrer l'étude raisonnée des résultats.

Résultats. — Nous n'envisagerons pas ici les désastres passés de la pleurotomie hippocratique ou non antiseptique. Et pourquoi rappeler que Dupuytren perdit 18 malades sur 50, refusant à son lit de mort l'incision de la plèvre, « préférant, disait-il, mourir de la main de Dieu que de celle des médecins », que Cooper et Velpeau ne purent sauver aucun de leurs opérés, sinon pour montrer quels progrès ont été réalisés depuis ?

Nous nous bornerons, la tâche est suffisante, à examiner les résultats fournis par la pleurotomie antiseptique et précoce, telle qu'on la pratique aujourd'hui.

Ces résultats doivent être considérés à plusieurs points de vue successifs : le pourcentage général des guérisons, des échecs et des morts chez l'adulte et chez l'enfant ; la rapidité des guérisons ; les variations que peuvent produire après l'âge, l'époque à laquelle la pleurotomie a été pratiquée, le mode particulier du traitement consécutif et enfin la nature de l'épanchement.

D'autre part, et pour les apprécier en toute valeur, il faut avoir soin de négliger les cas isolés et de n'accepter que les statistiques intégrales, résumant fidèlement la pratique d'un même chirurgien.

RÉSULTATS GÉNÉRAUX. — ... C'est en voulant remplir ces conditions difficilement réalisables que Bouveret a dû accepter seulement comme valables deux statistiques, celle de Cabot et d'Edison.

Elles portent sur un ensemble de 45 cas, ayant donné en bloc : 34 guérisons soit 74,8 % ; 9 morts, soit 19,8 % ; 2 fistules, soit 11 %. Mais si l'on en excepte les cas de tuberculose, au nombre de 5, on trouve : 40 cas, avec 34 guérisons (85 %) ; 4 morts (10 %) ; 2 fistules (5 %). La durée du traitement n'ayant pas dépassé 42 jours en moyenne.

La statistique de Moutard-Martin (pleurotomie incomplètement antiseptique), rappelée par Bouveret, donnait 26 % de morts, 18 % de fistules et 120 jours comme durée moyenne de guérison.

Peyrot, dans son article du *Traité de chirurgie* de Duplay et Reclus, exposant sa propre pratique, a eu sur 24 cas : 19 guérisons complètes (79,2 %), 4 morts toutes par fistules (16,6 %), 1 malade en voie de guérison. Mais ces 4 morts se rapportent toutes à des empyèmes tuberculeux ; ceux-ci éliminés, les résultats sont superbes.

Nous-même, indépendamment des chiffres précédents, avons colligé 649 incisions simples, avec 501 guérisons (77,1 %), 101 morts (15,6 %), 39 insuccès (6 %) et 8 cas inconnus.

Ces chiffres bruts se rapprochent trop de ceux de Peyrot et de Bouveret pour ne pas renfermer une grosse part de vérité. Nous devrions y ajouter ceux que l'on peut relever dans la statistique de Schede, 63 incisions avec 43 guérisons (67,9 %) et 20 morts (31,6 %) avec une durée moyenne de 71 jours. Nous ne le faisons pas et dirons pourquoi tout à l'heure.

Si de ces 649 incisions, nous défalquons celles qui n'appartiennent pas à des statistiques intégrales et qui pourraient ainsi diminuer l'exactitude des résultats, nous obtenons un total de 551 pleurotomies avec 420 guérisons (75,6 %), 94 morts (16,9 %) et 34 insuccès (6,1 %).

AUTEURS.	TOTAL	GUÉRISONS.		MORTS.		FISTULES.		DURÉE MOYENNE.
		Total.	%	Total.	%	Total.	%	
Cautley	35	28	79,8	7	19,3	»	»	»
Pitts	87	51	69	16	18,7	16	18,7	»
Chapman	17	17	100	»	»	»	»	»
Goslee	17	17	100	»	»	»	»	»
Wightman	124	77	62	29	24	18	14,2	14 jours
Morison	34	32	94	2	5,8	»	»	34 »
Marshall	45	38	84,3	7	15,7	»	»	42 »
Griffith	20	18	90	2	10	»	»	60 »
Lloyd	123	91	82,7	20	17,3	»	»	52 »
Pollock	17	13	78,1	4	23,5	»	»	»
Colet de Gissi court	7	5	72	2	28	»	»	34 »
K. Bowes	30	25	83,2	5	7,	»	»	53 »
Total	554	420	75,6	94	16,9	34	6,1	52,7 jours

Et si l'on songe que ces 554 observations contiennent certainement des cas défavorables ou complexes, que l'on devrait retrancher pour aboutir à une statistique à peu près exacte des cas simples et moyens, cette épuration pratiquée, les résultats en deviendraient sûrement bien meilleurs.

Ils le deviendraient également, si, comme Bouveret le conseille dans son livre, on envisageait la cause et les conditions générales de la mort dans la plupart des cas.

C'est ainsi, et sans nous occuper encore spécialement de l'âge, que les 16 morts de Pitts survinrent toutes chez de très jeunes enfants; — que sur les 29 de Wightman, 18 concernent aussi des sujets au-dessous de 3 ans, et 21 sont attribuables d'autre part à une complication indépendante de la pleurotomie (10 péricardites, 4 péritonites, 1 septicémie, 6 empyèmes doubles); — que sur les 7 de Marshall, toutes sont dues en réalité à une complication diverse (gangrène pulmonaire, broncho-pneumonie, septicémie, rachitisme, etc.).

De sorte qu'à tout considérer, ces statistiques débarrassées ainsi du plus grand nombre de morts, on peut tenir pour exact que tout empyème *simple*, traité à temps par l'incision large, arrivera presque certainement à guérison.

1° *Influence de l'âge*. — L'âge influe-t-il sur la gravité et la rapidité de la pleurotomie ?

De l'ensemble des 649 incisions simples dont nous avons plus haut donné les résultats généraux, il faut dans ce but extraire deux groupes.

L'un, beaucoup moins important, comprend 60 pleurotomies pratiquées chez l'adolescent ou l'adulte, avec 53 guérisons 88 %; 4 morts (6,6 %); 3 insuccès ou fistules (4,9 %) et une durée moyenne de 52 jours.

La statistique de Schede renferme 50 incisions pratiquées au « Garnison-Lazareth » par suite nous avons tout lieu de croire chez l'adulte. Or ces 50 cas ont donné seulement 31 guérisons (62 %) contre l'énorme mortalité de 19 décès (38 %) avec une durée moyenne de 103 jours. Pourtant 18 ont trait à des empyèmes métapneumoniques bénins d'ordinaire. Entre ces chiffres et les précédents existe un tel écart que si nous acceptons comme véridiques les résultats de Schede, nous les tenons cependant pour exceptionnels et nous refusons à y voir autre chose qu'une série malheureuse. C'est pourquoi nous avons voulu les signaler à part.

L'autre groupe comprend 589 pleurotomies chez l'enfant qui ont donné : 448 guérisons (75,7 %), 36 insuccès (6,1 %) et 97 morts (16,3 %) avec une durée moyenne de 50 jours.

Chez l'enfant, les guérisons, toutes réserves faites, sembleraient donc sensiblement plus rares et un peu plus rapides que chez l'adulte. Il convient d'en rechercher les causes.

D'abord celles de la mortalité. Or la première et sûrement la principale tient au très jeune âge de quelques opérés. En ce cas la mortalité semble brusquement devenir beaucoup plus considérable et ce même fait se retrouvera pour la résection costale primitive.

Si l'on prend, en effet, comme terme de comparaison l'âge de 3 ans, on trouve ce qui suit :

Coutts, sur 43 enfants de 3 ans et au-dessous, relève 27 morts, soit 62 %.

Pitts, sur un premier groupe de 86 cas où l'âge est noté, relève :

```
Au-dessous de        1 an :  6 cas avec 66 °/. de mortalité )
        de  1 à  4   » : 22    »      50         »          } 53 °/.
        de  4 à 10   » : 36    »      19         »          )
        de 10 à 16   » : 12    »      16         »
                         ——            ——
                         86            23.2       »
```

Soit 53 °/. de mortalité au-dessous de 3 ans.

Sur un deuxième groupe, portant au contraire sur 54 cas de morts, où l'âge est également noté, il note :

```
Au-dessous de       1 an :  4 )
        entre 1 et 2   » : 17 } 29 cas, c'est-à-dire 53.6 °/.
          —   2 et 3   » : 11 )
          —   3 et 4   » :  8
          —   4 et 5   » :  6
          —   5 et 6   » :  3
          —   6 et 7   » :  0
          —   7 et 8   » :  2
                          ——
                          54
```

Soit également 53,6 °/. des morts observés chez les enfants, pour ceux au-dessous de 3 ans. Ce groupe est d'autant plus démonstratif qu'on y voit le nombre des morts diminuer tandis que l'âge augmente de la façon la plus évidente.

Wightman, sur 145 cas de pleurotomie chez l'enfant, note :

```
Au-dessous de       1 an. 3 cas avec 2 morts, soit 66 °/. )
        entre 1 et 3   » 31    »     16     »      50      } 53 °/.
          —   3 et 7   » 65    »     29     »      50      )
          —   7 et 11  » 29    »      0     »       0
```

Ici encore la mortalité dépasse 50 °/. au-dessous de 1 an et diminue très nettement à mesure que l'âge augmente.

Dans une deuxième statistique, portant exclusivement sur des enfants au-dessous de 3 ans, il note :

```
Guy's Hosp. Reports............   29 cas avec 19 morts
Birmingham Children Hosp...       43   »      18   »
Liverpool Children Hosp.....      36   »      18   »
                                  ——          ——
            Total......          108 cas avec 55 morts, c'est-à-dire 50,8 °/.
```

Morison enfin sur 11 malades au-dessous de 3 ans, note 2

morts, c'est-à-dire 18 %, et d'autre part sur 3 morts chez l'enfant, en a eu 2 au-dessous de cet âge, c'est-à-dire 66,6 °/₀.

De ces chiffres divers, il ressort nettement que chez l'enfant au-dessous de 3 ans, la mortalité par l'incision peut être évaluée à la fois à 50 % de la mortalité générale et à 18 °/₀ des cas opérés.

Cela suffit à nous expliquer le pourcentage général moins favorable donné chez l'enfant par les statistiques brutes qui ne tiennent pas compte de ce facteur important.

Est-ce à dire que la pleurotomie soit en faute et responsable en cela ? Oui et non. Oui, parce que les espaces intercostaux sont chez l'enfant jeune trop étroits pour assurer un bon drainage ; la preuve en est dans les résultats meilleurs donnés en ce cas par la résection, dont la mortalité moyenne chez les enfants au-dessous de 3 ans, ne dépasse pas 35 %.

Non, parce que même lorsqu'on fait la résection et quelle que soit la méthode employée, la mortalité des très jeunes enfants est toujours plus grande et dépend aussi de la gravité plus considérable que revêt l'empyème chez des organismes encore peu résistants.

La pleurotomie amène cependant en général une guérison plus rapide chez l'enfant que chez l'adulte (Nous disons en général parce que les moyennes varient avec certaines conditions particulières, tels les lavages que nous envisagerons plus loin).

La cause en doit être cherchée dans la nature même des empyèmes, surtout à pneumocoques, d'évolution rapide, chez l'enfant ; surtout à streptocoques, d'évolution lente, chez l'adulte.

2° *Influence de la date à laquelle l'opération est pratiquée.*

Tous les auteurs s'accordent presque aujourd'hui pour intervenir sans tarder, lorsque la ponction exploratrice a montré la présence du pus collecté en foyer, et l'on n'en est plus à épuiser tous les moyens médicaux avant d'en arriver à une pleurotomie tardive. Il semble d'autre part que plus cette pleurotomie est précoce, plus les guérisons doivent être faciles, rapides et nombreuses.

Bouveret, qui a déjà porté ses recherches sur ce point, divise à ce sujet ses observations en trois groupes :

Un premier, dans lequel la pleurotomie a été pratiquée plus de 2 mois après le début de l'empyème. — Il comprend 13 observations avec une durée moyenne de 72 jours pour la guérison — mais avec une irrégularité très marquée dans les résultats, suivant sans doute l'état particulier de la plèvre et du poumon.

Un deuxième, dans lequel l'incision a été faite dans le cours du deuxième mois. Il renferme : 11 observations, avec une durée moyenne de 54 jours.

Un troisième, dans lequel la pleurotomie a été faite dans le cours du premier mois, comprenant 15 faits avec une durée moyenne de 29 jours.

Nous avons, dans notre total considérable de faits, relevé les peu nombreuses observations où les dates du début de l'empyème, de l'opération et de la guérison sont suffisamment indiquées. Elles sont au nombre de 86, et nous les avons partagées en 3 groupes, suivant exactement la classification de Bouveret, pour en rendre la comparaison plus facile.

Mais nous ferons observer combien cette division est artificielle, puisque nous avons dû, pour être fidèle à notre cadre, ranger dans notre deuxième groupe des cas de pleurotomies faites au 32° ou 33° jour, tandis que le troisième comprend des pleurotomies faites au 29° et au 30° ; la limite que nous traçons, après Bouveret, entre ces diverses catégories, est donc purement artificielle ; elle est cependant nécessaire.

D'autre part, ces groupes renferment indistinctement toutes les variétés microbiennes d'empyème, que nous n'avons pu exactement séparer faute de renseignements suffisants, indistinctement aussi des cas observés chez l'enfant et chez l'adulte, accompagnés ou non de lavages uniques ou multiples ; or, on sait combien ces conditions diverses influent sur la rapidité de la guérison. Mais une classification raisonnée et inattaquable, tenant compte exact de tous ces facteurs, ne sera possible que le jour où on aura publié un nombre suffisant d'observations longuement détaillées ; et ce jour n'est peut-être pas proche.

Ces réserves faites, nous trouvons :

| DANS LE 1er MOIS | | | DANS LE 2e MOIS | | | DANS LE 3e ET AU-DELÀ | | |
AUTEURS.	Début de l'empoisonnem.[t]	Durée.	AUTEURS.	Début de l'empoisonnem.[t]	Durée.	AUTEURS.	Début de l'empoisonnem.[t]	Durée.
Whithington...	[illegible]	[illegible]	Personnelle...	32	[illegible]	Grifith...	3	[illegible]
Martin...	[illegible]	17	Bucquoy...	34	42	Bonecour...		21
Huber...	[illegible]	[illegible]	Calct de Gassicourt...	35	42	Grifith...		42
Whithington...	6	[illegible]	Morison...		45	Poore...		48
Fergus...	[illegible]	[illegible]	Grifith...		63	Holt...	[illegible]	20
Morison...	[illegible]	[illegible]	"	36	34	Morison...		25
Bonecour...	19	[illegible]	Huber...	37	120	Chalot...		[illegible]
Bucquoy...	11	[illegible]	Lamrque...	38	59	Grifith...	5	63
Bonecour...	12	[illegible]	Calet de Gassicourt...	19	38	"		63
Morison...	14	[illegible]	Grifith...	42	35	"	6	63
Grifith...		[illegible]	"		49	Poore...	[illegible]	38
"		[illegible]	"		72	Morison...	8	49
"		[illegible]	Morison...		36	Poore...	14	25
"		[illegible]	Huber...	44	42	Grifith...		28
Bonecour...		42	Morison...	49	31	"		35
Whithington...	15	50	Grifith...		42	"	24	42
"		[illegible]	Poore...		48	Morison...	[illegible]	22
Martin...		[illegible]	Morison...		90	"		22
"	18	19	Personnelle...	50	63	"		56
Bonecour...		34	Fruitnight...		34	Grifith...		49
Bucquoy...	23	28	Fergus...	49	20			
Grifith...	24	28	Boldwly...		30			
"		[illegible]	Bonecour...		45			
"		[illegible]	Calet de Gassicourt...		45			
"		42	Poore...		82			
"		63						
"		64						
Huber...		[illegible]						
Fergus...	22	120						
Bonecour...	24	49						
Calet de Gassicourt...	27	21						
Bonecour...		50						
Martin...	26	32						
Huber...	27	64						
Poore...	28	31						
Otis...		34						
Moty...		34						
Grifith...		63						
Huber...	29	60						
Boiswell...	30	23						
Bucquoy...		60						

11 cas	25 cas	20 cas
avec une moyenne de 39 jours.	avec une moyenne de 44 jours.	avec une moyenne de 53 jours.

a). Un groupe de 20 pleurotomies *tardives*, pratiquées dans le cours du 3e mois ou au-delà, qui (abstraction faite du cas de Claudot dont l'évolution s'écarte trop notablement de celle des autres pour ne pas être considérée comme exceptionnelle), donnent 734 jours pour 19 opérations, soit une moyenne de 39 jours.

b). Un groupe de 25 pleurotomies *moyennes* faites dans le cours du 2e mois. Nous en éliminerons le cas de Huber, dont la durée (120 jours) s'éloigne également trop de celle des autres pour rentrer dans les cas ordinaires. Restent 24 opérations avec un total de 1166 jours, soit 48 jours de durée moyenne.

c). Un groupe enfin de 41 pleurotomies *précoces*, faites dans le cours du premier mois. Nous en défalquerons deux, l'une de Hache terminée par fistule, l'autre de Forgue où la guérison a mis 120 jours à se réaliser ; ce délai est évidemment anormal et fausserait les résultats. Nous trouvons alors 39 faits, avec un total de 1546 jours, soit une moyenne de 39 jours.

Ces résultats demandent à être étudiés.

Ils s'éloignent assez sensiblement de ceux de Bouveret ; la durée paraît plus longue pour les incisions précoces (39 jours au lieu de 29), plus courte au contraire pour les pleurotomies moyennes (48 jours au lieu de 54) et surtout pour les pleurotomies tardives (39 jours au lieu de 72). Et tandis que les chiffres de Bouveret montrent très nettement, malgré leurs irrégularités partielles, l'heureuse influence des opérations précoces, les nôtres au contraire, par une étrange anomalie, semblent donner pour les pleurotomies tardives des résultats aussi rapides ou plus rapides.

Comme on pourrait imputer ce résultat illogique aux hasards de notre statistique, nous tenons à rapporter intégralement celles de Griffith, Morison et Poore, pour échapper à ce reproche.

Or Griffith[1], sur 36 incisions pour empyème, a noté :

[1] GRIFFITH. *Medical Chronicle*, 1889, p. 131 (*l. c.*).

6 opérat. dans les 2 prem. semain., avec une durée moy. de 3 semain.

5	» 3 »	»	5, 8
1	» 4 »	»	9
2	» 5 »	»	7
3	» 6 »	»	7
1	» 7 »	»	6
1	» 8 »	»	mort
5	» 12 »	»	5
1	» 16 »	»	mort
2	» 20 »	»	9
2	» 24 »	»	9
1	» 30 »	»	mort
1	» 48 »	»	4
1	» 52 »	»	mort
1	» 68 »	»	5
1	» 78 »	»	fistule
1	» 104 »	»	6
1	» 130 »	»	fistule
1	» 176 »	»	fistule
1	» x mois	»	8 sem. 1 2

—
36

Morison[1] note également :

1 cas dans la	1re semaine,	avec une durée moyenne de	25 jours
1 »	2e »	»	21 »
1 »	5e »	»	15 »
1 »	6e »	»	26 »
2 »	7e »	»	31 et 90 j.
1 »	18e » (6 à 12	»	25 jours
1 »	32e » 8 mois)	»	50 »
3 »	les premiers mois	»	22, 21 et 48 j.

—
11

Poore[2] enfin trouve à son tour :

1 cas dans la	6e semaine,	avec une durée moyenne de	34 jours
1 »	7e »	»	63 »
1 »	8e »	»	82 »
1 »	12e » 3 mois,	»	48 »
1 »	30e » 7 à 12)	»	34 »
1 »	1 an	»	24 »

—
6

[1] Morison, Edinburgh medical Journal, 1893 l. c...
[2] Poore, New-York med. Journ., 1892 l. c.

De ces 3 séries intégrales, comme de notre tableau, ressort cette notion qu'il n'y a pas de rapport constant entre la durée du traitement et la date à laquelle l'opération est pratiquée, puisque l'on voit un cas incisé par Withington au 4e jour durer près de 6 semaines, tandis que deux pleurotomisés par Morison plusieurs mois après le début, guérissent en 22 jours.

Cette même irrégularité se retrouve dans chacun des trois groupes que nous avons artificiellement constitués ; il suffit de parcourir les colonnes de notre tableau, où nous avons rangé les observations par ordre régulier, pour voir très nettement qu'aux opérations les plus hâtives ne correspondent pas toujours les cures les plus promptes.

Pour expliquer ces anomalies, il faut admettre l'existence d'un facteur important. On ne saurait le chercher dans des différences de pratique opératoire, puisque Griffith, Morison et Poore, pour ne prendre que ceux-là, adoptent les mêmes règles, puisque d'ailleurs les séries isolées de chacun de ces auteurs, montrent les mêmes irrégularités dans les résultats.

Aussi croyons-nous devoir le placer dans la nature particulière de l'empyème. Malheureusement, ainsi que nous le disions déjà, les observations sont trop souvent muettes à cet égard pour que nous ayons pu tenter d'élucider ce problème. Il nous a semblé cependant que les pleurotomies tardives avec guérison rapide se rapportent volontiers à des empyèmes métapneumoniques. Cela est vrai pour les trois cas de Poore, opérés au-delà du troisième mois et guéris en 24, 38, 48 jours : vrai aussi pour le cas de Holt guéri, au quatrième mois, en 20 jours.

Et, bien que les pleurésies métapneumoniques ne soient pas toujours à pneumocoques, il paraît vraisemblable de rapporter au moins en partie à l'évolution particulière de ces microbes l'explication des cas anormaux. Au chapitre des ponctions, nous nous sommes étendus déjà sur la marche réglée et quasi cyclique des empyèmes pneumococciques affirmée par Desplats. Nous en trouvons confirmation nouvelle dans la très intéressante statistique que Schede a publié en 1893 (*Handbuch der spec. Ther. de Penzoldt*) (l. c.).

Cette statistique porte sur un nombre très considérable de cas observés dans les mêmes conditions par les mêmes chirurgiens, traités par les mêmes moyens ; elle mérite donc une considération tout à fait particulière, et c'est de beaucoup, par sa précision et ses détails, la plus importante qui ait jamais paru sur la question. Nous la reproduirons complètement au chapitre touchant les résultats de la résection primitive, puisqu'elle a trait surtout aux effets de cette opération. Elle renferme pourtant 68 pleurotomies simples que l'auteur partage en quatre groupes, d'après la date à laquelle elles ont été pratiquées ; on y trouve :

a). Dans les 20 premiers jours : 8 empyèmes métapneumoniques avec 4 morts et 4 guérisons d'une durée moyenne de 48 jours.

b). Du 21e jour au 40e : 15 empyèmes métapneumoniques et 5 empyèmes idiopathiques, avec 4 morts et 11 guérisons, d'une durée moyenne de 68 jours, en écartant un cas extrême qui a mis 105 jours à guérir.

c). Du 41e jour au 60e : 2 empyèmes métapneumoniques et 1 idiopathique, tous guéris en une moyenne de 124 jours.

d). Au-delà de 60 jours : 30 empyèmes métapneumoniques et 2 idiopathiques avec 11 morts et 21 guérisons en une moyenne de 74 jours.

Il semble bien qu'en ces cas aussi, les pleurotomies tardives aient guéri plus rapidement que celles pratiquées du 40e au 60e jour et qu'il n'y ait pas eu toujours concordance entre la date de l'opération et celle de la guérison définitive. S'il fallait en croire d'ailleurs la statistique générale de Schede, les interventions précoces, faites dans les vingt premiers jours, seraient comme efficacité et rapidité sensiblement inférieures à celles exécutées du 21e au 40e jour, au moins pour les empyèmes métapneumoniques.

Ces réserves posées et la part faite aux cas irréguliers ainsi qu'aux allures réglées des empyèmes pneumococciques, il faut néanmoins reconnaître, en dépit des résultats paradoxaux de Schede, que les chiffres de Bouveret, les nôtres et aussi les 68 pleurotomies simples réunies par Schede plaident avec la logique en faveur des interventions précoces, en ce qui touche la rapidité des guérisons.

Le nombre des guérisons est-il à son tour influencé par la date à laquelle la pleurotomie est pratiquée ?

Bouveret admet, sans fournir de chiffres précis, que « les chances de guérison augmentent avec les incisions précoces, diminuent avec les opérations tardives »... : « il est évident que si la cicatrisation est d'autant plus lente que l'opération est plus tardive, il y a une limite au-delà de laquelle la cicatrisation elle-même n'est plus possible ». Et de l'examen des statistiques de Homen, Rôme, Cabot, Edison, il conclut à l'affirmative.

Si nous considérons à ce point de vue la statistique de Griffith, nous trouvons que 46 incisions ont donné 35 guérisons, 6 morts, 5 fistules. Or, des 5 fistules,

2 ont trait à des pleurotomies, pratiquées dans la 12e semaine
1 a trait   »   »   24e   »
1   »   »   »   78e   »
1   »   »   »   130e   »

et il est bon de faire remarquer que 4 d'entr'elles n'étaient pas tuberculeuses.

Des 6 morts, dont 3 survinrent chez des tuberculeux,

1 a trait à une pleurotomie, pratiquée dans la 8e semaine
1   »   »   »   12e   »
1   »   »   »   16e   »
1   »   »   »   30e   »
1   »   »   »   52e   »
1   »   »   »   5e   »

De sorte que fistules et morts ont été seulement observées dans les cas tardivement traités, et après le 2e mois : ce qui confirme l'opinion de Bouveret.

Cependant si l'on envisage ici encore la statistique de Schede, on arrive à des résultats opposés aussi bien pour les résections primitives que pour les incisions simples. Celles-ci ont donné en effet une mortalité de 50 %, dans les 20 premiers jours : de 20 %, du 21e au 40e ; nulle, du 41e au 60e ; de 33 %, au-delà de ce terme.

L'écart est aussi marqué pour les résections dont la mortalité passe dans les périodes correspondantes de 15.4 %, à 10.5 ; 11.2 ; 6.4 pour les empyèmes métapneumoniques, tandis que le tableau général qui réunit l'ensemble des pleurésies métapneumoniques et idiopatriques (tableau IV, p. 570) fournit parallèlement les chiffres de 16,4 ; 10,8 ; 4,2 ; 15,5.

Nous avons déjà dit la valeur certaine de cette statistique. Il semble cependant que ces résultats ne représentent pas l'exacte réalité en ce qui concerne la mortalité opératoire, et qu'il faille avec Netter attribuer la léthalité plus grande des premières périodes non pas à l'intervention mais à la maladie elle-même. Comme nous le répéterons plus loin, au chapitre de la résection, une élimination naturelle se fait qui emporte les malades les plus faibles, les plus gravement atteints et qui améliore ainsi le pourcentage des dernières séries.

C'est pourquoi, fort des faits de Bouveret, de Griffith, de ceux de Küster que nous citerons plus loin, et en dépit des chiffres de Schede, nous restons avec les auteurs précédents convaincus des avantages et de la supériorité des interventions précoces[1].

3° *Influence des lavages.* — Nous l'avons déjà étudiée au chapitre du manuel opératoire. Les chiffres de Runeberg suffisent à conclure en faveur de leur suppression. La statistique que nous avions dressée comprenait :

137 pleurotomies sans lavage, avec 91 °/₀ de guérison, en 37 jours, 5
  27 »   avec 1 lavage, » 92 °/₀ » en 30 » 5
  56 » » plus. lav., » 66 °/₀ » en 10 » 5

Nous avons déjà dit aussi pourquoi nous renoncions à en tirer autre chose qu'un enseignement relatif. Aussi, bien qu'elle semble militer en faveur du lavage unique immédiat, nous déclarons-nous encore partisan de la suppression absolue de toute irrigation dans les cas ordinaires.

4° *Influence du drainage.* — Nous devrions étudier ici les procédés de Tachard, Revilliod, véritable Bulau appliqué à la pleurotomie. Nous avons préféré les ranger à part, entre les

---

[1] Une observation de Ley *The Lancet*, 18 novembre 1893 est typique sur ce point. Dans un cas d'empyème double, l'une des plèvres fut ouverte dès le début et guérit rapidement d'une façon complète ; l'autre, incisée seulement au quatrième mois, se fistulisa définitivement.

ponctions avec drainage et l'incision pleurale qu'ils essayent de combiner.

Nous dirons quelques mots seulement du pansement-soupape de Cabot. Cet auteur l'a employé dans 11 cas, tous suivis de succès rapides en une moyenne de 23 jours, avec un minimum de 10 et un maximum de 49. C'est à son mode particulier de pansement que Cabot attribue ses résultats excellents. Moty a employé le même procédé chez un malade incisé au 28° jour d'un empyème streptococcique qui guérit en 34 jours. Reineboth enfin, dans un article récent, a insisté de nouveau sur les avantages du drainage valvulaire ou du pansement-soupape occlusif.

5° *Influence de la nature microbienne du pus.* — Les documents font encore défaut sur ce point, trop peu d'observations faisant mention de recherches bactériologiques précises, et se contentant de signaler, encore pas toujours, la maladie causale : pneumonie, broncho-pneumonie, scarlatine, grippe, etc...

La thèse de Courtois-Suffit, cependant, renferme :

13 empyèmes à pneumoc., dont 9 pleurotomisés avec 8 guér., soit 88,8 %.
11   »   streptoc.   » 4   »   3   »   75 %.
 9   »   tuberculeux, » 3   »   1   »   33,3 %.
26   »   associés,   » 8   »   3   »   37,5 %.

D'autre part Thue [1] sur 14 empyèmes à pneumocoques incisés a eu 2 morts et 12 guérisons (85,6) et Netter écrit que dans les mêmes pleurésies à pneumocoques, la pleurotomie donne plus de 90 % de succès et moins de 5 % de fistules.

Il est enfin peut-être permis de dire que ce que nous connaissons de la fréquence relative des espèces microbiennes aux différents âges et des résultats alors obtenus, ce que nous savons aussi de l'évolution des diverses variétés microbiennes nous autorise, avec les chiffres ci-dessus, à penser que les empyèmes à pneumocoques sont les plus facilement guéris par l'incision, que les pleurésies à streptocoques occupent un rang intermédiaire, qu'enfin les épanchements à staphylocoques ou à bacilles

---

[1] Thue. *Norsk Magazin*, août. 1895 (l. c..

de Koch, les plus difficiles à guérir, résistent bien plus à la pleurotomie.

Les mêmes déductions *a priori* s'appliquent à la rapidité de la guérison.

Mais les recherches que nous avons faites dans nos observations ne comportent aucune conclusion, car s'il fallait en croire les 30 ou 40 cas, où de suffisants détails sont donnés [1], les pleurésies à streptocoques guériraient aussi rapidement que les empyèmes pneumococciques et nos connaissances nous autorisent à supposer le contraire. Ces anomalies apparentes montrent une fois encore le nombre considérable des facteurs qui peuvent influer sur la durée du traitement, et obscurcissent le problème à résoudre.

§ II. — La résection costale primitive.

Nous venons de voir les excellents résultats de la pleurotomie antiseptique, faite en temps et par moyens convenables. Faut-il lui préférer la résection costale primitive ? *Medici certant* et la discussion n'est pas encore close. Les partisans de la résection, ils tendent à devenir plus nombreux tous les jours, invoquent en sa faveur des arguments nombreux :

1° L'exploration de la plèvre serait plus complète et plus facile ;

2° Le drainage serait mieux assuré par un espace plus large et un trajet cutanéo-pleural plus direct ;

3° La blessure de l'intercostale serait moins à craindre ;

4° La guérison serait plus fréquente et plus rapide, surtout chez l'enfant.

Pour ces motifs, Gerhardt et Baginski, d'abord, puis à leur suite, Adam, Schütz, Aufrecht, Schede, Ziemssen, Raczinsky, Berg en Allemagne ; Willard, Godlee, Pearce Gould, Roosevelt, Morgan, Batten, Sturges, Holst, Carl Beck, Linden, Koplik,

---

[1] Le malade de Bacquoy a guéri en 40 jours; celui de Cadet de Gassicourt en 45; celui de Laennec en 30; ceux de Méty, Comby, Fernet, Paul-Boncour respectivement en 31, 30, 27, 17 jours.

Scharlau, Blake, Heuston, Stephen Paget en Angleterre et en
Amérique; Lucas-Championnière, Peyrot, Ferrier, Boisson, Broca
en France; Gritti en Italie, Vargas à Barcelone défendent ou
pratiquent la résection primitive.

Ses adversaires, Chapman, Cautley, Coutts, Bidwell, Ashurst,
Symonds, J. Lloyd, Ward Cousins, Mayo Robson, Bonney, Garland, Morison, Griffith, Holt, Fruitnight, Rosenbach, Mosler,
Wightman, Mason, etc., discutant les avantages que nous
avons énumérés plus haut, lui reprochent en revanche de n'être
le plus souvent qu'une complication inutile, de nécessiter une
anesthésie parfois dangereuse, de comporter des risques opératoires plus graves immédiats et secondaires, une exécution plus
longue et plus difficile, un choc traumatique plus considérable
surtout chez les très jeunes ou les très faibles, des chances plus
nombreuses de pyohémie, de nécrose costale, de déformation
thoracique secondaire.

Nous allons rapidement examiner ces divers arguments :

Les uns sont discutables, et d'ordre secondaire.

L'hémorrhagie, par exemple, ne saurait plaider pour la résection. La blessure de l'artère intercostale n'est pas, nous l'avons
vu, un de ces accidents assez fréquents pour commander de par
lui-même un mode opératoire distinct. Garibaldi Arcelaschi[1] ne
l'a-t-il pas d'ailleurs précisément observé dans un cas de résection ? et Fruitnight ne fait-il pas d'autre part remarquer que la
résection doit être et est « plus sanglante » que la simple incision ?

La fréquence de la *carie costale*, que Bidwell aurait observée
une fois dans un cas de résection, a été également invoquée par
les adversaires de l'incision simple, le drain, dans les espaces
intercostaux étroits, provoquant une ostéite et une nécrose superficielle des arcs osseux voisins.

Les *accidents infectieux*, soulevés par Cautley contre la résection, nous paraissent imputables aux fautes et non aux procédés
opératoires.

---

[1] G. Arcelaschi. *Gaz. degli Ospedali* Milano, 7 février 1893, p. 162, n° 1. L. c.

La *nécessité de l'anesthésie* est une objection très secondaire parce que bien des pleurotomistes purs en font usage (Griffith, Morison, etc.), parce que bien des résectionnistes n'y ont pas recours et se contentent d'une insensibilisation locale (Abbe-Carl Beck).

Restent des objections plus importantes :

Les *déformations thoraciques*, si elles étaient plus fréquentes et plus prononcées dans la résection, comme le prétendent ses adversaires, constitueraient un grief plus sérieux. Mais nous possédons sur ce point quelques documents valables.

Poore[1], qui s'en tient volontiers à l'incision, a revu 10 de ses opérés ; 8 avaient un thorax et un poumon parfaits, sans déformation, sans scoliose vertébrale, et sur ce nombre, 1 ou 2 se plaignaient seulement d'une toux courte et sèche, 2 présentaient une scoliose assez prononcée, avec rétraction thoracique et déplacement de l'omoplate. Mais en ces deux cas, la guérison avait été fort longue à obtenir.

D'autre part Hastings et Edwards[2] ont également examiné à ce point de vue 24 opérés d'empyème par la résection primitive depuis 2 à 7 ans après l'intervention, et répartis comme il suit :

DATE de l'intervention.	NOMBRE de cas.
7 ans	2
5 »	4
4 »	2
3 »	7
2 »	6
1 »	3
	24

Sur lesquels, ils ont noté les degrés suivants de déformation :

	NUL.	FAIBLE.	FORT.
Scoliose	19	3	2
Abaissement de l'épaule	15	7	2
Aplatissement thoracique	16	8	»
Absence de mobilité	»	8	»
Matité	15	5	4
Affaiblissement du murmure vésiculaire	10	2	10

---

[1] Poore. *The New-York med. Journ.*, 1892 (l. c.).
[2] Hastings et Edwards. *The Lancet.* 29 octobre 1892. t. II. p. 414.

Pitts[1], imitant leur exemple, a revu 26 enfants dont la résection était vieille de 18 mois à 10 ans, avec une moyenne de 34 mois :

26 fois, la santé était parfaite, sauf dans un cas (carie vertébrale).

22 fois, nulle trace de scoliose, et 4 fois, très légère trace.

24 fois, pas de déformation thoracique, et 2 fois (empyème double) très faible déformation symétrique de la partie antérieure du thorax. Enfin poumon revenu et sain, sauf dans quelques cas très rares, sans affaiblissement du murmure respiratoire, même au niveau de la cicatrice.

De sorte que ces deux séries réunies, et sur un total de 50 cas, il y aurait :

Scoliose : nulle : 41 cas, soit 82 % ; faible : 7 cas, soit 14 % ; forte, 2 cas ;

Déformation thoracique : nulle : 40 cas, soit 80 % ; faible : 10 cas, soit 20 %.

Et comme Poore, sur 10 opérés, accuse 20 % de déformations pour l'incision simple, la résection peut hardiment soutenir la comparaison.

Je sais bien que dernièrement Kessick Bowes[2], sur 100 cas consécutifs traités à Saint-Bartholomew's Hospital de 1884 à 1895 par l'incision simple ou la résection, relevait dans le premier cas, 53 % de guérisons complètes sans déformations thoraciques et avec fonctions pulmonaires parfaites, lesquelles dans le second tombaient à 37 %. Mais sa statistique n'indique pas le degré de déformations ; il est à supposer qu'elles étaient très faibles.

On sait, en effet, combien le segment costal réséqué, et il est minime, se reproduit parfois trop vite et trop bien pour que son absence soit la cause directe de ces déformations. Celles-ci dépendent surtout de la rapidité de la guérison ; à ce titre, l'on pourrait dire même que la résection favorisant plus que l'incision simple le drainage de la plèvre, devrait donner moins de déformations ; celles-ci sont d'ailleurs destinées à s'atténuer et

1 Pitts. *The Lancet.* 14 octobre 1893, t. II, p. 917 *l. c.*.
2 Kessick Bowes. *The Lancet.* 15 août 1895. t. II. p. 450.

même à disparaître le plus souvent. Aussi ne croyons-nous pas, malgré Cautley, qu'on puisse les invoquer pour rejeter la résection.

L'exploration et le drainage seraient plus faciles et plus complets avec la résection. Cela ne paraît pas douteux. La côte enlevée (et ceci n'ajoute qu'une complication insignifiante, de quelques minutes à peine, au manuel opératoire), l'incision de la plèvre se fait au point voulu ; elle est nette, large autant qu'il faut ; les lèvres des sections cutanée et pleurale se correspondent parfaitement, et cela n'est pas sans avantages pour l'écoulement du pus et le maniement du drain. Il arrive en effet, surtout après l'incision simple que le trajet, tiraillé par l'inégale rétraction des parties molles, se coude sur la côte correspondante, d'où vidange pleurale moins complète et difficultés à remettre le drain, s'il vient à s'échapper (Griffith).

L'exploration de la cavité serait également facilitée par la brèche plus large de la résection. L'on pourrait ainsi mieux détacher les paquets néo-membraneux, mieux rompre les cloisons intermédiaires, mieux déchirer les adhérences qui peuvent s'opposer à la réexpansion du poumon.

Ce n'est pas cependant que ces avantages de l'exploration soient indiscutables ou indiscutés, car la manœuvre elle-même paraît inutile à quelques-uns et dangereuse à d'autres (Cautley).

Le *drainage* est d'ordre plus important, car il est toujours indispensable. Reste à savoir, si à ce point de vue, la résection costale est simplement utile ou absolument nécessaire.

La réponse est commandée par la largeur variable des espaces intercostaux et ici l'on discute ferme.

α. Non pas dans les vieux empyèmes ; tout le monde est alors d'accord pour admettre qu'en ce cas les côtes sont habituellement trop imbriquées, trop rapprochées, trop déviées, trop hypertrophiées et épaissies, pour qu'une résection ne soit presque toujours utile. Poore estime que l'on est forcé tôt ou tard d'y recourir et que, par suite, il vaut mieux la faire d'emblée, et Morison, Chapman, Cautley, Griffith, ses adversaires habituels, l'autorisent dans les cas négligés.

β). Mais c'est sur les empyèmes aigus que l'on ne s'entend plus.

Chez l'adulte, Kœnig, Wagner, Lindenbaum et Komarewsky[1], Boisson, Ferrier admettent que la résection est le complément utile de toute pleurotomie, sans que l'on ait besoin de se retrancher derrière l'étroitesse plus ou moins accusée de l'espace intercostal, presque toujours suffisant du reste dans les cas ordinaires. Ils s'appuient surtout sur les résultats thérapeutiques. Peyrot est du même avis et enlève volontiers 2-4 centimètres de côte quel que soit l'âge du patient, estimant que les bénéfices, obtenus en rapidité et en bénignité du traitement, compensent au-delà les 2 ou 3 minutes de plus, nécessitées par la résection. Defontaine[2] insiste sur ce fait que lorsque la pleurésie persiste quelque temps, les côtes tendent à s'imbriquer et rendent l'évacuation insuffisante par compression du drain ; la résection est nécessaire pour assurer largement cette évacuation. Runeberg, Rose et Schede se déclarent partisans convaincus de la résection.

Chez l'enfant au contraire, les dimensions de l'espace intercostal doivent en l'espèce jouer un rôle essentiel. Mais bien que ce soit là constatation positive quasi-anatomique, c'est-à-dire certaine, chacun d'apporter des opinions extrêmes faites de cas exceptionnels ou d'habitudes opératoires personnelles. Écoutons les deux parties adverses.

a. Les « résectionnistes » affirment avec Godlee, Willard, Berg, Batten, Pitts, Sturges, Paget, etc... que chez l'enfant l'espace manque toujours pour un drainage convenable. Si le tube est petit, il passe mais il est insuffisant ; s'il est de bon calibre, il ne passe pas, ne tient pas ou se trouve rapidement écrasé par la rétraction des côtes voisines, tandis que son contact prolongé occasionne sur celles-ci une ostéite nécrosante superficielle ; enfin s'il est expulsé, ce qui est fréquent, on a toutes les peines à le remettre en place.

---

[1] LINDENBAUM et KOMAREWSKY. 3e *Congrès des Médecins russes*, Saint-Pétersbourg, janvier 1889.

[2] DEFONTAINE. *Revue de chirurgie*, 1889.

C'est ainsi qu'Ashby et Wright[1] admettent que l'introduction du drain sans résection préalable nécessite presque toujours chez l'enfant l'usage d'une pince dilatatrice pour écarter les côtes. Demange[2] a constaté de son côté, chez un enfant de 25 mois, que les 7e et 8e espaces intercostaux mesuraient seulement 3 millimètres, que l'aiguille N° 2 de l'aspirateur Potain était déjà très serrée, et avait peine à se frayer une voie et qu'une résection eût été indispensable pour le drainage.

b). Mais répliquent les adversaires, ce sont là conditions exceptionnelles. Sur plus de 100 cas d'empyèmes infantiles, dont 4 doubles, Huber[3] n'a jamais eu la moindre difficulté pour introduire le drain. Cautley, Coutts, Wightmann, Bonney n'ont jamais manqué de place; Chapmann, sur 17 cas, Griffith, sur 32, on été gênés une fois seulement et il s'agissait de vieux empyèmes chez de très jeunes enfants.

Huber croit pouvoir affirmer, de par ses recherches anatomiques, que même chez un enfant de 11 mois, le huitième espace intercostal, sur la ligne scapulaire, est toujours assez large pour admettre un tube de 3/8 à 1/2 pouce de diamètre, soit 95 à 125 millimètres.

D'autre part, même dans le cas où il est un peu serré au début, le tube ne tarde pas à se faire de la place; il dilate le trajet par son élasticité propre, et les côtes elles-mêmes, à son contact, subissent une résorption rapide, et, par une quasi résection partielle spontanée, se creusent d'une gouttière suffisante pour loger un drain de fort calibre (Huber, Griffith).

D'ailleurs, en admettant même l'étroitesse inhabituelle de l'espace, on a mis en doute l'efficacité de la résection en ces cas. Pour Garland[4] après résection, les deux bouts de la côte se rapprochent immédiatement et s'accolent à l'arc osseux voisin, de sorte que l'espace disponible n'est pas augmenté et que l'on a

[1] ASHBY et WRIGHT. *Diseases of Children*, 2e édit., p. 225.
[2] DEMANGE. *Progrès médical de l'Est.* 1885, p. 185.
[3] HUBER. *The Arch. of Pædiatrics*, 1893, p. 850.
[4] GARLAND. *Treatment of Pleurisy and Pneum.*, p. 14, cité par BONNEY l. c.

simplement ajouté, sans bénéfice réel, une complication opératoire à l'ordinaire pleurotomie.

Chapmann prétend de son côté que, en cas d'étroitesse anormale, la simple section de la côte donne autant de jour que son
ablation partielle.

Ces affirmations dernières sont certes exagérées. Mais sur des
données anatomiques si discutées (elles devraient pourtant l'être
bien peu), et par des auteurs très compétents en l'espèce, il est
difficile de conclure.

S'il fallait nous en rapporter seulement à ce que nous avons
vu pendant notre séjour à l'hôpital Trousseau, nous dirions sans
hésitation que la résection est toujours utile et presque toujours
nécessaire chez l'enfant, non pas tant pour introduire un drain
de médiocre calibre, ce qui serait à la rigueur possible sans
brèche osseuse, que pour établir un drainage large, facile et
suffisant.

Mais nous avons hâte d'arriver aux résultats.

Résultats. — Comme pour la pleurotomie, nous tiendrons
surtout compte des statistiques intégrales et nous envisagerons
d'abord les résultats généraux au double point de vue de l'efficacité et de la rapidité, puis et toujours sous ce double chef, les
influences de l'âge, de la date de l'opération, des lavages, de la
nature microbienne.

Indépendamment de la statistique capitale de Schede, nous
avons relevé un total de 854 résections primitives, tant chez
l'adulte que chez l'enfant.

Ces 854 opérations ont donné, non compris 3 résultats inconnus : 701 guérisons (81,1 °/.); 32 insuccès (3,7 °/.); 128 morts
(11,8 °/.).

Abstraction faite des cas isolés ou compliqués, restent fournis
par des statistiques intégrales, que nous rapportons plus bas,
687 cas, avec : 586 guérisons (85,1 °/₀); 20 insuccès (3 °/₀); 81
morts (11,7 °/₀).

Schede[1] (voir plus loin ses tableaux) a rapporté de son côté un

---

[1] Senator. Handbuch der speciellen Ther. inner. Krankheiten. von
Pasteur et Suivant. l. c.).

total de 601 résections (non compris 15 empyèmes tuberculeux), qui ont fourni en bloc : 527 guérisons (87,4 %) et 74 morts (12,6 %).

Si nous retranchons de cette somme 50 empyèmes compliqués, secondaires ou métastatiques, il reste : 551 cas, avec 493 guérisons (89,2 %) et 58 morts (10,8 %).

Soit pour les cas simples en réunissant notre série à la sienne : 1238 cas, avec 1079 guérisons (86,9 %) ; 20 insuccès (1,8 %) et 139 morts (11,3 %).

Ces résultats généraux ont déjà leur éloquence. Mais ils demandent à être détaillés et examinés de plus près.

Résultats de la résection d'après les statistiques intégrales.

AUTEURS.	TOTAL.	GUÉRISONS		MORTS		FISTULES		DURÉE moyenne.	OBSERVATIONS.
		Total.	%	Total.	%	Total.	%		
1° Adultes et Enfants.									
Linken......	6	6	(100)	·	·	·	·	17 jours.	
Blojerewski.	5	5	(100)	·	·	·	·		
Winter......	12	9	11.9	1	8.5	2	16.6		
Rozinski ...	33	25	75.5	8	24.2				
Runeberg....	9	7	78			2	22.2	88	1 larvage.
Id........	35	29	96.5	1	1.3	1	1.3	52	0
Koenig......	76	63	82.5	10	13.1	3	3.9	60	0
Küster......	53	45	86.5	7	13.1	·	·		cas simples précoces.
Id........	15	7	60.6	7	38.2	3	21		tardifs.
Id........	25	17	69	6	23	5	16		cas avec fistules.
Id........	16	2	50	7	50	1	10		compliqués généraux.
Id........	31	9	29.2	16	[illegible]	6	19.[illegible]		cas de tuberculose.
Reyher.....	13	10	56.[illegible]	3	23	·	·	35 jours / 20 jours	cas simples.
Id........	6	·	·	6	100	·	·		cas de tuberculose.
Carl Beck...	63	63	100	·	·	·	·	37 jours.	cas simples précoces.
Id........	3[illegible]	33	95	·	·	2	6.[illegible]		tardifs.
Id........	3	1	50	1	20	·	·		empyèmes doubles.
Id........	5	·	·	5	100	·	·		putrides.
Id........	5	2	20.0	[illegible]	70.5	·	·		cas de tuberculose.
Total 3...	350	272	57.[illegible]	35	[illegible] 2	13	3.[illegible]	40 jours pour les cas simples.	
2° Enfants.									
Blake........	6	5	83.3	1	16.6	·	·	19 jours.	1 empl. jl-jl fort..
Gurlee.......	19	18	93.[illegible]	1	5.5	·	·		1 larvage.
Schulz......	19	16	88.[illegible]	2	11.[illegible]	·	·	12	1 larvage.
Cautley......	33	27	81.[illegible]	6	18.1	·	·		
Batten......	13	10	88.8	2	11.[illegible]	·	·	12	
Pitts.........	129	90	76.[illegible]	23	17.8	7	5.[illegible]		
Adam........	29	17	60.8	10	35.[illegible]	1	3.[illegible]	20 à 119 j.	
K. Bowes....	13	26	81.[illegible]	7	16.[illegible]	·	·	17 jours.	
Netter.......	16	13	92.[illegible]	1	7.1	·	·		0 ou 1 larvage.
Total 6...	30[illegible]	256	82.[illegible]	46	16.[illegible]	7	2.[illegible]	30 jours 1 2 pour les cas simples.	

1 chez l'enfant. — 2 chez l'adulte.
3 Abstraction faite des cas compliqués de Küster, Reyher, Carl Beck et Adam.

Nous devons particulièrement mettre en lumière la très importante statistique de Schede, dont nous avons ailleurs donné quelques extraits.

Elle comprend cinq tableaux que nous allons reproduire dans leurs grandes lignes, mais avec des modifications d'ordonnance, permettant de comparer les résultats de l'incision simple et de la résection, lorsque nous avons pu saisir cette différence. Les gros résultats se rapportent aux résections beaucoup plus nombreuses.

TABLEAU I. — EMPYÈMES TUBERCULEUX[1].

DATE DU TRAITEMENT.	NOMBRE de cas.	GUÉRISONS.	MORTS.	MORTALITÉ °/₀.	DURÉE moyenne.
Dans les 20 premiers jours......	1	»	1	100	
Du 21ᵉ au 50ᵉ...................	4	3	1	51	65 j°
Du 51ᵉ au 90ᵉ...................	3	»	3	100	
Au-delà.........................	28	7	21	75	171
Total................	45	10	35	77,7	125 j°

[1] Schede *l. c.*, p. 363.

TABLEAU II. — EMPYÈMES MÉTAPNEUMONIQUES[1].

RÉSECTIONS ET INCISIONS.	TOTAL	GUÉRISONS		MORTS		DURÉE.
		Nombre.	%.	Nombre.	%.	
1° Dans les 20 premiers jours.						
Résections........ a	12	10	77	3	23	12 j
b	17	15	88,2	2	11,8	63
c	25	22	88	3	12	105
Total........	55	47	85,6	8	11,5	80 j
Incisions........	8	4	50	4	50	55
Total........	63	51	81	12	19	75 j
2° Du 21e au 50e jour.						
Résections........ a	35	33	94,3	2	5,7	35 j
b	35	29	85,3	5	14,7	64
c	45	40	88,9	5	11,1	105
Total........	115	102	89,5	12	10,5	73 j
Incisions........	15	11	71,2	4	28,8	77
Total........	120	113	87,6	16	12,4	73 j
3° Du 51e au 60e jour.						
Résections........ a	10	9	90	1	10	52 j
b	13	12	92	1	8	77
c	8	8	100	.	.	124
Total........	31	29	93,6	2	6,4	80 j
Incisions........	2	2	100	.	.	126
Total........	33	31	94	2	6	86 j
4° Au-delà du 60e jour.						
Résections........ a	69	61	88,4	8	11,6	50 j
b	94	83	88,3	11	11,7	79
c	95	85	89,5	10	10,5	110
Total........	258	229	88,8	29	11,2	90 j
Incisions........	30	19	63,4	11	36,6	75
Total........	288	248	86,1	40	13,9	83 j
Soit pour le Total des Résections.	458	407	91	41	8,9	
» » Incisions..	55	36	65,8	19	34,3	
» Total général........	513	443	86,1	70	13,5	

Nous avons modifié l'ordonnance pour plus de clarté et distingué les résections des incisions simples. Les lettres a, b, c, indiquent respectivement les résultats obtenus en divers hôpitaux : a Hamburger Krankhaus; b Civil Krankhaus; c Garnison Lazareth.

[1] Schede l. c., p. 567.

TABLEAU III. — EMPYÈMES IDIOPATHIQUES[1].

INCISIONS ET RÉSECTIONS.		TOTAL.	GUÉRISONS Nombre.	p. 100.	MORTS Nombre.	p. 100.	DURÉE moyenne.
1° Dans les 20 premiers jours.							
Résections	a.	5	5	100	·	·	31 j
	b.	8	7	87.5	1	12.5	55
	c.	8	7	87.5	1	12.5	75
Total		21	19	90.5	2	9.5	52 j
2° Du 21e au 50e jour.							
Résections	a.	15	14	93.3	1	6.6	60 j
	b.	8	8	100	·	·	61
	c.	9	9	100	·	·	50
Total		32	31	96.8	1	3.2	60.7
Incisions		5	4	80	1	20	53
Total		37	35	94.6	2	5.4	58 j
3° Du 51e au 80e jour.							
Résections	a.	8	8	100	·	·	60 j
	b.	7	7	100	·	·	93
Total		15	15	100	·	·	70 j
Incisions		1	1	100	·	·	60
Total		16	16	100	·	·	70 j
4° Au-delà du 80e jour.							
Résections	a.	10	8	80	2	20	90 j
	b.	10	8	80	2	20	90
	c.	5	5	100	·	·	97
Total		25	21	84	4	16	88 j
Incisions		2	2	100	·	·	55
Total		27	23	85.2	4	14.8	85 j
Soit pour le Total des Résections,		93	86	92.5	7	7.5	
» » Incisions..		8	7	87.5	1	12.5	
» Total général		101	93	92.1	8	7.9	66 j

[1] SCHÜLLER, l. c., p. 58.

TABLEAU IV. — ENSEMBLE DES EMPYÈMES MÉTAPNEUMONIQUES ET IDIOPATHIQUES.

Nous le résumons seulement :

Dans les 20 prem* jours : 83,6* de guéris. ; 16,4* de morts ; durée : 68 jours
Du 21* au 40*   89,2   »   10,8   »   »   66 »
Du 41* au 60*   95,8   »   4,2   »   »   80 »
Au-delà du 60*   84,5   »   15,5   »   »   111 »
    Total général.   87,7   »   12,3   »   »   78 »

TABLEAU V. — EMPYÈMES SECONDAIRES ET MÉTASTATIQUES [1].

CAUSES.	NOMBRE.	Guéris.	MORTS.	MORTALITÉ %.	DURÉE moyenne.
Influenza	18	16	2	12,5	110
Typhus	8	4	4	50	68
Abcès sous-phrénique	4	1	3	77	69
Abcès du foie	2	.	2	100	.
Appendicite	3	1	2	66,6	170
Péritonite	2	1	1	50	210
Gonorrhée et périnéphrite	1	1	.	.	170
Kystes hydatiques	2	1	1	50	70
Scarlatine	3	3	.	.	91
Rougeole	2	2	.	.	92
Phlegmon des muscles thoraciques	1	1	.	.	136
Phlegmon péri-œsophagien	1	1	.	.	42
Puerpéralité	1	1	.	.	.
Pyohémie	1	.	1	100	.
Rhumatisme articulaire aigu	1	1	.	.	.
Total	50	34	32	16	.

Ces statistiques diverses, celle de Schede surtout, méritent longues considérations pour en dégager quelques enseignements précis.

D'abord les résultats généraux ; or, malgré la différence sensible en faveur des moyennes de Schede, on nous accordera que les chiffres bruts que nous avons donnés plus haut se rap-

---

[1] Schede, l. c., p. 572.

prochent sensiblement les uns des autres. Pour les cas simples nous trouvons une mortalité de 11,7 %, laquelle est de 11 %, environ dans le groupe respectif des opérés de Schede. Pareil écart est presque négligeable ; négligeable aussi l'écart des guérisons, si l'on songe que Schede ne crée pas de catégorie spéciale pour les guérisons incomplètes et qu'à ce titre nous trouverions également ment 88 %, de succès complets ou relatifs.

Nous n'insistons tant sur ce point que pour montrer par leur concordance la confiance dont ces statistiques paraissent être dignes.

1° *L'influence de l'âge* doit nous occuper d'abord.

Chez l'adulte, il nous est difficile de fournir des chiffres précis, parce que les statistiques qui ne font pas mention spéciale de l'âge doivent à coup sûr renfermer de nombreux cas d'empyèmes infantiles. C'est ainsi que des 117 observations de Carl Beck, 100 ont été recueillies chez les enfants, 17 seulement chez les adolescents ou adultes, sans que nous ayons pu faire la part relative de chacun de ces groupes.

Aussi bien d'ailleurs n'est-ce pas chez l'adulte mais chez les jeunes enfants que l'on discute l'opportunité de la résection, et pour certains, cette opération serait si grave chez les très jeunes qu'il faudrait absolument s'en abstenir.

Mais il faut examiner les choses de plus près. Schütz[1] affirme, quoique résectionniste, que le pronostic est beaucoup plus grave chez les tout petits ; Kessick Bowes assure aussi qu'au dessous de 2 ans elle donne de médiocres résultats.

Cautley[2] sur 33 résections, a eu :

> 27 malades au-dessus de 2 ans, avec 1 mort (3,7 %.)
> 7 " au-dessous de 2 " " 5 " (83,3 %.)

Batten[3], réunissant les cas de Sturges, Barlow, Lees et les siens, arrive à 18 résections, ainsi réparties :

---

[1] Schütz. Assoc. méd. de Hambourg (l. c.).
[2] Cautley. Med. Soc. of London, 23 janvier 1895 l. c..
[3] Batten. The Lancet. 2 juin 1895. p. 1308 l. c..

Au-dessous de 1 an, 1 cas avec 1 guérison
»   2 »   5   »   3   »   + 2 morts
»   3 » 16   »   13   »   + 3 »
»   4 »   6   »   3   »   + 3 »
Au-dessus de cet âge, 20   »   20   »
                     ___   __________________
                      48   40 guérisons + 8 morts

Au-dessous de 4 ans, il y aurait 28 °/₀ de mortalité et 0 °/₀ au-dessus de cet âge ; il est vrai que 3 des morts sont dues en réalité à la diphtérie ou à une péritonite concomitante, ce qui réduit la mortalité à 17,8 °/₀.

De sorte que les deux statistiques de Cautley et de Pitts nous donnent sur 31 cas au-dessous de 4 ans : 11 morts, soit 35,2 °/₀.

La gravité de la résection dans le très jeune âge (35,2 °/₀), quoique supérieure à la gravité générale chez l'enfant (15,3 °/₀) ne serait donc pas plus grande que celle de la pleurotomie en pareil cas (18 °/₀). Ce qui prouve, comme l'affirme Cautley, que la mortalité des très petits tient plus à la gravité de l'affection elle-même qu'au mode opératoire employé.

La rapidité de la guérison paraît plus grande chez les enfants que chez l'adulte, si l'on en juge par les statistiques qui ont trait seulement aux empyèmes infantiles ou bien par celles qui s'adressent à la fois aux adultes et aux enfants. Dans ces dernières la durée moyenne, d'après les statistiques intégrales dont nous avons dressé le tableau à la page précédente, serait de 49 jours environ, tandis que chez l'enfant, elle oscillerait de 42 jours (statistiques intégrales) à 35 jours ½ (moyenne personnelle).

La raison en peut être cherchée dans ce fait que l'empyème infantile est plus souvent à pneumocoques ; nous allons plus loin envisager ce point particulier. Mais nous répétons que cet écart est faible et que les statistiques ne peuvent encore nous éclairer définitivement sur ce point d'importance secondaire du reste.

2° *L'influence de la date* à laquelle l'opération est pratiquée présente un intérêt beaucoup plus grand. Nous avons d'ailleurs pour l'éclaircir des documents précis.

Küster a opéré 55 cas simples dans les six premières semaines ; 3 malades perdus de vue exceptés, il reste : 52 cas, avec 45 guérisons (86,5 %) et 7 morts (13,4 %).

Tandis que 15 empyèmes également simples mais réséqués tardivement ont fourni seulement : 7 guérisons (46,6 °/.) ; 3 améliorations (20 °/.) et 5 morts (33,3 %).

La même différence se retrouve pour les pleurésies purulentes tuberculeuses qu'il a observées :

Sur 9 guérisons précoces, il a obtenu : 5 guérisons (55,5 %), 1 fistule (11,1 °/.) et 3 morts (33,3 %.).

Sur 22 opérations tardives : 4 guérisons (18,16 %), 5 fistules (22,7 %) et 13 morts (59 °/.).

Carl Beck sur 63 opérations précoces pour empyèmes simples a eu 63 opérations (100 %/.) ; et 33 sur 35 résections tardives toutes conditions égales d'ailleurs (soit 94 %/.).

Mais la statistique la plus importante à ce sujet est toujours celle de Schede, qui nous fournit des renseignements précis sur le nombre et la rapidité des guérisons. Nous examinerons plus bas quel rôle joue la nature microbienne du pus. Pour nous en tenir seulement à l'influence générale qui revient à la précocité de l'intervention, reportons-nous à son tableau IV. Nous voyons que :

Les résections faites dans les 20 premiers jours ont donné 83,6 °/. de succès, en 68 jours, soit . . . . . .   83,6 %, en 68 jours.

Celles exécutées du 21e au 30e jour. . .   80,2 %/. en 66   »

.   .   31e au 60e   »   . . .   95,8   » en 80   »

.   .   après le 60e   »   . . .   84,5   » en 111   »

L'avantage paraît rester nettement aux résections pratiquées de la quatrième à la douzième semaine, et nous avons vu même fait pour la pleurotomie simple. Mais ici intervient sûrement la nature microbienne de l'épanchement, car une différence sensible existe ici entre les empyèmes métapneumoniques et les empyèmes idiopathiques. On peut d'autre part supposer, Netter partage cette opinion, que la mortalité plus grande des interventions très précoces est due non pas à l'acte opératoire mais à l'affection même, aux complications locales et générales de l'empyème. Une première élimination naturelle s'est faite ainsi dans les 21 premiers jours, dont bénéficient les 2 groupes suivants.

Si l'on peut discuter sur l'opportunité des interventions très précoces, tout le monde est d'accord pour éviter les opérations trop tardives; les chiffres de Küster comme ceux de Schede paraissent démonstratifs. Et, s'il nous fallait conclure, nous n'en persisterions pas moins, avec Bouveret, à préconiser l'action rapide. L'abcès pleural veut être vite ouvert, comme toutes les collections aiguës suppurées.

3° *L'influence des lavages* a été surabondamment démontrée par Runeberg. Au chapitre de la technique, nous avons trop longuement insisté sur ce point pour y revenir encore. Disons simplement que nos chiffres, sur un ensemble de 107 cas, où le nombre des lavages et la durée du traitement sont spécifiés, renferment 187 résections :

152 résections sans irrigation aucune ont donné 88,6 °/₀ de guérisons en 52 jours;

35 résections avec un lavage unique ont donné 85,5 °/₀ de guérisons en 49 jours.

Les résultats semblent donc se compenser comme rapidité ou efficacité et l'irrigation immédiate post-opératoire paraît ne pas être nocive. Nous ne nous en rallions pas moins à l'opinion du chirurgien d'Helsingfors, tous les jours plus acceptée, et nous concluons comme lui à la suppression absolue des lavages dans les cas habituels.

4° *L'influence de la nature microbienne* du pus est considérable. La tuberculose paraît donner des résultats très médiocres. Küster note 52 °/₀ de morts; Carl Beck, 71,4 °/₀; Schede, 77,7 °/₀; Doerfler 6 morts sur 6 cas; Netter, 2 morts sur 2; soit, sur un ensemble de 91 faits, plus de 60 °/₀ de morts.

Sur les pleurésies putrides et les épanchements streptococciques, nous manquons de renseignements précis en ce qui touche la résection proprement dite. Carl Beck accuse 4 morts sur 4 empyèmes fétides; cette proportion est évidemment excessive. Netter a perdu 3 malades sur 4 pour pleurésies streptococciques; c'est encore une série malheureuse, car Hottinger a eu seulement 3 morts sur 8. Si l'on se reporte au tableau V de Schede, on note 16 °/₀ seulement de mortalité sur un ensemble de faits qui, secondaires à la fièvre typhoïde (8), la scarlatine (3), la rougeole (2), la puerpéralité (1), l'appendicite (3), etc., devaient certainement présenter des streptocoques ou des bacilles du côlon.

D'ailleurs, puisque les recherches précises de Netter indiquent chez l'adulte une fréquence de 11 à 53 °/₀ pour les empyèmes streptococciques, on peut supposer, d'après les résultats généraux fournis à cet âge par la résection, que les pleurésies à streptocoques sont loin de présenter toujours une sérieuse gravité et entrent pour une bonne part dans les succès alors obtenus. Au chapitre de l'incision simple, nous avons fait pareille remarque.

Cependant les empyèmes pneumococciques paraissent donner les meilleurs résultats. Je sais bien qu'on ne saurait de par l'évolution métapneumonique de l'épanchement conclure à la présence du seul pneumocoque. Cependant cette présence est probable; aussi pouvons-nous, à ce titre, user de la statistique de Schede (tableau II) qui montre 91 °/₀ de succès pour cette catégorie. D'ailleurs tout ce que nous savons sur l'évolution de ce microbe, sur les succès rapides des interventions chez l'enfant où il est particulièrement fréquent, confirment ces données.

Enfin les chiffres de Netter sont concluants : Kümmel a eu 20 succès sur 20 résections; Schütz, 13 sur 15; Paul-Boncour, 7 sur 7; Netter, 14 sur 15.

Conclusions. — L'incision avec résection costale primitive doit-elle être préférée à l'incision simple? Oui, sans aucun doute. Il suffit pour s'en convaincre de se reporter aux résultats obtenus que, pour éviter d'inutiles redites, nous ne résumerons pas à nouveau en cette place, car nous allons y revenir au chapitre suivant.

CHAPITRE IV

Valeur générale respective de la thoracentèse, du siphon, de la pleurotomie.

Le moment est venu de réunir dans un chiffre d'ensemble les notions diverses que nous avons longuement exposées pour en tirer quelques enseignements; aussi bien pourrons-nous être brefs. Envisageons chacune des trois méthodes en ses modes principaux.

1° Des procédés multiples qui se rattachent aux ponctions proprement dites, un seul subsiste : la ponction simple. Les ponctions avec drainage ou lavages sont aujourd'hui abandonnées. Fernet avoue que ses injections à demeure sont d'indications très exceptionnelles; Netter d'ailleurs les combat résolument dans son dernier article. Le drainage transcostal de Rey, d'Alger, a reçu partout un accueil très froid et doit céder le pas à la résection costale dont il n'est qu'une manière timide et bâtarde, plus compliquée aussi.

Mais les ponctions simples ont elles-mêmes perdu le plus grand nombre des partisans que les discussions de 1890-1891 leur avaient un moment ramenés. Nous avons vu, nous reverrons de quelles sages réserves Netter entoure leur essai, possible pour lui en deux cas seulement : empyèmes pneumococciques et tuberculeux purs. Elles ne constituent donc pas une méthode générale définitive, seulement un moyen à tenter parfois et doivent céder le pas aux traitements reconnus plus efficaces.

2° Des deux modes de drainage aspiratif : par ponction simple (Playfair-Bulau), par pleurotomie (Tachard-Revilliol), il est malaisé d'établir la comparaison. Ne peut-on pour ce dernier invoquer en effet l'heureuse influence de l'incision préalable de la plèvre ?

L'Heber-drainage de Bulaü a fourni au pourcentage :

Tous cas compris : 73   de guéris.; 11.9 d'insuce.; 14.6 de décès
Emp. simples   : 86.7   »   6.2   »   »   »
  » mét. pneum.: 92.8   »   »   7.2   »   durée : 23 j°.
  » fétides   : 83.3   »   »   16,7   »
  » métastatiq. : 39   »   10   »   61   »
  » tuberculeux : 17,6   »   29,4   »   53

Le procédé de Robertson qui doit en être rapproché, puisque cet auteur ne pratique qu'une boutonnière pleurale aussi étroite que possible, a donné 10 guérisons sur 13, dont 8 sur 8 cas simple, avec une durée moyenne de 22 jours.

Tachard, avec sa méthode mixte (pleurotomie temporaire, siphon) n'a eu que des succès et succès rapides, en une moyenne inférieure à deux mois ; chez l'adulte, et ce point est à considérer.

Revilliod enfin et ses imitateurs ont obtenu, tous cas réunis, 83,2 °/₀ de guérisons ; 3,2 °/₀ d'insuccès ; 12,8 °/₀ de morts. Mais celles-ci nous l'avons dit paraissent indépendantes du traitement et les succès comprennent d'autre part des faits graves ou compliqués.

Dans les cas simples, tous ces résultats sont excellents, presque identiques, et il semble que pour les empyèmes métapneumoniques en particulier, l'Heber-drainage de Bulaü puisse soutenir la comparaison avec tous les autres procédés. Les chiffres de Schede, si favorables à la pleurotomie avec résection, donnent en effet 91 °/₀ de guérisons en ces cas mais avec une durée moyenne beaucoup plus longue (Il est vrai qu'ils reposent sur un ensemble beaucoup plus considérable).

L'action du siphon paraît donc incontestable pour hâter en bien des cas la guérison, et c'est un point à retenir.

Mais on a reproché justement à la méthode de Bulaü de ne pas ouvrir une sortie suffisante aux sécrétions pleurales, aux paquets fibrineux, aux magmas purulents ; de ne pas permettre l'exploration de la poche ; de provoquer parfois une inflammation de la paroi ; d'être en un mot trop restée un mode particulier de ponction. Or il semble que les empyèmes aigus, véritables abcès pleuraux, doivent être traités comme les autres collections suppurées aiguës pour lesquelles on ne s'est jamais contenté d'une ponction avec drainage. Le Bulaü n'est pas assez chirurgical, et c'est pour cela qu'on lui préfère en général la pleurotomie : préférence que nous partageons.

Ces arguments théoriques, je dirais presque instinctifs, devraient cependant s'incliner devant les faits bien observés. Mais il est aisé de les satisfaire. Ce qu'il y a de bon dans le Playfair-Bulaü, c'est le principe du siphon ; ce qu'il y a de mauvais, c'est la ponction sans ouverture large. Faites donc une pleurotomie, répondent Tachard-Revilliod, appliquez ensuite le siphon et vous aurez ainsi paré aux inconvénients de la méthode, uni ses avantages : la succion continue, à ceux de la thoracotomie : l'évacuation et l'exploration faciles.

À ce raisonnement les partisans de l'incision ordinaire opposent trois objections : la complication entraînée par le drainage aspiratif, son inefficacité, son inutilité.

La complication est-elle réelle ? Certes il convient de simplifier et d'alléger au maximum l'arsenal thérapeutique toujours trop encombré de bagages aussi dispendieux qu'inutiles. Mais l'instrument spécial de Revilliod échappe presque à ces reproches ; on le peut remplacer à la rigueur par un banal injecteur à poire tourné à rebours, et à leur défaut il n'est pour la succion continue besoin que d'un simple tube de caoutchouc formant siphon selon le faire de Bulaü ou de Tachard. Peut-on arguer des ennuis qu'il impose à l'opérateur et à l'opéré ? Nous ne le pensons pas. Le tube pleural muni de son flacon récepteur, n'est pas plus incommode au malade que la sonde à demeure dans l'œsophage, l'estomac ou l'urèthre, que les drains de Guyon-Périer dans la taille hypogastrique, pourtant acceptée de tous.

L'inefficacité de l'aspiration continue ne peut se défendre longtemps en présence des expériences de Phelps, Northrup, Revilliod, Reineboth, sur lesquelles nous ne reviendrons pas, et aussi des faits de Potain et Revilliod où l'action du siphon fut assez forte pour occasionner durant les premiers jours une douleur assez vive et une hémorrhagie pleurale. L'on n'a d'ailleurs qu'à se reporter aux observations que nous avons analysées pour se convaincre des rapides succès que la succion permanente a donnés dans de vieux empyèmes très vastes.

Reste l'inutilité. Il est certain que la pleurotomie large, précoce, sans lavages, faite selon les règles précises et sobres d'aujourd'hui, suffit le plus souvent à la guérison : nos statistiques en font foi. Mais, cela est sûr aussi, elle n'y suffit pas toujours. C'est précisément en ces cas où la poche est vaste et la guérison lente à se produire que le procédé de Revilliod trouvera son application logique et pratique à la fois.

Au résumé, le drainage aspiratif plus efficace certes que la thoracentèse ne peut lui-même prétendre à la sécurité et aux bénéfices de la pleurotomie que lorsqu'il est combiné à cette pleurotomie. Envisagé comme procédé particulier de ponction (Playfair-Bulau), il nous semble, malgré ses très réels succès, d'application restreinte ; considéré, au contraire, comme mode particulier de drainage après pleurotomie (Revilliod), il peut rendre de très réels services et mérite une attention qu'on ne lui a pas encore assez accordée.

3· Des deux modes principaux de pleurotomie, incision simple ou résection costale primitive, nous donnons sans hésiter le pas à cette dernière. Nous avons discuté et facilement renversé les objections qu'on lui a faites. Elle est d'un manuel aussi simple, ajoute à peine une complication insignifiante et procure en revanche des avantages considérables, surtout marqués chez les enfants. Il suffit pour s'en convaincre de se reporter aux tableaux de Schede et aux nôtres, que d'ailleurs nous reproduirons très brièvement ici. Voici d'abord nos relevés :

PLEUROTOMIE.	RÉSULTATS GÉNÉR.			CHEZ L'ENFANT				CHEZ L'ADULTE				AU-DESSOUS DE 3 ANS Mortalité.
	Guérisons	Morts	Insuccès	Guérisons	Morts	Insuccès	Durée moyenne	Guérisons	Morts	Insuccès	Durée moyenne	
Incis.	77.1	15.6	6	75.7	16.3	6.1	79j	88	6.6	5.9	52j	35.2
Rés.	85.1	11.7	3	82.7	16.9	2.1	62	87.3	9.2	3.5	89	88

Voici ceux de Schede :

	Guérisons.	Morts.
Incision : Empyèmes métapneumoniques.	65,8	24,3
» idiopathiques........	87,5	12,5
Résection : » métapneumoniques.	91,1	8,9
» idiopathiques........	92,5	7,5

Résultats supérieurs comme nombre et rapidité des guérisons, cela est indéniable : plus accentués chez les enfants, cela ressort encore de nos tableaux faits d'éléments homogènes, tirés des mêmes statistiques et pour cela parfaitement comparables.

Faut-il chez les très jeunes enfants rejeter la résection comme trop meurtrière, comme beaucoup plus grave que l'incision simple, ainsi que Schütz, Chapman, Cautley, Wightman, Morison, Griffith, K. Bowes l'ont prétendu ? — Certes, au-dessous de 3 ans, la mortalité devient immédiatement beaucoup plus élevée : 35,2 %, au lieu de 14,9. Mais elle reste cependant, d'après nos relevés, inférieure à la mortalité correspondante de l'incision (48 %). D'ailleurs est-ce là une mortalité opératoire ? Nous ne le pensons pas. Au-dessous de 3 ans, la gravité de la pleurésie augmente brusquement et cause plus de 50 %, de décès. C'est donc beaucoup plus à l'empyème qu'à l'acte chirurgical qu'il faut attribuer ces médiocres résultats. Aussi bien pour ces cas, le Playfair-Bulau serait-il peut-être avantageux ?

La résection mise en valeur, « emphatized » selon le dire d'outre-Manche, nous ajoutons une fois encore qu'il faut en général s'abstenir de manœuvres pleurales et de lavages plus souvent nuisibles qu'utiles.

Je me résume : le traitement de l'empyème à la fois le plus logique, le plus sûr, je dirais presque le plus simple, celui qui donne les résultats les plus rapides et les meilleurs, c'est, avant tous, l'incision large, précoce, avec résection costale primitive. Peut-être il y aurait lieu dans les cas où la poche purulente est vaste et le poumon rétracté, d'ajouter à la résection, pour la rendre plus efficace encore, l'application ultérieure du siphon Tachard-Revilliod.

Mais à cette règle générale, presque formelle, faut-il apporter quelque tempérament? C'est ce que nous allons examiner en étudiant rapidement les indications spéciales d'ordre bactériologique et d'ordre anatomique.

CHAPITRE V

Les indications bactériologiques des empyèmes.

Les notions que nous avons semées çà et là, au cours et au hasard des chapitres précédents nous permettront d'être bref et de résumer simplement ici ce que nous connaissons déjà point par point.

En 1890-1891, à la suite des importantes recherches de Netter et de Courtois-Suffit, on crut fermement à la valeur des indications thérapeutiques tirées de la nature bactériologique des empyèmes, et Debove, Courtois-Suffit pouvaient écrire dans leur livre, sans risquer alors d'être démentis : « les conditions qu'il faut d'abord envisager, les premières dont il importe de tenir compte — nous serions tentés de dire les seules — sont relatives à la nature de la pleurésie ».

Mais une réaction s'est produite, qui tend à s'accentuer encore et qui a fortement diminué la portée absolue de ces affirmations, reportant les indications capitales du microscope à la clinique, des recherches microbiennes aux conditions physiques de l'épanchement, physiologiques du malade.

Aussi bien d'ailleurs verrons-nous que les plus chauds partisans du laboratoire abandonnaient en route la plus grosse partie de leurs prétentions et, lorsque de la préface de Debove-Courtois-Suffit on passe à la « discussion des articles », ce fait devient évident.

Netter du reste s'est toujours défendu d'avoir formulé des conclusions trop étroites et a voulu borner ses propositions un peu aux empyèmes tuberculeux, surtout aux pleurésies pneumococciques pures (pour ce qui est du retour à la méthode des ponctions.

Quoi qu'il en soit, il convient cependant de résumer, en un chapitre à part « les indications bactériologiques » des empyèmes, et nous allons passer en revue les variétés principales que nous avons déjà définies.

§ I. — Les pleurésies à pneumocoques.

Prédominance marquée chez l'enfant : virulence habituellement très faible, atténuée après quarante-huit heures au contact de l'air ; évolution rapide, sans phénomènes généraux marqués, parfois latence complète ; enkystement fréquent ; vomique possible ; résorption exceptionnelle ; bénignité habituelle.... Nous connaissons déjà ces caractères ordinaires du microbe de Talamon-Fraenkel et des empyèmes dont il est la cause.

Nous savons aussi qu'a eux surtout s'adressait la renaissance de la méthode des ponctions, tentée vers 1890-1891. Mais Desplats a été le seul à vouloir outrancièrement soutenir les ponctions quand même, méthode de choix, contre la pleurotomie, méthode de nécessité. A l'heure actuelle, il reste l'unique partisan de cette formule que nous renverserions volontiers. A ceux qui seraient encore tentés de le suivre, nous répéterons avec la majorité de la Société médicale des hôpitaux :

1° Que l'on a exagéré la fréquence et la bénignité du pneumocoque pur, auquel seul pourrait suffire l'aspiration ;

2° Que les ponctions échouent le plus souvent (64 % d'insuccès), même chez l'enfant ; nous dirions presque surtout chez l'enfant, si nous en croyons les insuccès de Netter (15 fois sur 16 ;

3° Que trop répétées, elles risquent malheureusement ou de laisser mourir le malade (13 %, ou de le placer dans des conditions défavorables pour une intervention ultérieure plus radicale.

Aussi bien, Debove et Courtois-Suffit, Netter, Cadet de Gassicourt conseillent-ils de tenter la guérison par deux ou trois essais de thoracentèse, mais sans s'obstiner au-delà car « trois ou quatre ponctions ne valent pas une incision », car cette variété est d'ailleurs le triomphe de l'empyème antiseptique. Nous avons suffisamment insisté au chapitre des ponctions (voir page 167), sur les sages restrictions que Netter a tout récemment formulées, pour y revenir encore.

Mais entre la ponction simple et la pleurotomie, n'y a-t-il pas une place pour le drainage aspiratif?

Il semble que ce mode thérapeutique, si goûté en Allemagne, jouisse chez nous d'une défaveur qu'il ne mérite pas entièrement. Peut-être a-t-on outre-Rhin exagéré ses avantages mais peut-être aussi les avons-nous systématiquement amoindris. .'Ni cet excès d'honneur, ni cette indignité.

Netter rapporte quelques statistiques heureuses qui ne semblent pas cependant l'impressionner beaucoup, puisque chez l'enfant, malgré les succès de Sahli-Eberle, Simmonds, Robertson, il rejette le siphon et conclut nettement en faveur de la résection costale primitive, laquelle lui a fourni 13 succès sur 14 cas (92,5 %).

Nous croyons que le siphon vaut mieux. Malgré que nous nous déclarions franchement partisans de la résection costale, nous devons impartialement rappeler que précisément en ces cas de pleurésies métapneumoniques, le Playfair-Bulaü a donné des résultats excellents. Les séries intégrales de Carl Aust, Bohland, Robertson nous fournissent plus de 92 %, de guérisons parfaites et rapides en un délai moyen de 23 jours, lequel a pu tomber à 9, 10, 11, 12 jours en plusieurs cas. L'Heber-drainage peut ainsi hardiment et victorieusement soutenir la comparaison avec la méthode la plus favorable. La résection en effet n'a pas mieux réussi à Schede (91,1 %) et à Netter (92,8 %) dans des conditions identiques, malgré leurs très beaux succès; et la durée moyenne des guérisons a été sensiblement plus longue.

Aussi sommes-nous très embarrassés pour rejeter complétement l'aspiration continue dans les empyèmes pneumococciques simples. Peut-être conviendrait-il de la substituer aux essais de ponction conseillés au début de la maladie par Netter; le manuel en est aussi simple, et les enfants, malgré les craintes de Stintzing et de Netter, semblent la supporter aussi patiemment que le drainage ordinaire. Les très jeunes, moins remuants, chez qui la pleurotomie parait à quelques-uns meurtrière, ne pourraient-ils particulièrement bénéficier du siphon à la condition formelle d'un espace intercostal suffisant pour le drain ? Peut-être trouverait-elle aussi son indication lorsqu'une pneumonie évolue parallèlement à l'empyème, lorsqu'enfin des circonstances indépendantes de l'opérateur s'opposent à la pleurotomie.

Ailleurs cependant, et malgré que nous considérions justement ses succès, nous lui préférons instinctivement l'ouverture franche de la plèvre. Il semble naturel, je le répète, de traiter les collections suppurées de cette séreuse comme on traite celles des autres séreuses : péritoine, articulations, pour lesquelles on n'a jamais sérieusement songé à la ponction-drainage. Et, pour cette ouverture large, nous donnons le pas à la résection sur l'incision simple ; résection sans lavage aucun, même immédiat, suivant les indications concordantes des chirurgiens et des bactériologistes.

§ II. — Les pleurésies à streptocoques.

Ici pas d'hésitations. Les ponctions simples seraient dangereuses ; le Playfair-Bulau se montrerait sans doute plus qu'insuffisant, puisque, sans avoir de renseignements précis sur les empyèmes streptococciques en particulier, il n'a donné que 30 % de guérison contre 10 % d'insuccès et 60 % de morts dans les pleurésies métastatiques qui se rapprochent sensiblement de ce groupe.

Il faut ouvrir la plèvre : encore les bactériologistes se montrent-ils alors plus outranciers que les cliniciens. Je m'explique :

Microbe très virulent, très résistant (sauf exceptions, Duguet, Widal, etc.). Fièvre vive, reproduction incessante de l'épanchement, présence du streptocoque rebelle dans les exsudats pariétaux. Donc incisez hâtivement, largement ; lavez énergiquement et abondamment, disent et écrivent les premiers : Netter, Vignalou, Debove, Courtois-Suffit.

Incisons vite et large ; soit. Lavons une fois, passe encore, répètent les seconds, avec Bucquoy. Mais pourquoi prodiguer à l'avance des lavages multiples qui peuvent être nuisibles sans être toujours indispensables, puisque on ne peut prévoir quelle sera la virulence du streptocoque dans le cas particulier ?

Aussi, malgré que Vignalou ait rapporté dans sa thèse 5 cas de rechute après incision dans des empyèmes streptococciques, malgré que cette variété paraisse spécialement grave à Netter (3 morts sur 4 observés par lui ; 19 morts sur 22 relevés par Israël, nous rangerons-nous à l'avis de Bucquoy et conseillerons-nous la résection sans lavages ou avec une irrigation immédiate très modérée à l'eau bouillie. On attendra pour le renouveler que le besoin s'en fasse nettement sentir.

C'est ainsi que Bucquoy a guéri son malade en 40 jours ; Cadet de Gassicourt en 45 ; Lamarque en 39 ; Moly en 34 ; Comby en 30 dans un cas, « très rapidement » dans un autre ; Le Dentu et Fernet en 25 ; Paul Boncour en 17 jours. Archawski a eu aussi par la méthode de Revilliod un succès rapide, après 29 jours de succion continue. Ces résultats sont très encourageants.

Ne convient-il pas d'ailleurs de faire observer que la pleurésie purulente chez l'adulte relève très souvent d'une infection streptococcique (53 %, dans la première statistique de Netter : 41 %, dans la seconde) ?

Et les succès meilleurs obtenus à cet âge par la résection primitive exempte ou sobre de lavages ne nous montrent-ils pas que les streptocoques sont ordinairement justiciables de ce traitement ?

§ III. — Les pleurésies à staphylocoques.

Trop peu nombreuses pour entrer sérieusement en ligne de compte, elles nécessiteraient pour Kiener et Netter des précautions spéciales de par leur tendance toute particulière à la chronicité. Aussi pour ces auteurs les faut-il ouvrir, drainer et laver largement.

Les mêmes considérations s'appliqueraient aux cas où les staphylocoques sont associés à d'autres espèces microbiennes, auxquelles ils imposent toujours leurs caractères propres dans l'évolution de l'empyème.

Nous acceptons volontiers l'ouverture large et précoce. Mais à cause même de leur tendance à la chronicité, nous resterions plus rebelles aux lavages répétés qui, d'après les données récentes, favorisent singulièrement cette prolongation indéfinie : et, puisqu'il faut drainer longtemps, efficacement, l'emploi en l'espèce du siphon de Revilliod, après pleurotomie, pourrait hâter certainement avec la vidange de la plèvre la réexpansion du poumon.

§ IV. — Les pleurésies putrides.

L'opinion courante veut les rendre exclusivement justiciables de l'ouverture précoce, large, accompagnée de lavages répétés jusqu'à ce que le pus devienne franchement séreux et que la fièvre soit définitivement tombée, suivie aussi d'un drainage prolongé parce que sous l'épanchement pleural se cachent presque toujours des lésions pulmonaires initiales graves qui le rendent nécessaire, parce qu'aussi ce drainage exposerait beaucoup moins ici qu'ailleurs aux fistules consécutives. Ces fistules sont pour Netter et Schwarze rares dans les empyèmes putrides.

Mais ce traitement radical n'a pas été accepté de tous.

Herz[1], Rosenbach[2], Holmokl[3], nous l'avons vu, ont déclaré les lavages insuffisants par eux-mêmes à la désinfection, aussi répétés et minutieux qu'ils soient : inutiles et par suite dangereux.

Carl Aust[4] et Bohland[5] ont d'autre part traité par le Playfair-Bulau 6 empyèmes fétides, dont un compliqué de gangrène

---

[1] Herz. Centralbl. für klin. Med., 1892, n° 12 l. c.
[2] Rosenbach. Ibidem l. c.
[3] Holmokl. Congrès de Vienne, 1890 l. c.
[4] C. Aust. Munch. Med. Woch. l. c.
[5] Bohland. Deutsch. med. Woch., 1891. l. c.

pulmonaire grave ; ils ont obtenu 5 guérisons (83, 3 %) et une
mort par phlegmon de la paroi au niveau de la ponction. Aussi
pour eux, la qualité sanieuse du pus est loin d'être par elle-
même une contre-indication absolue pour l'heber-drainage, inap-
plicable seulement lorsque ces empyèmes fétides se compliquent
de pneumothorax, d'abcès ou de gangrène du poumon.

Malgré ces résultats, malgré que Bohland ait aussi obtenu trois
succès par des ponctions suivies de lavages avec une solution de
pyoctanine à 1 pour 2000, nous croyons le Playfair-Bulaü dangereux en l'espèce. Le phlegmon de la paroi observé par Aust
en est une preuve ; les faits rapportés tout dernièrement par
Widal et Nobécourt, Achard, Courtois-Suffit où se produisit
également après ponction un phlegmon gazeux de la paroi
mortel en deux cas, en sont des preuves nouvelles.

Aussi recommanderons-nous encore l'ouverture précoce, large
suivie d'un drainage bien assuré. Un lavage unique post-opératoire, prudent, sera parfois indiqué si la fièvre est trop vive ;
il faudra, pour les irrigations ultérieures, attendre les indications
locales et générales que nous avons déjà définies.

§ V. — Les pleurésies tuberculeuses.

Pour elles le désaccord recommence sur des points nombreux.

D'abord sur leur fréquence réelle que les uns estiment marquée, que d'autres font beaucoup moindre. Moutard-Martin sur
84 empyèmes n'en a vu que 7 tuberculeux, soit 8,33 %. Netter
en avait signalé 15.2 %, chez l'adulte et 10,7 %, chez l'enfant,
chiffres qu'aujourd'hui il porte à 17,6 %, chez le premier et
réduit à 7,5 %, chez le second. Leudet, sur 926 phthisiques n'a
vu que 9 empyèmes tuberculeux.

D'autre part, en présence d'un certain complexus clinique, on
songe parfois trop volontiers à la tuberculose. Moutard-Martin a
justement insisté sur ce point : quelques empyèmes à marche
lente, accompagnés de cachexie, de craquements et de râles
humides aux sommets, avec sueurs nocturnes, crachats muco-

purulents, peuvent parfaitement simuler la tuberculose, et Griffith a montré combien le diagnostic peut être difficile en l'absence d'un examen bactériologique précis.

Enfin même en admettant la coexistence d'un empyéme et de lésions tuberculeuses réelles du poumon, il faut distinguer avec soin, ce que l'on n'a pas toujours fait, la pleurésie purulente tuberculeuse vraie de la pleurésie purulente banale chez les tuberculeux (Debove et Courtois-Suffit).

En dehors des cas où la prédominance de la lésion viscérale l'emporte nettement, suivant la formule de Trélat, et contre-indique essentiellement une intervention sérieuse, que convient-il de faire ?

Trois opinions ont cours, également défendues.

1° Pour les uns, les empyémes tuberculeux sont souvent latents pendant de longues années, d'une évolution très-lente, permettant une survie qui peut atteindre ou dépasser 10 ans (Netter-Verneuil).

Or, comme une intervention opératoire sérieuse est toujours plus grave chez les tuberculeux ; comme en l'espèce elle ne saurait que très exceptionnellement amener la guérison complète, pourquoi ne pas s'en tenir aux méthodes non sanglantes, ponctions simples ou avec injections modificatrices ?

D'autant que celles-ci peuvent quelquefois guérir le malade (Debove, Desplats, Vaté) ou amener dans son état une amélioration très marquée. Alors, secondairement s'il y a lieu, on pourra songer à une intervention plus importante, qui sera mieux supportée par un malade plus fort, et plus efficace sur une plèvre déjà modifiée par les injections antérieures (Verneuil).

C'est ainsi que Ashurst, Ward Cousins, Pearce Gould, Warbasse, Senator, Fielder, Fraëntzel, Godlee à l'étranger, Moutard-Martin, Verneuil, Fernet, Netter, Debove et Courtois-Suffit en France s'abstiennent autant que possible de toucher aux tuberculeux.

Godlee[1] recommande les ponctions avec lavage, à l'aide de deux aiguilles enfoncées en des points différents du thorax.

---

[1] Godlee. *The British med. Journ.*, 1892 (l. c.).

Fernet[1] estime bonnes les ponctions avec injection, suivant sa méthode particulière.

Verneuil[2] insiste sur l'heureux effet des injections d'éther iodoformé. Netter, Debove et Courtois-Suffit s'en tiennent aux ponctions répétées.

Pour ces derniers, « l'assimilation de la tuberculose de la
» plèvre avec l'abcès froid, possible pour l'étiologie, l'évo-
» lution, le diagnostic bactériologique et expérimental, cesse
» d'être exact pour ce qui touche à l'intervention. Et, pour cette
» unique raison que l'abcès froid ouvert est attaquable dans
» ses parties, on peut le curer, en détruire la coque par le grat-
» tage et il guérit. Il est bien évident qu'aucune de ces méthodes
» ne saurait être appliquée à la plèvre. De plus l'abcès froid,
» lorsqu'il siège à la peau, est une lésion isolée ; il ne reste après
» elle qu'une cicatrice. Derrière la plèvre, il y a le poumon,
» enkysté, sclérosé, sans tendance à revenir combler le vide
» pleural ».

De sorte que si l'on incise, on est presque fatalement exposé à une fistule, et comme les observations sont nombreuses où l'on peut se contenter de faire 10 à 12 ponctions en 10 ou 15 ans, il vaut mieux s'en tenir à la thoracentèse.

Moutard-Martin[3] a vu, en 1881, une pleurésie purulente droite massive et tuberculeuse guérir par trois ponctions simples : le malade mourut plus tard de tuberculose, confirmant le diagnostic posé. Il en conclut que les empyèmes tuberculeux peuvent guérir par les ponctions sans injections.

D'autre part Curschmann, Wotruba et Slajmert, Fraenkel, Carl Aust, K. Bohland ont employé le siphon de Bulaü avec un succès très relatif. Aussi Bohland lui-même, nous l'avons vu, est-il d'avis que ce n'est point là une des applications les plus heureuses de l'Heber-drainage.

---

[1] Fernet. Soc. de thérap., 12 nov. 1889 et Bulletin de la Soc. méd. des hôpit., 17 octobre 1891 (l. c.).
[2] Verneuil. Études sur la tuberculose. 1891. t. III. p. 321 (l. c.).
[3] Moutard-Martin. Soc. méd. des hôpit., 2 mai 1890. p. 386.

2° Pour les autres, au contraire, il faut intervenir hardiment, par l'incision large ou la résection, suivies de drainage.

Les ponctions amèneraient aussi fréquemment que l'incision des fistules consécutives et seraient particulièrement sujettes chez les tuberculeux à causer des phlegmons de la paroi (Hofmokl).

La guérison est, d'autre part, non seulement possible mais assez fréquente par le drainage largement appliqué. Koranyi, Rydygier, Ewald n'ont eu que des succès. Et par un contraste piquant, la thèse de Courtois-Suffit, adversaire résolu de l'incision, contient 9 cas d'empyèmes tuberculeux, dont :

6 traités par les ponctions, avec 2 morts (33,3 %) et 4 fistules chroniques (66,6 °/₀).

3 traités par l'incision, avec 1 mort (33,3 %), 1 guérison (33,3 %) et une fistule.

D'ailleurs pourquoi la guérison complète par l'incision, que les partisans de la ponction déclarent possible par leur traitement, le serait-elle moins lorsque la plèvre est largement ouverte, drainée et traitée directement ? Malgré les objections de Debove, on peut agir sur le poumon sous-jacent, le modifier, aller même jusqu'à l'enlever (Tillmanns, Delagenière), comme nous le verrons plus loin. Il n'est pas d'ailleurs toujours malade, et Verneuil a signalé une observation de pachypleurite tuberculeuse où le poumon sous-jacent était indemne. Mais sans pousser les choses à l'extrême, la présence des lésions pulmonaires sous-pleurales n'est pas plus un obstacle absolu à la guérison de l'empyème que celle de lésions intestinales sous-séreuses ne l'est à la cure des péritonites tuberculeuses et, pour Mayo-Robson, il faut traiter celui-là comme celles-ci, par l'incision large.

Pour ces motifs, Park, Lloyd, Mayo-Robson, Fergusson, Lainé, Morison, Griffith, Koplik ; Ziemssen, Koranyi, Rydygier, Ewald, Pel, Schede, Küster, à l'étranger ; Breton[1], Laveran[2], Peyrot[3]

---

[1] BRETON. *Revue mensuelle des maladies de l'enfance*, 1892, p. 69 (l. c.).
[2] LAVERAN. *Société méd. des hôpit.*, 23 mai 1890, p. 575 (l. c.).
[3] PEYROT. *Traité de chir. de Duplay et Reclus*, t. VI, p. 102 (l. c.).

en France se déclarent fermes partisans de la pleurotomie
d'emblée avec ou sans résection primitive. Peyrot est des plus
catégoriques à ce sujet :

« Les épanchements qui contiennent des bacilles tuberculeux,
» soit à l'état d'isolement, soit combinés avec les microbes de la
» suppuration, sont justiciables comme les autres de la pleuro-
» tomie. La tuberculose pleurale guérit parfois comme une
» tuberculose externe... La tuberculose ne devient une contre-
» indication que lorsqu'elle a envahi une portion notable du
» poumon et qu'il existe des signes cavitaires nets et étendus.
» Dans ces conditions, l'opéré est trop exposé à succomber rapi-
» dement après l'opération. Mais, je ne saurais trop le répéter,
» il faut des lésions reconnues et étendues pour justifier l'abs-
» tention. L'empyème tuberculeux, surtout lorsqu'il est resté
» latent plus ou moins longtemps, offre une plèvre épaissie et
» des parois rigides. Ces conditions se retrouvent peut-être dans
» d'autres variétés d'empyème. Est-ce une contre-indication à la
» pleurotomie? Non, à notre avis. D'abord l'épaississement de la
» plèvre est difficile à diagnostiquer à l'avance, puis l'altération
» de la plèvre pulmonaire n'est pas toujours proportionnée à
» celle de la plèvre pariétale... On ne peut jamais savoir à
» l'avance dans quelle mesure le poumon se prêtera à la dila-
» tation après la pleurotomie. Une contre-indication formelle ne
» saurait donc être posée sur cette base ».

Voici donc détruite pièce à pièce l'argumentation des adversaires de la pleurotomie. Et l'on pourrait encore dire en faveur
de cette dernière, que les « ponctionnistes » ne sont guère logi-
ques avec eux-mêmes en déclarant : que la tuberculose est très
grave mais peut cependant guérir ou s'améliorer par le plus
anodin des traitements; que la pleurotomie tardive a plus de
chances de succès que l'incision précoce, lorsque, surtout dans
les empyèmes tuberculeux, la plèvre et le poumon ont toutes
chances de se scléroser irrémédiablement dans l'attente d'une
incision large.

3° Entre ces deux opinions extrêmes, se place celle de l'éclectique Bäumler[1] que Netter paraît actuellement défendre lui aussi. Bäumler distingue les empyèmes tuberculeux purs des empyèmes tuberculeux associés.

Si l'examen révèle dans le pus des microcoques, en grand nombre, staphylo ou streptocoques, le traitement radical est préférable. Il faut inciser et réséquer s'il est nécessaire, pour drainer largement.

Mais si le pus, comme il arrive souvent, contient seulement quelques bacilles ou même pas de microbes du tout (cela est fréquent), alors l'aspiration est préférable. Elle fera cesser les phénomènes de résorption et montrera surtout la dilatation dont le poumon est capable, le degré et l'étendue dans laquelle le poumon est pris par la tuberculose. Il convient d'ailleurs de ne pas confondre les craquements tuberculeux avec les frottements dus aux adhérences.

Si le poumon est capable de se dilater, si l'on a pu enlever 1000 centimètres cubes ou plus de liquide sans phénomènes de malaise, si le poumon comprimé ne semble pas trop atteint, si le poumon opposé paraît tout à fait sain, si l'état général est bon, alors la thoracotomie est indiquée, avec résection secondaire s'il le faut.

Dans le cas contraire, il convient de s'en tenir aux aspirations palliatives répétées et, si l'on note une tendance du thorax à la rétraction après plusieurs ponctions, il faut la favoriser par l'application de la succion à la Playfair-Bulau, qui pourra elle-même être plus tard suivie d'une thoracotomie avec résection, si l'état du malade du poumon et de la plèvre s'y prêtent alors.

Mais le même auteur, par une quasi-contradiction, insistait presque en même temps au Congrès de Rome, sur ce fait pourtant bien discuté que : la compression du poumon par un épanchement ou un pneumothorax semblait agir convenablement et sur les phénomènes de tuberculose pulmonaire et sur l'état général ; de sorte qu'il convenait en pareil cas de ne pas intervenir à moins de raisons très sérieuses.

---

[1] Bäumler. *Congrès de Rome*, 1894. — *Deutsche med. Woch.*, 1894, n° 37 et 38.

En présence d'affirmations contraires, que disent les faits ! Nous avons rassemblé 168 empyèmes tuberculeux traités de façons diverses, les résections pluricostales exceptées qui doivent être mises à part, et que nous retrouverons dans notre deuxième partie. Ils se décomposent ainsi :

1° PONCTIONS SIMPLES.

AUTEURS.	NOMBRE de cas.	GUÉRISONS.	FISTULES.	MORTS.
Bouveret...............	1	1	1	.
Moutard-Martin.........	1	1	.	.
Griffith...............	1	1	.	.
Courtois-Suffit........	6	.	4	2
Total........	9	2 (22 %)	5 (55 %)	2 (22 %)

2° PLAYFAIR-BULAU.

AUTEURS.	NOMBRE de cas.	GUÉRISONS.	FISTULES.	MORTS.
Curschmann.............	3	3	.	.
Wotruba et Shimert....	2	1	.	1
Fränkel................	1	.	.	1
Carl Aust........	11	2	1	5
Bohland...............	3	.	1	2
Total........	20	6	5	9

Mais nous devons faire remarquer que les trois guérisons de Curschmann se rapportent à des cas de tuberculose au début, peu accusée, que les deux guérisons de Carl Aust furent obtenues après résection secondaire ; qu'en revanche sur les quatre fistules observées par lui, trois s'accompagnaient d'une amélioration très évidente. Il faut donc, pour bien apprécier la méthode, dire plus exactement : 20 cas avec 6 guérisons (30 %), dont 3 dans des cas légers, et 2 par résection secondaire ; — 5 fistules (25 %), dont 3 avec amélioration très marquée, soit 15 % ; — 9 morts (45 %).

3° INCISION SIMPLE.

AUTEURS.	NOMBRE de cas.	GUÉRISONS.	FISTULES.	MORTS.
Hache.............	1	.	1	.
Dubief et Bolognesi...	1	1	.	.
Fraenkel..........	1	1	.	.
Antkowski.........	1	.	.	1
Morison...........	2	2	.	.
Warhuvse..........	3	.	1	3
Beuveret..........	11	.	1	3
Griffith..........	9	5	1	3
Total.....	30	9 (29,9 %)	7 (23,3 %)	14 (46,6 %)

Mais il faut observer encore que sur les 5 guérisons rapportées par Griffith, 4 ont trait à des malades « probablement tuberculeux » sans que l'auteur puisse l'affirmer absolument, et que des 5 tuberculeux avérés restants, un seul guérit, un autre resta fistuleux quoique amélioré, 3 moururent. Aussi faudrait-il dire prudemment :

30 cas, dont 4 douteux avec 4 guérisons ; 26 plus manifestes, dont 5 guérisons (19,6 %) : 7 fistules (26,8 %) ; 14 morts (53,6 %).

4° RÉSECTION COSTALE PRIMITIVE.

AUTEURS.	NOMBRE de cas.	GUÉRISONS.	FISTULES.	MORTS.
Courvoisier-Sckat........	3	1	1	1
Ewald...........	1	1	.	.
Delagenière........	1	1	.	.
Netter...........	2	.	.	2
Adam...........	3	.	.	3
Runeberg........	4	.	1	3
Doerfler.........	6	.	1	6
Carl Beck........	Guéries... 6	.	.
Id.............	Trouvées 2	.	.
Küster..........	31	9	6	16
Max Schede........	17	10	.	37
Total......	100	30 (27,5 %)	8 (7,3 %)	71 (65,1 %)

Que si nous retranchons de ce total les 6 cas douteux de
C. Beck, restent alors 103 faits avec 24 guérisons (23,2 %); 8
fistules (7,7 %) et 71 morts (77,6 %).

Mais deux de ces dernières statistiques demandent à être
détaillées : celle de Küster et celle de Schede.

Küster, sur 31 empyèmes tuberculeux, a noté comme résultats
généraux : 9 guérisons (29,25 %); 6 fistules (19,55 %) et 16 morts
(52 %).

De ce nombre, sur 9 opérations précoces, il a obtenu :

5 guérisons (55,5 %); une fistule (11,1 %) et 3 morts (33,3 %).
Tandis que 22 interventions tardives ont fourni :

4 guérisons (18,1 %); 5 fistules (22,7 %) et 13 morts (59 %).
Schede a donné une statistique de 45 cas, avec 10 guérisons
(23,3 %) et 35 morts (77,7 %); durée moyenne du traitement :
130 jours. Ces cas se répartissent ainsi d'après la date de l'opération :

```
Dans les 20 prem^ j^ :   7 cas avec   7 morts
Du 21^ au 50^            7      »      4     »     57 % : 3 guér. (43 %), en 65 j^
Du 51^ au 63^           3      »      3     »
Au delà du 63^         28      »     21     »     75 % : 7    »    25 %, 4 » 433 »
```

Ces deux statistiques, les plus importantes, plaident donc nettement en faveur des interventions précoces. La logique en
faisait d'ailleurs prévoir les avantages À opérer, il vaut mieux
éviter tout retard. Mais faut-il opérer ?

Si, dans les chiffres que nous venons de rassembler, l'on
considère seulement le pourcentage des morts, il semble que les
résultats fournis par la pleurotomie soient de beaucoup inférieurs à ceux du Playfair-Bulaü et surtout à ceux des ponctions
simples, puisque la léthalité, en ce dernier cas, égale à 22 %,
monte brusquement à 45, 53, 77 %. Et je n'ignore pas la devise
du chirurgien : *primum non nocere*.

Mais en revanche les méthodes sanglantes donnent, lorsque le
malade y résiste, un nombre de guérisons beaucoup plus considérables, dont la proportion s'élève de 22 %, à 23,2 %, et passe
même à 43 % et 55,5 % dans les groupes de Schede et Küster
qui concernent les opérations précoces.

Il s'agit par suite de savoir s'il est préférable pour un tuberculeux de porter indéfiniment un empyème ou une fistule qui finiront par le tuer ou de courir les risques d'une opération à laquelle il peut succomber, mais qui a chance de lui procurer une guérison, non pas toujours radicale et définitive, mais en tous cas satisfaisante. Et ici interviennent de nombreuses considérations, des conditions particulières d'ordre médical et social qu'il est impossible de fixer.

Nous ne voulons pas attacher aux statistiques une importance majeure ; nos moyennes surtout pèchent par un gros point puisqu'elles renferment des cas isolés ; les malades déclarés guéris ont-ils été tous suffisamment suivis, et ceux qui sont morts ont-ils été tous signalés ? Autant d'objections que nous préparons nous-mêmes. Cependant dans les séries qui précèdent trois méritent d'être mentionnées, parce qu'elles échappent de par leur origine à ces reproches, au moins autant qu'il est possible. Ce sont celles que Bohland-Aust ont fourni pour le Playfair-Bulaü et celles de Küster-Schede qui ont trait à la résection. En les prenant comme bases d'appréciation pour les résultats relatifs de la méthode des ponctions (auxquelles à la rigueur on peut assimiler le Bulaü et des méthodes sanglantes, on voit que l'avantage reste nettement à ces dernières. Le Bulaü n'a en réalité fourni que 5 °/. de guérisons complètes, après élimination des trois cas favorables de Curschmann et des deux succès par résection secondaire de Carl Aust ; contre 25 °/. d'insuccès et 15 °/. de morts.

La résection a donné à Küster-Schede, tous cas compris, 65 °/. de morts sans doute, mais en revanche 7,8 °/. seulement d'insuccès et 21,8 °/. de guérisons, lesquelles s'élèvent à 26,8 °/, si l'on y ajoute les deux succès obtenus après résection par Carl Aust. Or, ces résultats s'améliorent encore pour les opérations précoces, dans lesquelles les succès atteignent 43 et 55 °/.

Aussi conclurons-nous en faveur de l'intervention sanglante, précoce, d'accord en cela avec la majorité des auteurs et des chirurgiens surtout : Peyrot, Rydygier, Pel, Küster, Schede, etc. Et nous dirons en fin de compte :

La méthode des ponctions moins dangereuse peut-être que la pleurotomie est sûrement moins efficace. Elle expose d'ailleurs aux infections secondaires et aux phlegmons de la paroi (Hofmokl).

L'aspiration de Bulaü n'échappe pas aux mêmes objections et doit être abandonnée en ces cas, de l'aveu de ses partisans (Carl Aust et Bohland).

Ces deux méthodes palliatives plutôt que curatives ne trouveront leur indication que lorsque existent des lésions pulmonaires locales ou des complications générales telles que l'état du malade soit sérieusement compromis. Elles ne s'appliquent jamais d'ailleurs qu'aux empyèmes tuberculeux purs de toute association microbienne secondaire.

Dans tous les autres cas, lorsque le malade est encore vigoureux, le poumon presque sain, l'empyème récent, il faut intervenir sans tarder par une large pleurotomie avec résection costale, s'abstenir de lavages particulièrement nuisibles ici et user consécutivement, si l'on veut, du siphon de Tachard-Revilliol.

CHAPITRE VI

Les indications anatomiques.

§ 1. — L'empyème double.

Cette question, à peine ébauchée par Bouveret et pour cause puisqu'il n'en avait pu recueillir que deux observations, complètement passée sous silence par Debove et Courtois-Suffit, mérite cependant qu'on s'y attache. Elle a été particulièrement étudiée en Angleterre, comme tout ce qui a trait aux empyèmes infantiles, et nous citerons surtout les travaux de Coupland et Pearce Gould[1], de Fox[2], de Beatley et Ridley[3], de Huber[4], surtout le très important article de Sutherland[5], dans lesquels nous avons puisé les meilleurs de nos renseignements.

Sur l'étiologie nous serons très brefs. Sutherland, sur 21 cas chez l'enfant, note 11 fois (67 %) une pneumonie lobaire, 1 grippe, 1 broncho-pneumonie, 2 empyèmes dits idiopathiques et 3 cas sans mention spéciale. Sur ces 11 cas, la pneumonie lobaire était double elle-même 8 fois et il est à remarquer inversement que la broncho-pneumonie, habituellement bilatérale elle-même, n'a donné au contraire qu'un seul de ces 21 cas d'empyème double.

Ces notions résument exactement ce que nous savons à ce sujet, savoir : la fréquence beaucoup plus grande, presque

---

[1] Coupland et P. Gould. *Trans. of the clin. Soc. of London*, vol. XXIV, p. 82.

[2] Fox. *The Lancet*, 18 août 1895, p. 385 (l. c.).

[3] Beatley and Ridley. *The British med. Journ.*, 25 avril 1895, p. 912.

[4] Huber. *The Arch. of Pediatrics*, 1889, p. 779 et *ibidem*, 1892, p. 263.

[5] Sutherland. *The Lancet*, 9 juin 1895, t. I, p. 1439 (l. c.).

exclusive, chez les enfants, — nous n'avons pu trouver que 2 cas chez l'adulte (C. Aust[1], et Lucy[2]) — et la fréquence du pneumocoque, comme dans tous les empyèmes infantiles. Dans le cas de C. Aust, relatif à une femme de 21 ans, la pleurésie était d'origine puerpérale et peut-être de par cela à streptocoques. Dans un autre cas du même auteur, relatif à un enfant de 1 an 1.2 l'empyème double fut consécutif à une otite moyenne, avec tuberculose miliaire.

Sur le traitement, nous serons plus longs. Il peut sembler téméraire, en présence d'un double épanchement purulent, de pratiquer une double pleurotomie, donnant simultanément libre accès à l'air dans les deux plèvres. Et, si l'on s'en tenait aux seules notions qu'enseigne la physiologie classique, l'on devrait en pareil cas observer aussitôt un double pneumothorax fatal pour le malade.

C'est pourquoi bien des auteurs, théoriquement peut-être, conseillent de s'abstenir et de recourir soit à des ponctions pratiquées des deux côtés, soit à un drainage aspiratif à l'abri de l'air par la méthode de Playfair-Bulau (Carl Aust), soit enfin à une pleurotomie unique portant sur le côté le plus atteint tandis qu'on se contente de ponctionner la plèvre opposée (Godlee) jusqu'à ce que la réexpansion du poumon ait permis, après un délai variable, d'ouvrir la deuxième plèvre sans danger pour les fonctions cardio-respiratoires.

Telle était, en effet, la conduite généralement suivie. Mais comme il ne saurait y avoir de limite précise marquant le temps nécessaire à cette réexpansion pulmonaire, des opérateurs plus hardis, pressés par la gravité de l'état général ou local, ont peu à peu écourté l'intervalle qui paraissait nécessaire entre les deux pleurotomies successives. Et l'on a fini par en arriver à l'*incision simultanée*. Or, au grand étonnement de quelques-uns, on a pu constater que les craintes théoriquement classiques du pneumothorax n'étaient nullement fondées, que le malade res-

---

[1] Carl Aust. *Münch. med. Woch.*, 8 novembre 1892 *l. c.*.
[2] Lucy. *The Lancet*, 18 novembre 1893, p. 1257 *l. c.*.

pirait suffisamment malgré ses deux plèvres ouvertes, que le poumon revenait très rapidement. Et en fin de compte, Coupland et Pearce Gould ont pu affirmer que la double incision ne conduit pas au collapsus pulmonaire mais favorise au contraire la dilatation du poumon.

Quelles en sont les raisons ? Ces deux auteurs admettent qu'il existe toujours des adhérences suffisantes pour prévenir une rétraction totale du poumon, ou, en d'autres termes, que l'épanchement est toujours plus ou moins enkysté, partiel et n'occupe jamais la totalité de la cavité pleurale.

Cette opinion repose sur ce fait que les empyèmes doubles, presque toujours métapneumoniques et très vraisemblablement à pneumocoques (bien qu'il n'existe pas encore de recherches précises à ce sujet), participent aux caractères habituels des pleurésies pneumococciques dont nous connaissons la tendance à l'enkystement et à la limitation. A ce titre, elle renferme une grosse part de vérité, et Bouveret écrivait déjà en 1888 que, en présence de deux foyers limités et de faible étendue, on pourrait peut-être songer à les ouvrir tous deux sans retard. Mais il ajoute aussitôt que ces conditions sont bien rarement réalisées et Sutherland parait de son avis.

Comment expliquer alors que Fox ait pu sans inconvénients sérieux pratiquer *simultanément* une double incision dans chaque neuvième espace intercostal et cela chez un enfant de 12 ans presque mourant, sans qu'à l'incision de la deuxième plèvre il ait noté le moindre phénomène alarmant ? Comment Beatley et Ridley ont-ils pu, chez un tout petit de 21 mois, ouvrir les deux cavités à 24 heures d'intervalle ? Huber et Walter Carr, avec quatre jours de délai, Batchelor avec 5 jours, Huber dans un deuxième cas avec 6 jours ?

Nous ne parlons pas des faits nombreux où l'on a attendu une semaine et davantage ; car on peut alors très logiquement supposer que le poumon ait eu le temps de revenir du côté opéré en premier lieu.

Mais dans les cas exceptionnels que nous venons de citer, il faut ou bien admettre le mécanisme invoqué par P. Gould et

Coupland, c'est-à-dire les adhérences protectrices ; ou bien, si le poumon n'est pas retenu par des brides providentielles, croire qu'un pneumothorax est plus difficile à se produire qu'on ne le pense et que le poumon peut se redilater avec une extrême facilité. Et c'est ce que nous savons déjà.

Nous avons vu au chapitre du mécanisme de la réexpansion pulmonaire (voir page 100) qu'on pouvait souvent ouvrir franchement une plèvre sans qu'il y ait pour cela d'accidents sérieux. Ricard, Buzy, Tuffier et d'autres ont apporté en 1895 à la Société de Chirurgie des observations probantes ; Israël, Segond, Loison et Arnaud ont de leur côté, et ils ne sont pas les seuls, traversé sans incidents des plèvres libres, à la recherche de collections hépatiques.

Enfin ne savons-nous pas, depuis les expériences de Northrup, Phelps, et S. West, qu'il suffit de pratiquer l'obturation de la plaie pour que, s'ils existent auparavant, les phénomènes alarmants se dissipent avec rapidité. Ne savons-nous pas aussi que le poumon se dilate à vue d'œil, ou à « vue de doigt » et peut en quelques heures (West, en quelques minutes même (Delorme, Lambotte, etc.), récupérer ses dimensions et fonctions quasi-normales ?

De tout ceci, il résulte au point de vue pratique : 1° qu'il est permis d'inciser simultanément les deux plèvres lorsque cela paraît absolument nécessaire ; 2° que le délai minimum séparant deux interventions successives n'est pas de quelques semaines, comme on le croyait jadis, mais de quelques jours et parfois de quelques heures.

Examinons maintenant les résultats donnés par les divers modes de traitement.

L'aspiration, dans les faits rapportés par Sutherland, a été pratiquée 9 fois. Dans 1 cas, 2 ponctions ont suffi à donner une guérison d'un côté, tandis que l'on incisait et drainait la plèvre opposée.

Dans 2 cas, l'aspiration fut longtemps répétée, les parents refusant une autre intervention. On fut dans le premier, après 11 ponctions en 6 mois et devant la gravité de l'état général.

obligé de recourir à une double résection qui guérit le malade ; dans le second, cinq aspirations en deux mois amenèrent une amélioration.

Dans tous les autres, le pus montra une tendance telle à se reproduire après chaque ponction (l'un fournit, en 4 jours, 8 pintes de pus en 5 ponctions) que Sutherland déclare l'aspiration répétée inutile et dangereuse.

La succion permanente, à la Playfair-Bulaü, a été pratiquée en deux faits rapportés par Carl Aust, avec 1 mort et 1 guérison. Mais il faut ajouter que la mort est imputable certainement à des complications extra-locales, que d'autre part la guérison observée dans le 2e cas a été des plus franches et des plus rapides (58 jours), de sorte que cette méthode, dont nous avons vu les résultats encourageants pour les empyèmes simples, trouverait peut-être dans le cas particulier une de ses applications particulièrement heureuse ; tel est l'avis d'Aust, Bohland, Stintzing et Schede.

Mais c'est à *l'incision* et au *drainage*, avec ou sans résection préalable que l'on a eu le plus souvent recours, soit d'emblée, soit après une ou deux aspirations préalables (Coupland et Gould, Huber, Carr, Cautley, Fox, Griffith, W. Huntington, etc.).

Aux faits de Sutherland nous avons pu joindre onze observations nouvelles (Griffith, Fox, Beatley and Ridley, Luey, Cassel[1], Carl Beck[2] (cinq cas), Will. Huntington[3]. Nous voyons que :

La résection a été faite en 17 occasions, 15 fois des 2 côtés, 2 fois d'un seul.
L'incision   »   17   »   15 fois   »   2 fois   »

Dans deux cas enfin, il y a eu résection secondaire plus ou moins tardive pour guérir une fistule persistante.

L'intervalle entre les opérations a été : dans 1 cas de zéro ; dans 1 de 24h ; dans 1 de 2 jours ; dans 2 de 4 jours ; dans 1 de 5 jours ; dans 2 de 7 jours ; dans tous les autres de plus d'une semaine ; dans 1 de 3 mois 1/2.

---

[1] Cassel. *Deutsch. medicin. Woch.*, 10 août 1893.
[2] Carl Beck. *Medical Record*, 19 mai 1895, p. 622 *l. c.*
[3] W. Huntington. *The Lancet*, 15 août 1896, t. II, p. 379.

La durée du drainage doit être aussi brève que possible pour Sutherland qui enlève le tube au bout de la première semaine, estimant avec raison que l'on doit tendre à favoriser au maximum la réexpansion pulmonaire pour agir aussi vite que possible sur le côté opposé.

Dans les observations colligées par cet auteur, la moyenne de durée fut de 7 semaines; elle ne fut que de 7 jours pour ses 4 faits personnels. Il n'est pas indifférent de soulager aussi vite que possible la deuxième plèvre. Lucy attendit pour l'ouvrir que la première fût complétement cicatrisée, c'est-à-dire près de 3 mois 1/2 et tandis que celle-ci, drainée prématurément, guérit complétement, celle-là, ouverte au 4ᵉ mois, se fistulisa définitivement. Cela s'accorde trop bien avec ce que nous savons déjà sur les bénéfices des opérations précoces pour que nous insistions davantage.

Quelle est la *mortalité* de l'empyème double ainsi traité? Sutherland sur 21 faits ne relève que 1 mort. Mais il a soin de dire que cette proportion ne saurait représenter la mortalité ordinaire, car sa liste est faite de cas isolés et choisis. C'est aussi l'opinion de Fox qui pense que l'on publie surtout les cas heureux.

Nous avons pu réunir, y compris les 21 cas de Sutherland, un total de 53 faits, la plupart non détaillés, extraits de statistiques générales.

	Cas	Morts	Guérisons
Sutherland	21 cas avec	1 mort et	20 guérisons
Fox	1	»	1
Beatley and Ridley	1	»	1
Cassel	1	1	»
Griffith	1	1	»
Lucy	1	»	1 am. d'un côté et 1 guér. de l'autre
Pitts	4	2	2 guérisons
Wightman	7	6	1
Batten	8	3	5
Carl Beck	5	1	4
Huntington	1	»	1
Carl Aust (Bul.u)	2	1	1
Total	53	16	37 (dont 1 amél. unilatérale).

Ce qui donnerait 30 %, de mortalité. Mais un malade de

Batten, un d'Aust, celui de Griffith moururent d'affections indépendantes. Restent, après déduction, 50 cas avec 13 morts, soit 26 % de léthalité moyenne.

Nous ne voulons pas dire que ce soit là un chiffre exact, il est certainement trop faible. La preuve en est dans les deux statistiques intégrales de Wightman et Batten qui réunissent 15 cas avec 9 morts soit près de 60 %. Mais cela prouve que l'empyème double reste d'une haute gravité.

Conclusions. — Réserves faites pour la méthode de Playfair-Bulaü que nous croyons très avantageuse en ces cas, nous adoptons les conclusions de Coupland et Gould :

a) L'empyème double au lieu d'être une contre-indication à l'incision et au drainage est au contraire une indication urgente en raison des gros obstacles aux fonctions cardio-pulmonaires.

b) L'aspiration peut être pratiquée préalablement dans l'espoir de rétrécir la cavité de l'abcès et de favoriser la formation d'adhérences.

c) Il vaut mieux mettre un délai de quelques jours entre les deux opérations ; dans ce cas, il faut : 1° ouvrir la plèvre la plus atteinte, ou s'il y a doute, de préférence la plèvre gauche, qui est en rapport plus immédiat avec le cœur et se cicatrise d'ailleurs peut-être plus vite ; 2° soulager le côté opposé par une ou quelques ponctions.

d) Si, de par l'état général ou local, il est impossible d'attendre, les deux empyèmes seront soigneusement aspirés quelques heures avant l'opération. Ainsi, on amoindrira les chances de schock par diminution brusque de la pression intra-pleurale, on amorcera la dilatation pulmonaire et le principal danger du drainage simultané des deux plèvres sera de la sorte écarté.

Nous ajouterons que l'emploi du drainage aspiratif après la pleurotomie, suivant le faire de Tachard-Revilliod, sera un auxiliaire utile pour la récupération rapide du champ de l'hématose.

§ II. — Les empyèmes multiloculaires.

Pour Debove et Courtois-Suffit, ils seraient justiciables des ponctions simples ou avec injections à la Fernet, d'autant que bien souvent ils reconnaîtraient le pneumocoque pour agent et que ce traitement bénin serait alors suffisant.

Mais avec Bouveret et la majorité des chirurgiens, nous estimerons que la pleurotomie est aussi simple et beaucoup plus efficace si l'exploration attentive du thorax, par l'auscultation et la ponction avant l'opération, par le doigt introduit dans la cavité après ouverture, permettent de reconnaître les cloisons et de les effondrer.

S'il est une poche ou des poches trop éloignées pour qu'on puisse les atteindre, une deuxième incision sera faite en bonne place et permettra mieux que l'aspiration un drainage suffisant, partant une guérison rapide, comme le prouvent de nombreuses observations (Morison, Bouveret).

§ III. — Les empyèmes enkystés superficiels.

Les mêmes considérations s'appliquent à l'*empyème costo-pulmonaire* plus justiciables encore que tous de la pleurotomie, puisqu'il est facilement accessible et à foyer limité.

Elles s'appliquent encore à l'*empyème du sommet*, car d'une part il peut, lorsqu'il est seulement ponctionné, conduire à la fistule et à la mort (Voisin), car d'autre part on sait maintenant arriver hardiment sur la région, soit directement à travers le premier espace intercostal qui mesure au moins 22 millimètres (Poirier et Jonnesco), soit au prix d'une résection partielle en bon lieu (de Cérenville). Mais cette variété, fort rare, pourrait déjà comme les suivantes, rentrer avec avantage dans la chirurgie du poumon proprement dite.

§ IV. — Les empyèmes enkystés profonds.

1° *L'empyème interlobaire*[1]. — Avec cette variété nous entrons
dans la série des pleurésies suppurées partielles qui, de par leur
siége derrière une coque pulmonaire plus ou moins épaisse,
ressortissent beaucoup plus à la chirurgie du poumon qu'à celle
de la plèvre. Cette remarque est surtout vraie pour l'empyème
interlobaire, « abcès pulmonaire » plutôt qu'empyème enkysté,
rarement diagnostiqué en tant que pleurésie partielle, couram-
ment confondu avec les collections parenchymateuses. Il n'est
pas douteux que nombre d'abcès pulmonaires ne soient, malgré
cette étiquette, que des empyèmes interlobaires avec lésions
secondaires ou primitives du tissu pulmonaire voisin. Aussi bien
cette erreur ne saurait avoir aucune conséquence fâcheuse car
en l'état actuel de la chirurgie, ces faux abcès pulmonaires
peuvent et doivent être traités comme les vrais.

La vomique est, pour Bouveret, dans l'empyème interlobaire
plus que dans les autres variétés, un mode de guérison spontanée.
Elle ne suffit pas cependant à toujours assurer une cure définitive ; le patient succombe trop souvent à la septicémie pleurale
ou à la cachexie suppurative et nous sommes loin de la passive
expectation de jadis.

Il faut intervenir. Dieulafoy, en 1877, avait fait sans succès la
thoracentèse au trocart ; son malade mourut avec des douleurs
vives et de l'emphysème. Malgré cette insuffisance notoire de la
ponction, c'est pourtant à la ponction seule ou à la méthode de
Fernet que se rallient exclusivement Debove et Courtois-Suffit.
Pour eux[2], l'incision directe « est impraticable, puisqu'il faudrait
couper le poumon en deux avant d'atteindre le foyer purulent ».

---

[1] Consulter : MARTINEZ MESA. Thèse de Paris. 1879.
          TAUC. Thèse de Lyon, 1885.
          PAILHAS. Thèse de Paris, 1892.
          EUG. ROCHARD. *Gazette des hôpitaux*. 12 mars 1892, n° 31.
             p. 251 et brochure spéciale de 18 pages, avec figures.
          CASAS. *Loire médicale*. 15 décembre 1897, p. 309 (*l. c.*).
[2] DEBOVE et COURTOIS-SUFFIT. *Loco citato*, p. 211.

Mais il faut revenir de ces craintes quasi-médicales. Les faits et les recherches anatomiques ont montré que, par une incision en bonne place et avec un peu d'habile patience, on peut arriver au pus par un simple décollement à la sonde cannelée ou à la spatule des deux feuillets de la plèvre interlobaire. Mais fallût-il comme le redoutent tant Debove et Courtois-Suffit « couper le poumon en deux » les chirurgiens n'hésitent pas aujourd'hui devant cette très surmontable complication et les succès ainsi obtenus commencent à ne plus se compter.

On peut donc affirmer que la pleurésie interlobaire est tombée définitivement dans le domaine chirurgical et deviendra tous les jours plus justiciable du bistouri que du trocart.

Mais nous avons dit qu'en pratique cette variété est presque toujours confondue avec les abcès du poumon et traitée comme telle à l'aide d'une résection costale limitée et d'une section sanglante ou ignée de la coque pulmonaire. C'est là une intervention presque atypique pour ainsi dire, pratiquée sans diagnostic précis, avec l'aiguille exploratrice comme seul guide, allant au pus par le plus court chemin.

A côté d'elle, nous devons décrire une opération plus réglée, visant spécialement la pleurésie interlobaire dans son siège anatomique réel, par la voie anatomique normale. C'est à Eugène Rochard que nous en devons le manuel opératoire. Il a pour base l'anatomie topographique des scissures interlobaires, ébauchée par Luchska, reprise sur douze cadavres par Rochard, dont nous allons résumer les conclusions.

1° *Du côté droit,* la grande scissure oblique part en bas et en avant du cinquième espace intercostal ou de la face interne de la sixième côte à 5-10 centimètres de la ligne médiane (Voir fig. 2, p. 258). Elle se dirige en haut et en arrière, croise sur la ligne axillaire moyenne la cinquième côte ou les espaces intercostaux qui la bordent et se termine dans la région de la cinquième côte, plus bas que ne l'avait dit Luchska. Elle est donc surtout en rapport avec la cinquième côte et le cinquième espace intercostal.

La petite scissure, scissure horizontale, part en avant du troi-

sième espace intercostal ou plus rarement des côtes qui la
bordent. Elle se dirige horizontalement en arrière, longe la
quatrième côte qu'elle croise et se jette dans la scissure oblique
en arrière de la ligne axillaire, sans qu'on puisse lui fixer une
terminaison à peu près régulière.

2° *Du côté gauche*, la scissure unique part en avant de la
sixième côte ou des espaces intercostaux voisins à 6-12 centi-

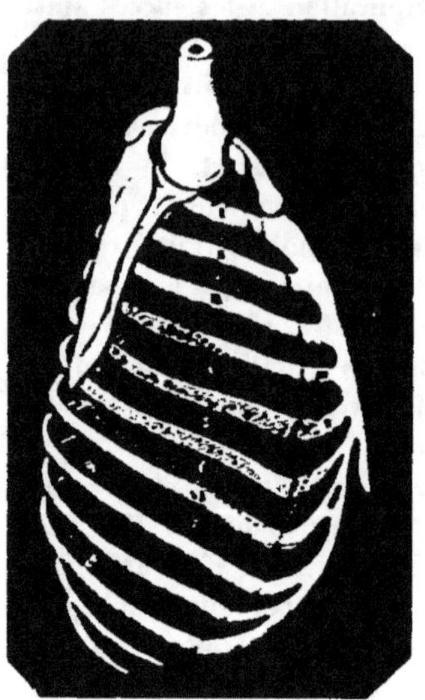

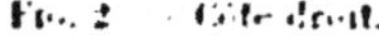

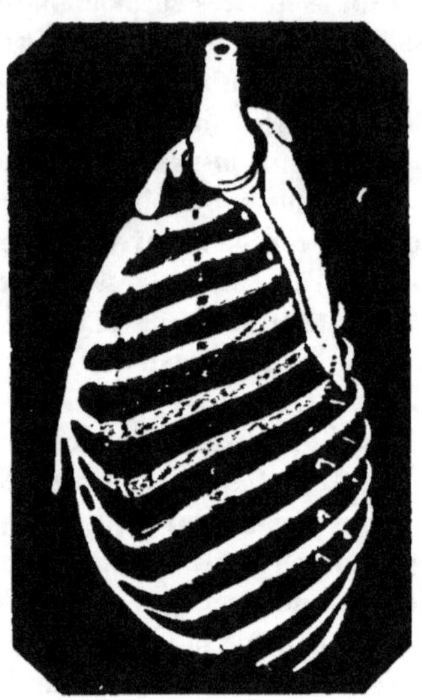

Fig. 2. — Côté droit.   Fig. 3. — Côté gauche.

mètres de la ligne médio sternale (fig. 3). Elle se dirige obliquement en haut et en arrière; cotoie le plus souvent la cinquième
côte, parfois la quatrième ou la sixième; croise cette même côte
sur la ligne axillaire et se termine au niveau de la quatrième,
de la troisième côtes ou des quatrième et troisième espaces.

Elle commence donc en avant plus bas que la scissure oblique
gauche, pour se terminer plus haut en arrière. Elle est par suite
plus oblique.

Malgré les variations individuelles nombreuses, ces scissures sont en général comprises dans une zône moyenne comprenant : la partie postérieure de la quatrième côte, les cinquième et sixième côtes ; la partie antérieure de la septième et les espaces intercostaux qu'elles limitent. Ce sont donc les cinquième et sixième côtes qu'il faudra surtout enlever, et si nous voulions résumer ces rapports plus brièvement encore, nous dirions que :

A la région latérale : les scissures obliques correspondent au cinquième espace intercostal ; et la scissure horizontale droite, à la quatrième côte.

A la région postérieure : la scissure gauche répond à la quatrième côte ; les scissures droites, à la cinquième.

Mais Rochard fait judicieusement observer que les collections volumineuses ont par leur poids tendance à s'abaisser et demandent à être, en ce cas, cherchées un peu plus bas que ne l'indiquerait le siège normal des scissures correspondantes.

Rochard propose en conséquence le manuel opératoire suivant :

Incision de 12 à 15 centimètres suivant le bord inférieur de la 6º côte, longitudinale, soit en ─|, soit en ⊢|, soit en ∪, section des parties molles et des muscles. Dénudation et résection de 10-12 centimètres de la 6º et de la 5º côtes.

Inciser la plèvre pariétale en H ou, s'il y a des adhérences, les déchirer pour apercevoir la scissure sous forme d'une ligne noirâtre habituellement très apparente. Alors décoller au doigt ou à la sonde les deux feuillets de la plèvre interlobaire jusqu'au foyer que l'on drainera. Si ce décollement est impossible, ne pas hésiter, en se guidant sur une aiguille aspiratrice, à se frayer une voie au bistouri ou mieux au thermo ou au galvano-cautère.

Pour atteindre la scissure horizontale droite, procéder de même, mais en prenant la 4º côte comme guide et en la réséquant largement.

Ainsi comprise, l'intervention sanglante et radicale dans les empyèmes interlobaires a fourni de très beaux succès, lesquels s'augmenteraient sensiblement si nombre de prétendus abcès pulmonaires étaient rapportés comme nous l'avons fait observer à leur origine interlobaire réelle.

Pengrueber[1] est le premier qui semble s'être attaqué directement à un empyème interlobaire diagnostiqué tel. Mais le germe de cette intervention se pourrait retrouver en Baglivi. Après Pengrueber, Thiriar[2] en deux cas, Segond[3] chez un malade de Letulle, Ricard[4], Poirier[5], Dumontpallier[6] l'ont répétée avec succès. Pengrueber réséqua les 5e et 6e côtes ; Thiriar plus largement enleva dans son premier cas les 6e, 7e, 8e, 9e, et dans le second, les 5e, 6e, 7e, 8e ; Segond a réséqué la 7e ; Ricard la 4e, c'était un empyème de la scissure horizontale droite ; Poirier, les 5e et 6e. Tous ont trouvé des adhérences étendues soudant le poumon à la paroi ; tous ont ouvert au thermocautère une brèche dans le parenchyme, profonde de 2 à 3 centimètres 1 2. Il y eut une légère hémorrhagie facilement contrôlée dans le cas de Ricard. Pengrueber et Poirier obtinrent chez leurs malades une quasi-guérison à peu près complète au moment où leurs observations furent publiées ; Segond guérit tout à fait le sien ; celui de Ricard était parfaitement remis en 34 jours et la femme de Dumontpallier en 36 jours. Cette rapidité ne saurait nous étonner puisque très souvent il s'agit d'empyèmes métapneumoniques.

Génas a tout dernièrement préconisé l'incision du 6e espace intercostal sur la ligne axillaire, par laquelle ont introduit obliquement en haut et en dedans, vers le hile pulmonaire, une sonde en gomme durcie « qu'une très légère pression à peine ressentie par le patient suffit à faire pénétrer dans l'abcès interlobaire » à paroi pleurale très mince au début. Au bout de la sonde on adapte alors le siphon de Revilliod. Génas a ainsi obtenu deux guérisons. l'une dans un empyème streptococcique en 55 jours, après un mois de drainage ; l'autre dans un empyème à streptocoques et staphylocoques associés, après quatre mois de traitement.

---

[1] PENGRUEBER et de BEHRMANN. Académie de médecine. 19 octobre 1886.
[2] THIRIAR. Académie de médecine de Belgique. 27 novembre 1886.
[3] SEGOND et LETULLE. Cités par PAULOS.
[4] RICARD. Cité par ROCHARD.
[5] POIRIER. cité par ROCHARD.
[6] DUMONTPALLIER. Académie de médecine, 22 mars 1892.

CONCLUSIONS. — On ne peut se fier aux possibilités curatives restreintes d'une vomique incertaine. Les ponctions avec injection de Fernet semblent insuffisantes. En présence d'un diagnostic précis, il faut recourir sans tarder à l'incision directe et au drainage. Lorsque l'examen soigneux du thorax, la radioscopie, la phonendoscopie permettront de soupçonner le siège interlobaire de l'épanchement, siège qu'il faudra toujours rechercher, on se conformera pour l'atteindre aux règles émises par Rochard. Autrement, on ira droit au but et au pus par une résection costale et une pneumotomie en bonne place.

2° L'empyème diaphragmatique. — Plus rare que le précédent, d'un diagnostic plus malaisé, il doit être soumis aux mêmes règles thérapeutiques, lorsque constatation en est faite.

S'il est dès lors ouvert dans les bronches, il est peut-être permis d'en espérer la guérison, grâce à cette évacuation indirecte, aidée aussi de ponctions avec injection agissant plus immédiatement sur le foyer.

Les mêmes ponctions pourront être tentées en premier lieu lorsque l'empyème ne communique pas avec les bronches. Fernet a rapporté en 1890 à la Société médicale des hôpitaux l'observation déjà citée par nous d'un malade atteint d'une pleurésie diaphragmatique droite qui guérit en 2 mois 1/2, après 13 ponctions, dont 9 accompagnées d'une injection au sublimé et 4 d'injections naphtolées.

Mais il faut savoir renoncer à temps à cette méthode si elle n'est pas rapidement suivie d'un succès ou au moins d'une amélioration rapide suffisante pour faire espérer la guérison. Il convient alors de recourir sans tarder à l'incision directe, dont Guéneau de Mussy avait déjà tracé les règles principales que Velpeau et Moutard-Martin ont pratiquée et que les progrès immenses de la chirurgie pulmonaire légitiment complètement. Pourquoi la plèvre diaphragmatique ne bénéficierait-elle pas des hardiesses actuelles qui n'hésitent pas à la traverser directement pour arriver aux abcès du foie ?

Ponction exploratrice : sur l'aiguille pour guide, incision en lieu convenable, résection de la ou des côtes correspondantes.

ouverture de la plèvre en ménageant prudemment le diaphragme, d'ailleurs ordinairement abaissé, décollement avec un instrument mousse des adhérences diaphragmatico-pulmonaires pour arriver jusqu'au foyer, et lorsque ce décollement est impossible, section hardie du poumon au platine rougi, drainage, telle est la marche à suivre que la méthode transpleurale d'Israël a légitimée par ses nombreux succès.

3° **L'empyème du médiastin.** — Il nous retiendra moins encore car c'est le plus ordinairement une pure trouvaille d'autopsie. Cependant, comme l'observe Bouveret, il serait possible d'y songer logiquement en présence de signes de tuberculose pulmonaire sans bacilles dans les crachats, cette constatation négative répétée à plusieurs reprises.

Il est certain que les difficultés opératoires sont ici beaucoup plus grandes. Mais elles ne défient pas cependant la possibilité d'une intervention directe, lorsque les ponctions avec injection, elles-même de technique délicate, auront échoué.

Si le foyer occupe le médiastin postérieur, Nasiloff, Quénu et Hartmann, Potarca, nous ont montré que l'on pouvait, sur le cadavre, pénétrer jusqu'à cette profondeur. L'opération de Boiffin, dont nous parlerons plus loin, donnerait un jour beaucoup plus considérable encore, permettrait de décoller la plèvre médiastine et d'écarter le poumon ou les organes dangereux de la région. Mais il faut avouer que ce sont là conceptions théoriques encore et non sans dangers.

Si le foyer occupe le médiastin antérieur, il est plus accessible, car la trépanation ou la résection partielle du sternum, aujourd'hui souvent pratiquées pour des motifs divers, permettraient plus facilement d'arriver jusqu'à ce foyer: nous disons « permettraient ». car, si l'on a de la sorte ouvert des abcès du médiastin, nous n'avons pu trouver d'observations [1] concernant une pleurésie enkystée proprement dite.

---

[1] BRUNNINGHOUSE. *The British med. Journ.* 1er octobre 1892. p. 832. (L. c.) a rapporté au Congrès de la *British med. Assoc.* tenu en 1892 à Nottingham le cas d'un malade âgé de 16 ans, atteint d'un empyème pleural

Du reste, s'il faut en croire Dieulafoy[1] et Thoinot[2], il n'existerait que 5 cas d'empyème enkysté du médiastin (Andral, Laënnec, Bouveret, Dieulafoy et Thoinot). C'est dire combien cette variété est exceptionnelle. Sur ces 5 observations d'ailleurs, 4 n'ont été découvertes qu'après la mort, et ce fut seulement après un vomique que Dieulafoy y songea chez son malade lequel finit par guérir spontanément.

§ V. — Les migrations spontanées de l'empyème.

Gaillard[3], après Bouveret, en a fait une étude complète, et distingue 8 variétés que nous allons énumérer rapidement :

1° Pariéto-thoracique : dans le cinquième ou sixième espace intercostal, formant la fistule pleuro-cutanée sur laquelle nous aurons à insister longuement dans notre deuxième partie ;

2° Sus-hépathique : (Hilton Fagge et Heyden), avec abcès sous-diaphragmatique ou abcès du foie ;

3° Antéro-splénique : (1 cas d'Andral) ;

4° Ombilicale : (2 cas : Chappet et Guyot) ;

5° Intra-rachidiennes : (1 cas de Foot) ;

6° Inguinale : (2 cas : Mohr et Bouveret).

7° Lombaire, comprenant 3 variétés :

Sous-cutanée dorso-lombaire (2 cas : Gendrin, Lefaucheux) ;

Phréno-trans-lombaire : (9 cas : Rees, Fisher, Grisolle, Braudicourt, Courbon, Foot, Dunin, Delotte, Galliard).

Phréno-antéro-lombaire (Tuffier, Fernet, Diemerbrœk) ;

8° Trochantéro-fessière (2 cas : Tripier, Bouchut).

---

gauche qui vint s'ouvrir aux creux épigastrique à travers le médiastin antérieur. Gellee fit sans succès la trépination du sternum ; le malade mourut brusquement au moment où avec le doigt, l'opérateur explorait la région du cœur et des gros vaisseaux.

Mais ce cas, malgré son intérêt, ne rentre pas dans les empyèmes médiastins enkystés proprement dits.

1 DIEULAFOY. *Presse médicale*, 13 juin 1895, n° 48, p. 251.

2 THOINOT. *Bulletin médical*, 30 septembre 1895, n° 78, p. 832.

3 GAILLARD. *Médecine moderne*, 1er janvier 1895.

Nous y ajouterons les migrations pleuro-bronchiques, aboutissant à la vomique et à la fistule pleuro-bronchique, car elles relèvent du même processus.

Ceci dit, il suffit de jeter un coup d'œil sur ce tableau pour voir que les fistules pleuro-cutanées-thoraciques et pleuro-bronchiques exceptées, les autres sont trop rares pour entrer en ligne de compte. Elles comportent d'ailleurs une indication thérapeutique essentielle et unique ; il faut les ouvrir et drainer largement, complétement ; pour ce, deux incisions sont nécessaires, l'une à leur point de départ, pleurotomie, l'autre à leur point d'arrivée, variable avec chacune.

Les empyèmes migrateurs appartiennent du reste le plus souvent à la forme dite chronique. Lorsque l'incision et le drainage simples ne leur suffisent pas, ils relèvent des opérations que nous étudierons plus loin.

Nous nous bornerons donc, pour éviter d'inutiles redites, à quelques brèves notions sur les fistules pleuro-bronchiques ; plus que les autres migrations, elles relèvent des empyèmes récents ou même aigus proprement dits ; plus également, elles sont souvent justiciables à leur début des mêmes règles thérapeutiques que ces empyèmes.

On en distingue deux variétés :

Les unes se font du poumon vers la plèvre, consécutives à une caverne superficielle du lobe supérieur habituellement, et créant un pneumothorax consécutif qui peut être ouvert, fermé ou à soupape. Elles sont d'ordre trop particulier pour nous retenir.

Les autres se font de la plèvre vers le poumon, précédées pour Cruveilhier d'un abcès sous-pleural plus fréquent chez les enfants, qui crève dans les bronches.

Les fistules, rares pour Damaschino, fréquentes pour Bouveret, surtout dans les pleurésies enkystées de l'enfance, peuvent siéger partout mais s'ouvrent de préférence aux lobes supérieur et moyen. Elles peuvent être uniques ou multiples, larges et facilement visibles, d'autres fois petites, sinueuses, malaisées à découvrir. Précoces chez l'enfant et survenant dans le cours du second mois habituellement, leur guérison, un peu plus fréquente chez l'enfant et en cas de foyer limité, serait exceptionnelle chez l'adulte (Damaschino). On observe bien des guérisons apparentes, des oblitérations momentanées, mais en règle générale : tant que la plèvre secrète du pus, les fistules n'ont aucune tendance à la cicatrisation. Et cela est trop logique pour qu'on y insiste.

La première indication sera donc de tarir et de drainer la plèvre ; nous avons vu que l'incision large est de toutes les méthodes celle qui donne les résultats les plus rapides et les meilleurs.

Cette incision suffit en bien des cas à permettre la guérison rapide de la fistule, sans intervention spéciale sur l'orifice pleuro-bronchique. Nous avons pu relever vingt-deux observations de ce genre, publiées l'une par Poore[1], quatre par Morison[2], douze par Runeberg[3], une par Griffith, trois par Archawski[4], un par L. Djouritch[5] ; ces quatre dernières ont été traitées par le siphon de Revilliod.

Archawski a noté 2 morts, dont l'une chez un tuberculeux ; tous les autres cas sont arrivés à guérison et dans un délai rapide, puisque les 12 cas de Runeberg guérissent en une moyenne de 10 jours, un malade de Morison en 31, un autre en 12 jours ; un dernier en trois mois, mais c'était un tuberculeux, ce qui légitime presque ce retard. Chez la malade de Djouritch, la communication broncho-pleurale ne persista pas au-delà de quarante-huit heures.

Ailleurs, la pleurésie purulente et la fistule pleurobronchique persistent, se compliquant soit d'une fistule pleurocutanée spontanée, si l'on n'est pas intervenu à temps, soit d'une fistule opératoire, si l'on a incisé la plèvre. On a alors affaire à un empyème dit chronique, comportant des indications opératoires spéciales pour lesquelles nous renvoyons à notre deuxième partie.

---

[1] Poore. *New-York med. Journ.*, 1892, p. 317 (*l. c.*).
[2] Morison. *Edinb. med. Journ.*, août 1889 (*l. c.*).
[3] Runeberg. *Hospitals Tidende*, 1892 (*l. c.*).
[4] Archawski. *Revue méd. de la Suisse Romande*, 1891 (*l. c.*).
[5] L. Djouritch. *Thèse de Genève*, 1892 (*l. c.*).

DEUXIÈME PARTIE

LES EMPYÉMES CHRONIQUES

Il semble au premier abord assez facile de concevoir ce qu'il faut entendre par « empyèmes chroniques ». Ne doit-on pas simplement ranger dans ce groupe tous les épanchements, vierges ou non d'interventions et de fistules, qui tendent à persister indéfiniment ?

A cette très large et compréhensive définition, la plupart des auteurs ont voulu substituer une formule plus étroite et préciser les conditions évolutives ou anatomiques qui régissent ce groupe. Pour Bouveret, doivent être nommés chroniques les épanchements dans lesquels une fistule permanente, spontanée ou post-opératoire, continue après plusieurs mois à verser indéfiniment du pus. Pour Michaux[1], rentrent également dans ce cadre les pleurésies purulentes qui se sont spontanément ouvertes à l'extérieur et celles qui ont paru résister aux efforts chirurgicaux pendant une période dont Homén fixe le terme à quatre mois, Bouilly et Berger à six environ. De sorte que l'on a pris l'habitude de comprendre sous le nom d'empyèmes chroniques les cas devenus seulement justiciables d'interventions graves, de résections étendues dont l'opération d'Estlander reste le type.

Mais à considérer les choses de plus près, surtout au point de vue thérapeutique, on s'aperçoit, nous l'avons écrit au début même de ce livre, qu'entre les empyèmes improprement dits

---

[1] Michaux. *Gazette des hôpitaux*, 1888, p. 981.

aigus par quelques auteurs et les empyèmes nommés chroniques par opposition, tous les intermédiaires existent et qu'il n'est ni dans le temps, ni dans les conditions évolutives, ni dans les indications opératoires, une limite précise et constante qui sépare très nettement les deux groupes artificiels. Seules, les lésions anatomiques complexes du poumon, de la plèvre et du thorax, sur lesquelles nous insisterons plus loin, doivent être prises en considération.

C'est ainsi que certains empyèmes à marche rapide peuvent d'emblée réaliser ces conditions anatomiques défavorables et mériter ainsi de rentrer dans le groupe des empyèmes chroniques justiciables d'une large résection. Inversement il est des vieux empyèmes qui, malgré leur âge et leur évolution silencieuse, ne doivent pas être compris dans ce cadre, car Poore, Morison, Griffith, en ont vu plusieurs guérir en quelques semaines par la simple pleurotomie pratiquée six mois, un an, deux ans même après leur début.

Les fistules spontanées ou post-opératoires ne constituent pas en elles-mêmes une base d'appréciation plus sérieuse, car, malgré la gravité habituelle que Michaux et Bouveret leur prêtent avec raison, on les a vues souvent céder à une incision plus large, à un drainage rendu plus efficace par un débridement ou une petite résection costale très limitée, à des pansements plus soigneux, à une hygiène meilleure. Griffith, Morison, Poore ont ainsi rapporté plusieurs exemples de fistules spontanées guéries par une pleurotomie pure ; Gellé de Provins, Bouilly, Defontaine du Creusot, ont pu tarir des fistules post-opératoires rebelles par une résection costale insignifiante, mais placée en bon lieu déclive.

N'est-il pas enfin très difficile d'apprécier exactement la durée et le degré de la résistance aux moyens chirurgicaux qui constitue pour Michaux un des caractères essentiels des empyèmes chroniques, puisque les auteurs ne s'entendent ni sur ce degré, ni sur cette durée ? Alors que de celle-ci Homén fixe le terme à quatre mois, Bouilly et Berger le reportent à six ; Peyrot et Quénu le reculent bien davantage, au-delà de douze. Pétel,

Homén, Berger, Vigenaud, Claudot n'ont-ils pas vu se fermer d'elles-mêmes des fistules vieilles de huit, dix mois, un an et trois ans même ! Et par ailleurs n'a-t-on pas obtenu par des moyens simples, ou des interventions insignifiantes des guérisons jugées au premier abord impossibles sans larges sacrifices osseux ? (Peyrot-Vigenaud).

Il serait donc imprudent de conclure, comme on l'a fait parfois, que tout empyème fistuleux depuis quelques mois est uniquement justiciable des opérations que nous étudierons plus loin et d'attacher au terme d' « empyème chronique » une pure valeur de temps. Ainsi que nous l'avons fait observer, ce ne sont ni l'âge de l'empyème ni la fistule elle-même, mais l'ensemble complexe des modifications thoraco-pleuro-pulmonaires qui créent les conditions de la chronicité vraie et les indications opératoires spéciales à ce groupe.

Ces réserves étaient nécessaires, et l'on en comprendra le prix lorsque nous essaierons de fixer la conduite à tenir en présence d'un cas donné.

Fidèle au plan que nous avons suivi dans notre première partie, nous étudierons d'abord en un chapitre préliminaire les notions étiologiques, pathogéniques et anatomiques ; nous insisterons particulièrement sur ces dernières, parce qu'elles sont d'importance majeure pour le traitement. Nous dirons quelques mots de l'exploration et de l'examen clinique des empyèmes chroniques.

Nous passerons ensuite en revue les méthodes opératoires en leur technique, leurs résultats, leurs indications générales et particulières.

Notions préliminaires.

§ I. — Étiologie et bactériologie des empyèmes chroniques.

Les longues considérations auxquelles nous nous sommes livrés sur les origines médiates et immédiates des empyèmes en général, nous permettront ici d'être brefs et nous insisterons seulement sur les causes qui favorisent ou déterminent le passage d'une pleurésie purulente à l'état chronique.

Or, deux catégories peuvent être distinguées à cet égard : d'une part, les empyèmes que l'on pourrait nommer chroniques d'emblée ou par nature, telles la plupart des pleurésies purulentes tuberculeuses pures ou entachées de staphylocoques (Kiener); de l'autre, les empyèmes devenus secondairement chroniques, souvent de par la façon défectueuse dont ils furent traités dès l'abord.

À ce sujet et pour ce dernier groupe, *la nature, la technique et la précocité de la première intervention* jouent à n'en pas douter un rôle considérable. Nous ne saurions ici redire ce que nous avons déjà exposé en détail. Il suffit de se reporter à la première partie de ce livre pour voir quelle influence peuvent exercer les diverses méthodes opératoires, les lavages, le drainage. Nous rappelons seulement que la méthode des ponctions a fourni 64 °/₀ de fistules ; le drainage aspiratif 11 °/₀ ; l'incision simple 6 °/₀ ; et la résection costale primitive 3 °/₀. Sans doute ces pourcentages sont inférieurs à la réalité des faits et de nombreux cas de fistules ont été passés sous silence ou portés à tort dans le groupe des guérisons. Mais, toutes choses égales d'ailleurs et ces réserves faites, ces chiffres n'en peuvent pas moins servir à une utile comparaison et c'est pour cela que nous les avons rappelés ici.

En ce qui concerne la pleurotomie, nous avons vu: que les

interventions précoces donnent des résultats sensiblement meilleurs ; que la suppression des irrigations pleurales ou leur restriction extrême améliore le nombre et la rapidité des guérisons ; les chiffres de Runeberg l'affirment comme les nôtres ; que le drainage trop abrégé ou trop prolongé surtout paraît à Runeberg, Erichsen, Cautley, Marshal, Sutherland, jouer un rôle nuisible. Ce même drainage, nous le redirons plus loin, peut à lui seul être une cause efficace de chronicité lorsque les drains ou l'épingle qui les fixent tombent par inadvertance dans la plèvre dont ils entretiennent indéfiniment la suppuration.

La nature bactériologique de l'empyème doit aussi être prise en considération. En ce qui touche particulièrement les pleurésies purulentes chroniques, nous manquons encore de documents précis, et les publications récentes sont muettes à cet égard. Voswinckel[1] a tout dernièrement publié une longue étude basée sur 120 cas pris parmi les observations parues çà et là depuis le mémoire d'Estlander, c'est-à-dire depuis 1879 ; pour 47 d'entr'eux l'affection initiale est mentionnée, mais sans indication bactériologique. C'est ainsi que l'on relève 3 empyèmes traumatiques, 10 empyèmes infectieux divers, 14 empyèmes tuberculeux, 20 empyèmes métapneumoniques. Nous y retrouvons donc la prédominance des pleurésies métapneumoniques que nous avons signalée pour les empyèmes récents. Cela ne veut pas dire que le pneumocoque ait une tendance marquée à la chronicité, nous savons le contraire, et les chiffres de Netter accusent seulement pour lui 5 °/₀ environ de fistulisation cutanée. Les pleurésies putrides et gangréneuses offrent en général une évolution rapide. C'est donc au streptocoque, au staphylocoque, au bacille de Koch que revient la grosse part pour Netter, Kiener et Cultru[2].

La tuberculose, en particulier, exercerait incontestablement une influence des plus fâcheuses et, pour nombre d'auteurs, les empyèmes tuberculeux, de guérison exceptionnelle, se termi-

---

[1] Voswinckel. *Deutsch. Zeitschr. für Chir.*, 13 juillet 1897. B. XLV. H. 1-2, p. 55.

[2] Cultru. Thèse de Paris. juin 1892.

neraient presque toujours soit par la mort, soit par fistulisation ; on les pourrait dire chroniques d'emblée et par essence. C'est ainsi que Küster[1], sur 31 faits de cette catégorie, aurait observé 52 % de décès et 19,5 % de fistules rebelles. C'est ainsi également que l'ensemble des 168 cas pareils réunis par nous à la page 213 a fourni seulement 27,9 % de guérisons contre 57,1 % de morts et 15 % d'insuccès. Encore cette statistique doit-elle avec raison être tenue pour suspecte et trop favorable car elle n'est faite que de cas isolés ou insuffisamment suivis ; on sait combien précaires sont souvent les guérisons obtenues, simples trêves et non cures définitives.

Cependant on n'en doit pas conclure, comme on aurait tendance à le faire, que la grosse part des empyèmes chroniques relève de la tuberculose. Il faut d'ailleurs avec Netter distinguer l'empyème tuberculeux vrai de l'empyème chez les tuberculeux ou de l'empyème chez des pleurétiques devenus secondairement tuberculeux pulmonaires alors que la séreuse malade reste vierge du bacille de Koch. Moutard-Martin et Peyrot ont du reste montré depuis longtemps que bien des malades, atteints de fistule pleurale rebelle et soupçonnés de tuberculose de par leur aspect minable et même certains signes sthétoscopiques, n'étaient que de simples cachectiques. Dans l'étiologie générale des empyèmes, Netter estime à 71,4 % chez l'enfant et 17,6 % chez l'adulte la fréquence de cette diathèse. Mais ces chiffres paraissent insuffisants pour les empyèmes chroniques. Sur les 78 observations de fistules pleurales contenues dans le livre de Bouveret, 11, soit 14 % seulement relèvent de la tuberculose. En revanche les 127 faits que depuis la publication de ce livre nous avons recueillis çà et là en renferment au moins 26, soit 20,5 % et la même diathèse est expressément signalée 14 fois sur 47 cas réunis par Voswinckel, soit plus de 29 %.

Il semble donc, en tenant compte des cas non publiés parce que défavorables, assurément nombreux, des cas où la tuber-

---

[1] Küster. Xe Congrès international tenu à Berlin, août 1890.

culose a passé inaperçue, de ceux où latents d'abord elle s'est affirmée par la suite, qu'il faille vraisemblablement estimer à 25 %, soit au quart environ, la fréquence moyenne des pleurésies rebelles de nature tuberculeuse. Les streptocoques et staphylocoques, associés à d'autres infections secondaires mal déterminées, restent donc les grands facteurs bactériologiques des empyèmes chroniques. Ces infections secondaires, encore mal étudiées et mal connues, qui se doivent fatalement produire après fistulisation de la plèvre, jouent sans nul doute un rôle important que l'on peut soupçonner mais non exactement fixer à l'heure actuelle.

L'âge des malades paraît exercer une certaine influence expliquée d'ailleurs par les conditions bactériologiques et anatomiques qui diffèrent chez l'enfant et chez l'adulte. La souplesse extrême du squelette thoracique chez le premier, la fréquence à cet âge de l'inoffensif pneumocoque, la rareté du staphylocoque, du streptocoque ou du bacille de Koch sont à coup sûr les excellentes raisons pour lesquelles les fistules pleurales se rencontrent bien plus souvent chez l'adulte au thorax rigide, aux empyèmes volontiers streptococciques ou tuberculeux. Dans sa thèse de 1869, Flammarion[1], sur un total de 15 cas, ne relevait aucun enfant au-dessous de 15 ans et notait 1 fait de 15 à 20 ans, 6 de 20 à 30, 8 de 30 à 40. Mais ces chiffres ne représentent pas l'exacte réalité. L'empyème chronique s'observe dans le jeune âge. Bouveret, sur 47 malades, en note 2 âgés de moins de 10 ans et 8 entre 10 et 20 ans; Borckel et Thiriar ont guéri de petits opérés de 3, 4 et 11 ans. Sur nos 127 observations, 7 se rapportent à des enfants au-dessous de 10 ans et 9 à des jeunes compris entre 10 et 20, et A. Broca nous a très obligeamment communiqué plusieurs faits d'empyème chronique opérés par lui à l'hôpital Trousseau. Poore, Morison, Griffith ont rapporté une quinzaine de cas pareils.

Voswinckel[2], sur 94 faits où l'âge est mentionné, en relève 16

---

[1] FLAMMARION, Thèse de Strasbourg, 1869.
[2] VOSWINCKEL. Deutsch. Zeitschr. für Chir., 1897. l. c.

soit 17 °/, de 1 à 15 ans ; 48, soit 51 °/, de 15 à 30 ; 26, soit 27,6 °/, de 30 à 50 ; 4 enfin, soit 4,2 °/, au-delà de 50 ans. Malgré que les adolescents et adultes soient beaucoup plus nombreux contrairement à ce qui se passe pour les empyèmes récents, il n'en reste pas moins que les empyèmes chroniques se rencontrent aussi chez l'enfant, plus qu'on ne l'avait supposé peut-être. Cela n'est pas pour nous étonner beaucoup, puisque Pitts et Wightman ont signalé de 14 à 18 °/, d'insuccès relatifs pour la pleurotomie chez les jeunes et que nos chiffres donnent environ 5 °/, de guérisons incomplètes pour l'ensemble des incisions ou résections primitives pratiquées au-dessous de 15 ans.

La *fréquence* relative des empyèmes chroniques paraît d'ailleurs avoir considérablement diminué avec les progrès accomplis dans la thérapeutique des empyèmes aigus ou récents. En 1881, Homén l'estimait à 23,08 °/, soit au quart des pleurotomies ; en 1883, Berger accusait le chiffre pareil de 23 °/, ; en 1888, Bouveret admet une moyenne de 18 °/, pour la période préantiseptique et de 7,1 °/, pour l'ère antiseptique ; ce chiffre tomberait même à 5 °/, pour les empyèmes non tuberculeux. Nous-même avons trouvé pour les cas simples une proportion de 5,5 °/, pour les incisions simples et de 4 °/, pour les résections costales primitives. Les magnifiques résultats obtenus par Schede, Küster, Runeberg témoignent plus encore des progrès accomplis. Aussi n'est-il pas téméraire de prévoir le jour prochain sans doute où, tuberculose à part, les empyèmes chroniques disparaîtront presque entièrement des statistiques.

§ II. — Anatomie pathologique.

On a coutume de considérer la fistule pleuro-cutanée comme le caractère primordial des empyèmes chroniques, qu'elle soit spontanée ou post-opératoire. Nous sommes loin d'en méconnaître l'importance. Mais comme cette fistule (exception faite pour quelques trajets simples d'origine ostéopathique) n'existe que parce qu'existe une cavité pleurale suppurante, comme cette fistule peut en certains cas faire défaut ou être remplacée par une communication pleuro-bronchique sans que ces mêmes cas puissent être pour cela distraits du groupe des empyèmes chroniques, c'est la chambre pleurale elle-même, objet des efforts thérapeutiques, origine des fistules, qui doit retenir d'abord toute notre attention.

Nous étudierons donc : 1° la cavité pleurale dans ses dimensions, sa forme, son siège, ses parois ; 2° les fistules pleuro-cutanées ou pleuro-bronchiques qui peuvent en dépendre et y trouver leur source ; 3° les modifications secondaires que la présence de cette cavité imprime au thorax tout entier dans les cas invétérés. Seul l'ensemble de ces lésions anatomiques permet, mieux qu'une brève définition, de concevoir justement ce qu'il faut comprendre sous le nom d'empyèmes chroniques.

1° **Cavité pleurale.** — Elle offre une importance capitale ; c'est d'elle que viennent les fistules, les difficultés et les échecs ; c'est à elle que s'adresse l'action thérapeutique, c'est à la combler que s'efforcent les procédés nombreux que nous étudierons plus loin. Mais cette cavité peut offrir toutes variétés dans ses caractères et, s'il en est de grandes et complexes, il en est d'autres petites, canaliculées, trajets plutôt que chambres, relevant pourtant des mêmes conditions générales. Nous allons passer en revue la capacité, la forme, le nombre, le siège et les parois de ces cavités.

a). D'après leurs dimensions et leur contenance, on les a distinguées en :

Petites, contenant à peine une à trois cuillerées de pus, simple dilatation ampullaire et irrégulière d'un trajet fistuleux.

Moyennes, de 100 à 300 grammes, dans lesquelles le poumon rétracté, distant de la paroi de 8 à 10 centimètres au niveau de la cavité elle-même, est fixé par des adhérences circonférentielles à cette paroi au pourtour de la poche.

Grandes, de 500 à 600 grammes, occupant déjà une bonne partie de la plèvre, parfois les deux tiers ou la moitié, dans lesquelles le poumon est pour Bouilly éloigné de 10 à 18 centimètres de la paroi thoracique.

Très grandes enfin cubant un litre et plus et mesurant toute l'étendue de la plèvre. Le poumon est alors complètement rétracté; l'empyème est total et la chambre s'étend des derniers aux premiers espaces intercostaux. Weiss [1], Bouilly, Lucas-Championnière [2], Delorme [3], Defontaine [4], Guermonprez [5], nous-même avons vu des cavités aussi volumineuses qu'une tête d'adulte, remontant jusqu'au sommet du dôme pleural, jusqu'à la première côte et la clavicule. Récemment nous avons pu à nouveau examiner deux malades dont la chambre pleurale cubait entre 1,500 et 1,800 grammes, si vaste que le doigt poussé à fond par un large orifice fistuleux ne pouvait en aucun sens arriver à percevoir ses limites.

b). Leur *forme* est aussi intéressante que leur volume. En dehors des variétés individuelles, elle comporte deux types principaux :

Les chambres *profondes*, dans lesquelles le poumon est séparé de la paroi par une profondeur considérable comprise entre 6 et 18 centimètres; elles sont tantôt globuleuses, tantôt cubiques, plus souvent peut-être comparables à une pyramide tronquée à base inférieure. Ce sont les plus volumineuses et les plus rebelles à l'action thérapeutique. Parfois, à une cavité plus ou moins sphérique se combine un ou plusieurs diverticules qui s'enfoncent plus profondément encore, comme dans un cas de Bouilly [6].

Les chambres *aplaties*, toutes en surface, qui peuvent avec des dimensions très étendues en hauteur et en largeur (20 à 25 centimètres, Verneuil, Defontaine, Delorme) n'offrir qu'une profondeur de 1 à 3 centimètres et ne contenir qu'une quantité minime de liquide. Delbet [7] a cité un cas dans lequel les deux

---

[1] WEISS. *Soc. de méd. de Nancy.* 22 décembre 1896.

[2] LUCAS-CHAMPIONNIÈRE. *Soc. de chirurgie.* 1883.

[3] DELORME. *Arch. de méd. milit.*, 1885, t. VI, p. 257.

[4] DEFONTAINE. *Revue de chir.*, 1889, p. 483.

[5] GUERMONPREZ cité par VANDEVELDE. *Journ. des sciences méd. de Lille*, 1896.

[6] BOUILLY. *Congrès de chir.*, 1888, p. 246.

[7] DELBET. *Revue de Chirurgie*, 1895, p. 829.

parois de la cavité étaient presque au contact séparées seulement par une mince nappe de pus.

Ces chambres plates sont souvent divisées en aréoles par des cloisons pseudo-membraneuses et présentent alors des *diverticules* de longueur et de direction variables. C'est ainsi que dans un cas observé par Delorme[1], d'une excavation pyramidale partaient trois prolongements digitiformes longs de 5 à 8 centimètres qui se dirigeaient l'un entre le poumon et le péricarde, les deux autres entre le poumon et le rachis. Defontaine a vu pareillement sur une cavité verticale allant du sinus costodia-phragmatique au dôme pleural se greffer un embranchement horizontal, long de 18 centimètres, oblique en arrière et en dedans, sans doute interlobaire. Cette dernière localisation ne serait peut-être pas très rare et Thiriar[2] l'a rencontrée 2 fois sur 13 cas. Delbet a vu une cavité en sablier formée de deux parties évasées, séparées par un goulot de 3 centimètres.

c). *Nombre.* Le cloisonnement peut aller plus loin et séparer en plusieurs loges distinctes une cavité primitivement unique. Plus rarement, on observe deux loges distantes l'une de l'autre; tel le cas déjà cité de Delorme où une première poche globuleuse du volume du poing occupait le cul-de-sac supérieur de la plèvre, tandis que la deuxième, pyramidale et irrégulière, était à la partie inférieure; telle une observation de Richelot rapportée par Cultru[3], où, à côté d'une énorme cavité de 1,200 grammes, en existait une deuxième de 200 grammes; tel un fait d'Etienne[4] où une deuxième poche distincte s'ouvrait dans le triangle sus-claviculaire; tels enfin les cas plus anciens de Miller[5] et d'Estlander.

d). *Le siège* est d'importance majeure. Exceptionnel à la région antérieure du thorax, moins rare à la région latérale, très fréquent à la région postérieure, il dépend en grande partie de la

---

[1] Delorme. *Arch. méd. milit.,* 1885 (*l. c.*), Observ. 1.
[2] Thiriar. *Congrès de chir.,* 1884, p. 191.
[3] Cultru. Thèse de Paris, 1892, n° 216 (*l. c.*).
[4] Etienne. *Arch. gén. de Méd.,* 1893, t. I, p. 611.
[5] Miller. *Edinb. med. Journ.,* janvier 1885, p. 617.

278   ANATOMIE PATHOLOGIQUE.

position inverse du poumon. Règle générale sur laquelle il
faut insister, les cavités grandes et profondes occupent la gouttière costo-vertébrale ou ses abords; obliques en haut et en
arrière, elles se cachent profondément sous l'angle postérieur
des côtes et l'omoplate qui en défendent l'accès. Cette disposition fâcheuse signalée par de Cérenville[1], Beckel[2], Bouilly,
Boiffin et sur laquelle Gourlet[3] est revenu récemment, commande des indications opératoires particulières que nous étudierons plus loin. Thiriar croit cependant de par son expérience
personnelle portant sur 19 opérés que les cavités sont moins
postérieures et fait toujours porter ses résections costales sur la
partie antérieure du thorax.

Au lieu de siéger dans la grande cavité pleurale, la cavité peut
occuper exceptionnellement la plèvre interlobaire, comme Bouveret et Thiriar l'ont fait remarquer, comme nous en avons vu
déjà plusieurs exemples. En ces cas, le poumon reste beaucoup
moins éloigné de la paroi et doit être intéressé pour arriver
jusqu'à la poche elle-même.

c) Les *parois* offrent à étudier : la plèvre pariéto-viscérale et
le poumon.

La plèvre est habituellement fongueuse, irrégulière, recouverte de pus concrété ou de détritus fétides. Exceptionnellement
elle peut se montrer mince, friable et molle, pareille à un voile
tomenteux irrégulier, comme l'a vue Bouilly, ou bien sèche,
grisâtre, lisse, vasculaire comme l'a observée Delbet. Rarement
aussi elle est seulement recouverte d'une couche veloutée de
fausses membranes jaune-grisâtres encore souples et peu épaisses,
comme nous l'avons noté nous-même.

Ordinairement, elle est doublée d'une coque inflammatoire de
première importance, irrégulière, tomenteuse, rougeâtre, d'abord
bourgeonnante et charnue, puis dense, tenace, scléreuse à la
longue, véritable cuirasse néo-membraneuse formée de dépôts

[1] DE CÉRENVILLE. *Revue méd. de la Suisse Romande*, 1886, n° 6, p. 351.
[2] BECKEL. *Congrès de chir.*, 1888, p. 204.
[3] GOURLET. *Thèse de Paris*, 1895, n° 351.

fibrineux plus ou moins organisés que Verneuil nommait pachy-pleurite et que l'on pourrait assimiler à la pachyvaginalite testiculaire.

Cette gangue emprisonnante a donné lieu à quelques discussions touchant ses rapports avec les plans sous-jacents.

Laënnec la considérait comme une sorte de membrane pyogénique, poche kystique pseudo-pleurale, limitant l'épanchement purulent mais relativement indépendante de la séreuse que l'on pourrait au-dessous d'elle retrouver avec ses caractères normaux. Pour Peyrot [1] au contraire, elle appartient à la plèvre elle-même modifiée dans son aspect, son épaisseur et sa constitution anatomique. Elle est formée de faisceaux conjonctifs parallèles à la surface du poumon ou de la paroi, entrecroisés dans des plans superposés parallèlement à cette surface. Ce fait explique la facilité avec laquelle on peut diviser la plèvre épaissie en couches stratifiées et la croyance de Laënnec. On peut en effet, dit Peyrot, enlever ce tissu inflammatoire « par lamelles successives d'une
» épaisseur variable dont la densité va en croissant à mesure que
» l'on gagne les parties profondes. Après avoir enlevé un certain
» nombre de ces couches on tombe sur une dernière lamelle
» encore plus dense que les autres, transparente, au-dessous de
» laquelle on ne trouve plus que le tissu pulmonaire lui-même ».

Brin [2] a dernièrement rapporté une intéressante observation d'ancien empyème enkysté dont l'examen histologique, fait par Pilliet, a montré entre la coque fibreuse et le poumon l'existence d'une nappe vasculaire assez épaisse en certains points et d'origine veineuse, qui isolait nettement le parenchyme de la gangue néomembraneuse.

L'épaisseur de cette cuirasse, en général moindre sur le poumon que sur la paroi costale mais ce fait offre des exceptions, peut atteindre 5, 10, 15 millimètres et plus; Guermonprez et Keen [3] l'ont vue dépasser 2 centimètres. On a dit, peut-être sans preuves

---

[1] Peyrot, Thèse de Paris, 1876, p. 75.
[2] Brin, Soc. Anatom., 29 octobre 1897.
[3] Keen, Annals of Surgery, 189., p. 713.

suffisantes, que cet épaississement était marqué surtout dans les empyèmes non tuberculeux.

Sa consistance, nous l'avons vu, est habituellement fibreuse : elle peut devenir très dure, presque cartilagineuse. Après Ollier[1], Lépine et Levrat[2] et d'autres auteurs, Biondi[3] a même signalé deux cas de calcification très étendue qui la rendait absolument rigide. Brin l'a notée aussi dans son cas.

Au niveau du feuillet viscéral, cette gangue néomembraneuse est trop intimement soudée au poumon pour qu'on puisse l'en séparer sans dissection laborieuse. Cependant s'il faut en croire Delorme (et Peyrot d'ailleurs semble l'avoir entrevu), il suffit de l'inciser en bonne place et profondeur, de trouver ainsi le plan de clivage, la couche vasculaire signalée par Pilliet ou bien plus souvent la lamelle fibreuse transparente de Peyrot qui laisse apercevoir le parenchyme pulmonaire lisse et bleuâtre, pour la détacher souvent sans trop de dommages avec la sonde cannelée, les ciseaux mousses ou le doigt, par une véritable « décortication » semblable à celle du testicule dans les pachyvaginalites, tandis que le poumon resté sain au-dessous, reprend à mesure son volume et ses fonctions normales. Ce décollement n'est pas toujours posssible et rien dans l'étiologie, la marche, la durée de l'affection, ne sauraient en faire prévoir l'aisance parfois très réelle ou les difficultés souvent insurmontables. Il n'en reste pas moins que cette notion, signalée déjà en quelques observations, mais rajeunie et affirmée par Delorme comporte des conséquences thérapeutiques de premier ordre.

Cette indépendance relative des lésions de la plèvre et du poumon peut se retrouver dans les empyèmes tuberculeux. Verneuil[4] a montré que les granulations spécifiques peuvent se limiter à la plèvre, sans affecter le parenchyme sous-jacent et cette notion n'est pas sans intérêt pratique.

---

[1] OLLIER in DUCLOT. Thèse de Lyon. 1885.
[2] LÉPINE et LEVRAT. Ibidem.
[3] BIONDI. Soc. méd. de Bologne. 26 juin 1891.
[4] VERNEUIL. Études sur la Tuberculose. 1891. L. c..

Le poumon occupe un volume et une situation variables avec celles de la cavité pleurale, aussi avec la marche et peut-être la nature de l'empyème. Dans les pleurésies enkystées et partielles, pneumococciques d'habitude, lorsque des adhérences précoces ont limité sa rétraction et circonscrit l'épanchement, dans les cavités petites ou moyennes, il reste encore largement au contact de la paroi costale où le fixe une zone d'adhérences au pourtour de la poche, tandis qu'au niveau de celle-ci, il s'en éloigne d'une longueur variant entre 5 et 8 centimètres. Dans les grandes cavités le contact pariétal est beaucoup plus restreint ; il est presque nul et même nul dans les empyèmes totaux ; alors le poumon a complétement abandonné la paroi, réduit à une sorte de moignon gros comme une tête de fœtus, comme le poing (Delorme), comme une mandarine même (Monnier)[1], appendu à son pédicule bronchique tel un fruit à sa queue, refoulé en haut, en arrière et en dedans et dissimulé sous la coque pleurale qui l'étreint et le comprime. Nous l'avons vu dans un cas bourrelet insignifiant occupant la partie supérieure de la gouttière costo-vertébrale, reconnaissable seulement à sa couleur noirâtre qui transparaissait à travers la plèvre épaissie.

Le parenchyme pulmonaire peut offrir plusieurs états distincts. Tantôt c'est une masse ardoisée et grisâtre qui apparait à la coupe percée de nombreux alvéoles, tel un nid de guêpes-cartonnières ; tantôt il est carnifié, rougeâtre, saignant ; tantôt au contraire dur, fibreux, sclérosé, condensé en un bloc avasculaire, incapable de dilatation ultérieure et irrémédiablement perdu pour la fonction. Light[2] l'a ainsi trouvé parcouru par des bandes scléreuses, blanchâtres, très nettes ; Variot[3] l'a même vu complétement ossifié.

Ces lésions, beaucoup trop fréquentes, ont été, depuis Charcot, Poulin et Brouardel[4], rapportées à une propagation des lésions de la plèvre, à une « pneumonie pleurogène » scléreuse, car

[1] Monnier. Gazette des Hôp., 1895, p. 119.
[2] Light. The Lancet, 26 septembre 1891.
[3] Variot. Soc. méd. des Hôp., 5 mai 1893.
[4] Brouardel. Violent, 1872, p. 145.

nous ne pouvons admettre comme suffisamment démontrée la suppuration interstitielle décrite par Rindfleisch sous le nom de « pneumonie disséquante ». Pour Charcot et Brouardel dont Gallet [1] reprenait plus récemment l'opinion, l'inflammation de la plèvre s'étendrait rapidement au tissu cellulaire sous-pleural puis aux cloisons conjonctives interlobaires par un processus hypertrophique, envahissant, pénétrant profondément dans le parenchyme et par sa rétractilité progressive fixant définitivement celui-ci dans un affaissement irrémédiable. Il y aurait rétraction « active » du poumon. Brouardel déclarait en 1872 ne pouvoir préciser exactement le début ni affirmer la constance de cette sclérose ; il la croyait cependant fréquente et rapide, car au treizième jour d'une pleurésie séreuse, il vit déjà le poumon incapable de se dilater par l'insufflation.

Mais à la même séance, Cornil [2] faisait observer quelles différences séparaient les fausses membranes fibrineuses de celles qui renferment du tissu conjonctif. Celles-ci sont persistantes, rétractiles, dangereuses pour le poumon qu'elles pénètrent ; celles-là sont molles, passagères, et restent sans grands effets sur l'organe sous-jacent. Et il rapportait un cas dans lequel il suffit, à l'autopsie, d'inciser un anneau pseudo-membraneux comprimant le poumon pour voir celui-ci « faire hernie » et reprendre facilement son volume.

De fait, il s'en faut que le poumon soit toujours ou presque toujours sclérosé, incapable de dilatation. Les lésions inflammatoires banales ou même tuberculeuses se peuvent limiter à la plèvre, nous l'avons dit plus haut. En ce cas, le poumon est atélectasié, rétracté « passivement » (Lambotte) par compression périphérique ; cette situation peut persister très longtemps sans compromettre l'ampliation ultérieure : Bert, Longet, Valentin, Peyrot ont insisté sur ce point confirmé depuis par des autopsies, des faits cliniques, et surtout par les « décortications » heureuses dues à Delorme et ses imitateurs.

---

[1] Gallet. *La Clinique*, 23 septembre 1894.
[2] Consul. *Bulletin de la Soc. méd. des Hôp.*, 1872. p. 172.

Les autopsies avaient montré que le poumon n'était pas toujours fibreux et dense. Ehrmann [1], quatre ans après le début d'un empyème, trouvait le parenchyme doux, aéré, sans tubercules ; Lépine et Levrat [2], au cours de la quatrième année, observaient que le poumon affaissé n'était pas inextensible ; Delorme [3] l'avait trouvé crépitant, surnageant à moitié, rougeâtre à la coupe, capable de respirer encore ; Bouilly [4] notait dans un cas que l'état du poumon était bien moins mauvais qu'on ne l'eût pu supposer.

Chez un malade, observé par nous dans le service de Reclus et mort à la suite d'une déchéance organique manifeste au sixième jour d'un très large Estlander, la plèvre gauche toute entière était transformée en une immense cavité allant du diaphragme au dôme pleural. Le poumon totalement rétracté, voilé par d'épaisses fausses membranes ne formait plus qu'une saillie à peine appréciable, immobilisée dans cette carapace lardacée épaisse de près d'un centimètre. Pourtant, malgré l'ancienneté et la gravité des lésions, un curettage du moignon pulmonaire amena quelques jours avant la mort une dilatation très appréciable et à l'autopsie on put se rendre compte par l'insufflation de la bronche correspondante que le poumon, en dépit de toutes les conditions fâcheuses, était resté élastique et perméable.

Dans le cas récent de Brin dont nous avons parlé plus haut, le poumon présentait quelques traces de sclérose nodulaire autour des vaisseaux et un certain épaississement des cloisons interlobulaires, mais ces lésions étaient exclusivement limitées au bord tranchant du poumon, dont la masse principale était restée saine, simplement atélectasiée par compression, capable de dilatation ultérieure.

Les faits cliniques ne sont pas moins démonstratifs. Berger [5],

---

[1] Ehrmann. Soc. de Chir., 23 avril 1885.
[2] Lépine et Levrat in Dieulafoy l. c.
[3] Delorme. Arch. de méd. Milit., 1885 l. c.
[4] Bouilly. in Thèse de Gonaux. 1885 Observ. XXXV.
[5] Berger. Soc. de Chir., 1893 l. c.

Guillemot[1], Archawsky[2], Amat[3] ont vu le poumon se dilater tardivement trois à quatre ans après le début de l'empyème.

Enfin les décortications pulmonaires de Delorme sont de cette intégrité pulmonaire une preuve dernière irréfutable. Sans doute ces tentatives n'ont pas été toujours couronnées de succès et les faits sont encore trop peu nombreux pour nous fixer définitivement sur ce point. Cependant on en peut déjà conclure que la pneumonie pleurogène de Charcot et Brouardel avait été jusqu'ici trop constamment redoutée, que souvent le poumon reste utilisable et qu'il est expressément indiqué en ces cas de lui rendre ses fonctions avec sa liberté.

Dans la cavité pleurale, viennent s'ouvrir parfois des fistules pleuro-bronchiques, presque toujours des fistules pleuro-cutanées que nous devons passer en revue.

2° **Fistules pleuro-cutanées.** — Depuis Bouveret, il est classique de les diviser en deux grandes classes les fistules *simples* et les fistules *complexes*, celles-ci aboutissant à une chambre pleurale profonde, dont nous venons de voir les divers modes, celles-là bornées à un court trajet sans diverticules, sans dilatation terminale. Mais ces fistules simples, qu'entretient souvent l'induration de leurs parois ou une ostéite costale voisine, ne méritent pas de rentrer dans les empyèmes chroniques proprement dits. Elles en sont une suite possible insignifiante, justiciable d'un traitement beaucoup plus simple, et ne méritent pas de description spéciale.

Plus importante peut-être est la division des véritables fistules pleurales en *spontanées* et *post-opératoires*, car cette différence d'origine entraîne des dissemblances anatomiques qui ne sont pas sans intérêt. De ces fistules nous connaissons la terminaison profonde, cavité suppurante ; il nous reste à en étudier l'orifice extérieur et le trajet.

a) Orifice extérieur. — Les fistules *spontanées* s'ouvrent de

[1] Guillemot. *Gazette hebd.*, 1895. p. 130, n° 12.
[2] Archawsky. *Revue méd. de la Suisse Romande*, 1891 (l. c.).
[3] Amat. *Arch. de méd. Milit.*, 1880, t. I, p. 160.

préférence à la région antéro-latérale du thorax, en avant de la ligne axillaire, aux abords du mamelon et surtout dans le 5ᵉ espace intercostal.

Marshal a voulu expliquer cette localisation par une moindre résistance des parois thoraciques à ce niveau due à l'absence de l'intercostal externe, du petit pectoral et du grand droit de l'abdomen. Il est à remarquer, pour confirmer cette hypothèse, que les hernies dites spontanées du poumon se font jour habituellement en cet endroit. Mais ces fistules peuvent aussi s'ouvrir en d'autres places, dans le 4ᵉ ou le 3ᵉ espace (Cruveilhier), dans le 2ᵉ (Jeannel)[1], sous la clavicule, au-dessus même de la clavicule (Voisin[2], Etienne[3]), ou au contraire dans les régions inférieures du thorax, 8ᵉ et 9ᵉ espaces (Saltzmann, Guermonprez, Périer, Bouilly, Vieusse[4], etc). On les a vues siéger dans l'aisselle (Navarre, Morel-Lavallée), ou dans le dos (Boeckel, Vieusse, etc.). Sur 8 cas personnels, Griffith[5] en note 1 s'ouvrant en arrière dans le 7ᵉ espace, 2 à la partie inférieure et latérale du thorax et 5 dans le 5ᵉ espace en avant, ce qui confirme l'opinion moyenne.

Le nombre de ces orifices spontanés est souvent multiple; il oscille de 1 à 3 (Morison-Bouveret) ou à 4 (Jeannel): leurs dimensions peuvent également varier et Bouveret les a vues assez grandes en un cas pour constituer une véritable ulcération à travers laquelle on apercevait le diaphragme et le cœur.

Les fistules *post-opératoires* au contraire s'ouvrent toujours dans la zone habituelle de la pleurotomie, c'est-à-dire dans la région inféro-postéro-latérale du thorax, du 6ᵉ au 9ᵉ espace. Elles sont presque toujours uniques mais se peuvent compliquer de fistules spontanées secondaires siégeant alors à leur place ordinaire.

b). Trajet. — Dans les fistules *spontanées* il est habituellement

---

[1] (Observ. inédites).
[2] Voisin. *Bull. soc. Anat.*, 1831, p. 66.
[3] Étienne. *Arch. gén. de Méd.*, 1895, t. I, p. 661.
[4] Vieusse. *Congrès de chirur.*, 1888, p. 219.
[5] Griffith. *Medical Chronicle*, mars 1889, p. 111 (l. c.).

sinueux; le pus, sorti de la plèvre par une éraillure, cherche sa voie à travers l'espace intercostal, s'insinue entre les divers plans musculo-aponévrotiques et vient souvent aboutir à la peau loin de son point de départ. On a prétendu que chez les gens affaiblis les parties molles résisteraient moins et que l'issue du pus serait plus directe. Il n'en reste pas moins que dans les fistules spontanées, au thorax comme ailleurs le trajet est ordinairement irrégulier, d'exploration difficile et que le siège de son orifice extérieur ne peut donner aucune idée précise sur celui de son extrémité profonde.

Dans les fistules *post-opératoires* au contraire, il est plus droit, plus direct, déterminé par le drainage par lui-même. Il présente une obliquité marquée en haut et en arrière, au moins en ce qui concerne la traversée de l'espace intercostal. Vieusse a insisté sur l'importance pronostique de cette obliquité; plus le trajet est vertical, plus il reste superficiel, juxta-pariétal, accessible à l'action opératoire; plus il est oblique, plus au contraire il risque d'être profond, et le poumon d'être fortement rétracté.

Traversée la paroi proprement dite, le trajet peut offrir les plus grandes variétés comme longueur, forme et direction. Parfois il est court, ne dépasse pas 5 ou 6 centimètres, et se termine par un cul-de-sac de médiocre capacité; véritable fistule simple, étroite, peu sinueuse, bien calibrée, de pronostic bénin. Parfois il est plus long, dépasse 10 centimètres, atteint jusqu'à 15, 20 centimètres et au delà. Il peut, en ce cas, offrir une extrême irrégularité; sa direction générale reste en haut et en arrière, sous l'angle costal postérieur, sous l'omoplate, détail important pour l'intervention; mais elle peut être des plus complexes. tel le cas d'Heydenreich[1] : d'un orifice extérieur situé dans le 7e espace partait un trajet montant d'abord verticalement jusqu'à la 4e côte, puis se coudant brusquement pour se diriger, perpendiculaire à sa portion initiale, horizontalement en dehors et en arrière, jusqu'à une profondeur de 12 centimètres. On devine les difficultés qu'une direction aussi tortueuse et souvent

---

[1] HEYDENREICH. *Soc. méd. de Nancy*, 22 avril 1891.

un calibre des plus étroits apportent à l'exploration de pareils trajets.

Dans la profondeur, la fistule peut se perdre au milieu des fausses membranes pleurales, c'est l'exception ; plus souvent elle aboutit à une chambre constituée aux dépens de la grande cavité pleurale ou de la plèvre interlobaire ; nous en avons vu les caractères.

3' **Fistules pleuro-bronchiques.** — Elles présentent un intérêt bien moindre, car elles sont beaucoup moins fréquentes que les fistules pleuro-cutanées, beaucoup moins graves aussi et cèdent ordinairement à l'ouverture large de la plèvre sans qu'il soit besoin d'une intervention spéciale à leur effet.

Ces fistules peuvent reconnaître une double origine. Exceptionnellement elles se font du poumon vers la plèvre, lorsque existe une caverne ou un abcès pulmonaire superficiels, voisins de la cavité pleurale et qui s'ouvre dans cette cavité[1]. Beaucoup plus souvent au contraire elles se font de la plèvre vers le poumon ; c'est l'épanchement purulent qui cherche sa voie vers l'extérieur, ulcère le parenchyme et s'ouvre dans une bronche sous forme de vomique. Tandis que les premières, de par leur origine, se rencontrent surtout au sommet, les autres siègent plus volontiers aux abords du hile, sur la face externe ou antéro-externe du poumon ; mais elles peuvent se montrer ailleurs.

Elles sont souvent multiples, et, si parfois étroites, sinueuses, elles demandent à être cherchées avec soin, même sur le cadavre, à l'aide d'une insufflation sous l'eau, aussi souvent elles sont plus larges, s'ouvrent dans une bronche de calibre moyen ou même de gros diamètre. C'est ainsi que Walther[2] vit dans un pyopneumothorax s'ouvrir quatre orifices bronchiques du calibre d'une plume d'oie, que Gérard-Marchant[3] trouva chez l'un de ses malades une fistule assez large siégeant au tiers inférieur de la face externe du poumon et chez l'autre deux orifices l'un vers

---

[1] DELAGENIÈRE, Congrès de chir., 1895.
[2] WALTHER. Ibidem.
[3] GÉRARD-MARCHANT. Ibidem.

la base, l'autre au-dessus de la partie moyenne de cette face externe. Lardy[1] vit aussi un large orifice sis aux abords du hile et Guermonprez[2] sutura avec succès une fistule mesurant près de quatre centimètres dans son diamètre vertical située au-dessous du hile, masquée en partie par le poumon et largement béante.

La forme de l'orifice varie beaucoup avec ses dimensions et le cas particulier. Dans un des cas de Gérard-Marchant, ses deux lèvres affectaient un aspect valvulaire, s'entrouvraient dans l'inspiration pour le passage de l'air. On sait d'ailleurs que l'on a ainsi décrit d'après la disposition et la béance de cet orifice des pyopneumothorax ouverts, fermés et à soupape.

4° Paroi et squelette thoraciques. — *Les parties molles de* la paroi sont frappées de lésions diverses, les unes infectieuses, les autres trophiques. Dans les premières se doivent ranger les abcès sous-cutanés indépendants de la cavité pleurale et de la fistule qui ont été rencontrés par Delorme et par Stephen Paget[3]. Dans les secondes rentrent : l'oblitération des vaisseaux intercostaux signalés jadis par Ehrmann, étudiés à nouveau par Grosclaude[4] qui la rapporte à des lésions endo et périvasculaires constatées par lui au microscope en trois cas; la névrite des filets intercostaux due à un processus pareil; l'atrophie souvent très prononcée des plans musculaires profonds et superficiels; les troubles trophiques divers constatés au niveau des téguments.

Le squelette à son tour présente des lésions de deux ordres : infectieuses et mécaniques, qui impriment au volume, à la forme, à la direction des côtes des modifications particulièrement intéressantes, susceptibles de retentir à leur tour sur la cage thoracique tout entière et même sur le rachis.

Les côtes deviennent épaisses, volumineuses, éburnées et dures. Sous l'influence des mêmes phénomènes d'ostéite provoqués par la présence de la suppuration pleurale, le passage du drain,

---

[1] Lardy. *Corresp. Blätt. für Schweizer Aerzte*, 15 mars 1895, p. 167.
[2] Guermonprez. *Soc. de chir.*, 1891 et *l. c.*
[3] Stephen Paget. *The Lancet*, 25 août 1894, t. II, p. 438.
[4] Grosclaude. *Thèse de Paris*, 1896-97.

elles se hérissent d'ostéophytes que Parise avait observés dès 1859 et qui se développent surtout aux abords du drain, lequel est parfois compris dans une gouttière creusée par résorption sur le bord supérieur de la côte inférieure ou même dans une véritable bague osseuse comme Beckel et Huber [1] l'ont relevé.

Leur forme se modifie et leur section d'ovalaire devient prismatique et triangulaire avec une crête profonde qui occupe la face interne et deux bords supérieur et inférieur assez larges pour simuler de véritables faces (Helferich [2], Van Heuverswyn).

En quelques cas l'excitation du périoste peut être assez marquée pour que des productions osseuses néoformées soudent entr'elles les côtes voisines, et, après résection costale, on a vu parfois les extrémités des arcs sectionnés confondues en une masse ostéofibreuse unique (Lépine et Levrat, Ollier, Monnier, Brothers [3]).

A côté de ces lésions inflammatoires doivent se ranger les modifications d'ordre mécanique qui succèdent à la rétraction cicatricielle des parois de la cavité suppurante et tendent à oblitérer cette cavité. Nous les avons longuement décrites ailleurs [4] et nous en résumerons seulement ici les traits principaux. L'hémithorax du côté malade tend à se rétrécir en tous sens. Dans ce but, le diaphragme remonte au maximum. Les côtes s'aplatissent, se dépriment dans leur partie moyenne et antérieure pour diminuer leur convexité. Elles se portent fortement en bas et en dedans, se tassent, s'imbriquent, deviennent presque verticales tandis que les espaces intercostaux diminuent d'autant et deviennent si étroits qu'ils livrent à peine passage au bistouri ou à la cisaille.

Le rachis, entraîné par les côtes, s'incurve en une scoliose à concavité regardant la plèvre malade comme Laënnec l'a montré le premier.

---

[1] Hearn. *The Arch. of Pædiatrics,* 1893, p. 850.
[2] Helferich. *Arch. für klin. Chir.,* B. XLIII, H. 3 et 4.
[3] Brothers, *The New-York Med. Journ.,* 27 juillet 1891, p. 98.
[4] Cestan. *Arch. gén. de méd.,* 1897-1898.

19

Le sternum en avant, indemne très souvent, peut à son tour être dévié ou déformé. On a vu une subluxation des articulations chondro-sternales (G. Etienne [1], intéressante en ce sens que cette « désternalisation » spontanée peut à la rigueur se rapprocher de la désternalisation sanglante conçue par Jaboulay. Le sternum lui-même est souvent repoussé du côté sain, tordu sur son axe vertical de sorte que sa face antérieure regarde du côté malade; il peut enfin être incurvé sur lui-même en forme de « scoliose sternale ».

Le thorax prend alors un type morphologique spécial, asymétrique, que l'on a comparé au bassin oblique ovalaire de Naegelé d'où le nom de « thorax oblique ovalaire » proposé par Peyrot et par Pitres. Mais cette même appellation a été appliquée aux

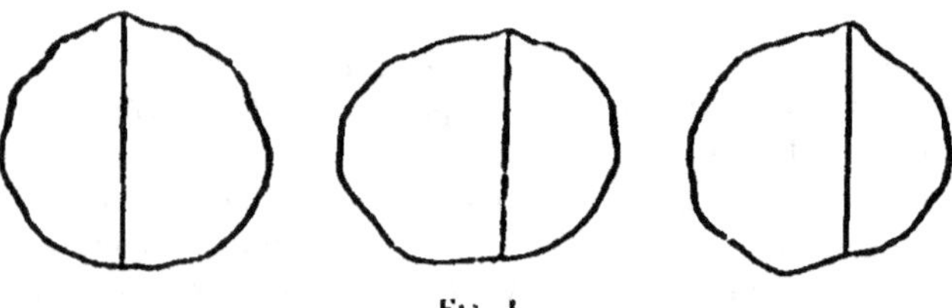

Fig. 1.

pleurésies avec épanchement et ici la disposition est inverse puisqu'il s'agit non plus d'une dilatation mais d'une rétraction de l'hémithorax correspondant. Nous en donnons trois exemples marqués à des degrés divers et pris sur des malades atteints de fistule pleurale depuis 3 mois, 5 mois et 1 an 1/2.

L'examen cyrtométrique est d'ailleurs absolument nécessaire pour se rendre un compte exact de cette déformation complexe dont à première vue on ne soupçonnerait pas le degré.

Cette altération de forme entraîne secondairement des modifications moins importantes. En avant, le mamelon s'abaisse. En arrière, l'omoplate, qui n'est plus ni soutenue par l'angle costal postérieur effacé, ni retenue par les muscles atrophiés, devient

---

[1] G. Etienne. *Ibidem*, 1894 (l. c.).

flottante et, attirée par le poids du membre supérieur, se porte avec toute l'épaule en bas, en dehors et en avant.

J'ajoute que toutes ces altérations sont essentiellement variables avec l'élasticité du squelette costal, l'inflammation et la rétraction de la plèvre malade, l'âge du sujet et celui de l'empyème. Si l'on peut exceptionnellement les rencontrer en des cas relativement récents, on ne les observe nettes que dans les cas invétérés ; elles peuvent même faire alors défaut, si la cavité ne se rétracte pas ; elles peuvent enfin disparaître et s'atténuer peu à peu à la suite d'une extension tardive du poumon comme Poore, Pitts, Guillemot, Berger l'ont observé.

Elles sont essentiellement liées à l'affaissement de la poche pleurale et Karewski a bien montré que si, par une intervention précoce, on permet à la plèvre de se combler facilement, ces déformations caractéristiques ne se produisent pas. Le rachis reste droit et s'il existe une dépression latérale de la paroi, en revanche toute scoliose disparaît.

A l'aide de ces données étiologiques et anatomiques, nous pouvons essayer de fixer en quelques mots la *pathogénie* des empyèmes chroniques. Leurs conditions déterminantes, importantes parce qu'elles retentissent sur les indications opératoires, sont de deux ordres : bactériologiques et mécaniques.

Pour les premières nous connaissons le rôle défavorable de la tuberculose, des staphylocoques et des streptocoques à un moindre degré ; une part très sérieuse aussi doit être faite aux infections secondaires multiples consécutives à la fistulisation.

Pour les secondes nous devons distinguer les faits très nombreux où un corps étranger accidentellement tombé dans la cavité pleurale en entretient indéfiniment la suppuration et ceux où cette cavité persiste parce que ses parois rigides (calcifications, inexpansiblité du poumon, résistance du squelette) ne peuvent venir au contact, ou plus rarement parce que ces mêmes parois devenues inaptes à la cicatrisation ne se peuvent accoller définitivement comme semble le montrer une intéressante observation de Delbet[1]. En ce cas, la tuberculisation de la plèvre doit jouer un rôle efficace.

§ III. — Exploration de la cavité purulente.

Sur ce point nous serons très brefs. Aussi bien cependant cette exploration constitue-t-elle le premier temps de toute intervention chirurgicale et convient-il de montrer, avec l'insuffisance des moyens anciennement employés, la valeur nouvellement établie de la radioscopie et de la phonendoscopie.

Nous n'insisterons donc pas sur la *percussion* et l'*auscultation* inoffensives mais si infidèles qu'on ne saurait en aucun cas compter absolument sur elles, tellement elles ont donné lieu à des mécomptes. Il convient cependant d'y avoir recours pour tâter l'état du poumon refoulé parce qu'elles ne comportent aucun danger, ce que nous ne pouvons pas dire toujours pour les procédés qui vont suivre.

Le cathétérisme de la fistule et de la cavité, avec une sonde malléable en étain de Mayor ou avec un Béniqué ordinaire, est depuis longtemps classique et Bouilly en a réglé le manuel. Il faut noter l'obliquité du trajet d'autant plus profond et défavorable que sa direction se rapproche plus de l'horizontale (Vieusse)[2], la profondeur de la poche, ses dimensions suivant les divers rayons partis de l'orifice fistuleux comme centre. Il faut explorer avec soin la partie postéro-supérieure, vers l'omoplate et l'angle costal, où se trouvent souvent des diverticules importants et pareillement la partie inférieure pour mesurer l'ascension du sinus costo-diaphragmatique. Mais tous les auteurs ont insisté, avec de Cérenville, Berger, Bouveret, Vieusse, Amat, sur les difficultés que l'étroitesse et les sinuosités du trajet, les brides et les cloisons de la cavité font naitre le plus souvent. Les erreurs sont fréquentes et notables. D'autre part cette exploration n'est pas

---

[1] Delbet. *Revue de chir.*, 1897 (l. c.).
[2] Vieusse. *Congrès de chir.*, 1898 (l. c.).

toujours inoffensive et nous avons vu déjà qu'elle peut entraîner des accidents nerveux redoutables.

Nous en dirons autant du procédé de *l'injection*, classique lui aussi, mais plus infidèle peut-être et certainement plus dangereux. Il est incommode parce qu'il exige parfois du malade une attitude incommode lorsque la fistule est mal placée ; il est minutieux parce qu'il faut d'abord vider la plèvre de son contenu purulent souvent très épais, parce qu'il faut procéder lentement à son remplissage complet ; il est inexact parce qu'on n'est jamais sûr d'avoir vidé ou rempli totalement la cavité ; il est enfin dangereux parce que, s'il existe une fistule pleuro-bronchique, le liquide injecté peut pénétrer dans les bronches et amener des troubles asphyxiques inquiétants (Saltzmann, Gérard-Marchant), parce que, si ce liquide est injecté trop vite ou trop fort, peuvent survenir toute la série des syncopes, épilepsie ou hémiplégie pleurétique, dont nous connaissons le sombre pronostic.

A ces reproches graves échappent la phonendoscopie et la radiographie.

La phonendoscopie, à laquelle, malgré les persévérants efforts de son inventeur, on n'a pas encore accordé l'importance et la confiance dont elle est digne, constitue en l'espèce une ressource des plus précieuses ; elle apporte une solution aussi nouvelle qu'heureuse et nous n'hésitons pas à la préférer à la radiographie pour des motifs que nous montrerons plus loin. Si elle a jusqu'ici tardé à prendre son essor, c'est que très généralement on en ignore et les principes et l'exacte application. Nous avons eu la bonne fortune de l'étudier, spécialement dans son application aux empyèmes, sous la direction du docteur Bianchi, son promoteur, qui a bien voulu guider nos débuts. Or la démonstration a été complète et nous pouvons affirmer, pour l'avoir éprouvée, la valeur pratique de cette méthode récente. Grâce à elle, nous avons pu en plusieurs cas délimiter nettement et sans doutes possibles, d'une part : la projection de la poche purulente sur la paroi, sa forme, son étendue, sa profondeur, la zone occupée par les sécrétions pleurales et la zone occupée par l'air ; d'autre part, et cela n'est pas moins important : le siège, le volume et l'ampliation du poumon rétracté dans les mouvements respiratoires ; enfin les rapports exacts de la chambre pleurale avec les organes du médiastin, le foie, le diaphragme, tous organes dont on mesure ainsi le déplacement et les modifications de forme, de siège, de volume.

Quelques mots sur la technique à suivre seront peut-être utiles. Il faut, à l'aide des règles ordinaires sur lesquelles je n'ai pas à m'appesantir ici, commencer par délimiter les contours des lobes pulmonaires supérieur, moyen, inférieur, en avant et en arrière. Au-dessous d'eux, on cherchera à droite le foie, à gauche l'estomac et la rate. Puis, appliquant le bouton de l'instrument aux abords de la fistule, on dessinera sur la paroi la projection immédiate directe de la poche purulente. Reportant alors le bouton sur les limites de la zone obtenue et inclinant fortement la tige dans le sens correspondant on dessinera la projection médiate de la poche en ses principales directions. C'est ainsi qu'on cherchera les prolongements profonds de la cavité soit vers le médiastin, soit vers l'angle des côtes et la fosse sous-scapulaire. On aura soin de noter quelles modifications dans ces divers tracés amènent les mouvements respiratoires exagérés : inspiration, expiration forcées, particulièrement au niveau des limites de la poche et du lobe pulmonaire correspondant. On obtiendra ainsi les projections de la cavité purulente dans les plans frontal et sagittal qui permettent d'apprécier sa forme, ses dimensions et son siège ; les changements de volume du poumon avec leur amplitude qui donneront des renseignements précieux sur l'état de l'organe compromis et sur sa réexpansion possible après libération des adhérences ou décortication. La délimitation du foie, du sac péricardo-cardiaque, de l'estomac et de la rate permettront de voir quel déplacement a subi le diaphragme. Enfin l'exploration soigneuse de la cavité fera dans certain cas, par le brusque arrêt des vibrations à leurs limites, reconnaître l'existence des poches cloisonnées.

Je n'ai pas besoin d'insister davantage sur l'importance de ces multiples renseignements pour les indications opératoires, et aussi sur la commodité de cet examen qui n'exige aucun dispositif spécial ou coûteux et requiert seulement un instrument « de poche », peu volumineux, que tout médecin peut porter sur soi, à l'égal du stéthoscope ordinaire.

La radiographie, pour ces motifs, nous semble à tort préférée. Elle est d'un usage encore peu pratique, nécessite une installation toujours dispendieuse et l'intervention du photographe, ne donne pas immédiatement ses résultats. Elle n'est pas toujours applicable, laisse forcément « dans l'ombre » certains détails anatomiques intéressants masqués soit par la transparence variable, soit par la superposition fâcheuse des organes voisins, ne fournit aucun renseignement précis sur l'ampliation respiratoire du poumon et donne souvent des clichés « illisibles » pour peu que l'on ait affaire à un thorax épais et à un adulte mâle. Il est vrai que ces inconvénients actuels pourront disparaître demain et que nul ne saurait à l'heure actuelle limiter les progrès que nous réserve l'avenir.

Ce furent Bouchard[1], Bergonié[2] et Wassermann[3] qui signalèrent les premiers résultats radiographiques obtenus dans les cas d'épanchement simple et de tuberculose pulmonaire. A leur suite, les observations se multiplièrent un peu partout et la technique s'améliora notablement. Récemment MM. Milian[4], Béclère, Barthélemy et Oudin[5] ont obtenu et présenté des épreuves radiographiques très nettes de symphyse pleurale et de pyopneumothorax. Ce dernier cas nous intéressait plus particulièrement et nous avons pu en examiner le cliché, grâce à l'obligeance du docteur Oudin dont nous reproduisons la note :

« ... La cavité pleurale pleine d'air est transparente ; l'épanchement purulent, le poumon rétracté se reconnaissent facilement ; une zône opaque limitée supérieurement par une ligne

---

[1] BOUCHARD. *Acad. des Sciences*, 7 décembre 1896.
[2] BERGONIÉ. *Comptes rendus de l'Acad. des Sciences*, 1896, p. 1268.
[3] WASSERMANN. *Club médical de Vienne*, 29 janvier 1897.
[4] MILIAN. *Presse médicale*, 26 juin 1897, p. 206.
[5] BÉCLÈRE, BARTHÉLEMY et OUDIN. *Soc. méd. des Hôpit.*, 25 juin 1897.

horizontale correspond à l'épanchement purulent et remplit tout le sinus costodiaphragmatique. Le poumon malade, diminué de volume et rétracté vers le hile, apparaît distinctement avec des contours très-précis. On voit son sommet arrondi, son bord externe oblique en dehors, sa base quelque peu concave ; on voit même une adhérence qui relie son sommet à la paroi ; en un mot, on mesure exactement son volume, sa forme, ses dimensions en hauteur, en largeur et la situation qu'il occupe dans la cavité thoracique ».

Nous-même avons eu l'occasion de soumettre trois empyèmes aux rayons de Rœntgen. L'un d'eux nous a fourni une très bonne épreuve : la cavité pleurale s'y traduisait aussi par une zone claire si transparente que l'on distinguait nettement à ce niveau les détails du squelette correspondant et le profil d'un stylet qui de la fistule cutanée s'enfonçait perpendiculairement vers le médiastin. Celui-ci plus opaque se révélait par un contour à concavité externe tandis que le poumon était totalement rétracté vers son hile. En bas, dans le cul-de-sac costodiaphragmatique, une légère opacité à concavité supérieure trahissait à ce niveau la présence du résidu purulent que nous n'avions pu complète-ment évacuer avant la pose. Nous pûmes, à la mort du malade survenue quelques jours après à la suite d'une large inter-vention, vérifier l'exactitude des résultats obtenus par la radio-graphie.

En revanche, dans deux autres cas, soit que la pose ou la source lumineuse aient été insuffisantes, soit que les parois thoraciques fussent trop épaisses, nous avons eu des clichés très médiocres, presque illisibles et pratiquement inutilisables.

C'est pourquoi nous avons essayé de mettre en lumière les avantages de la phonendoscopie. Mais ces réserves faites, nous reconnaissons volontiers que la radiographie permet seule de déceler les corps étrangers tombés dans la plèvre, qu'elle révèle mieux que l'auscultation la plus soigneuse les noyaux de tuber-culose cliniquement inappréciables. A ces titres elle est des autres modes d'exploration le complément très utile auquel on aura toujours recours s'il est possible.

Quelle que soit d'ailleurs la valeur réelle de ces moyens divers, il n'en reste pas moins que l'ouverture préliminaire de la cavité pleurale permettra plus sûrement encore d'en préciser les caractères, que cette incision préalable est tous les jours plus en faveur et qu'elle est devenue le premier temps presque obligé des procédés récents de thoracoplastie que nous allons maintenant exposer.

CHAPITRE PREMIER

Les procédés opératoires.

Aperçu historique. — Dans son traité de l'empyème, Bouveret en a tracé minutieusement les traits et s'est attaché à mettre en relief le rôle important joué par la chirurgie lyonnaise dans la genèse et la conception des résections thoraciques.

On rapporte généralement ce mérite à Estlander dont le premier mémoire, paru dès 1877 en danois, fut en 1879 traduit en français et publié par la *Revue mensuelle de Médecine et de Chirurgie.*

Mais, avant cette date et de divers côtés, des résections costales plus ou moins étendues avaient été pratiquées dans le but poursuivi par Estlander.

Heinecke nous dit en 1872 que Simon de Heidelberg avait eu cette idée depuis 1869 ; Peylavy l'affirme à nouveau en 1876 et, deux ans plus tard, inspiré par Simon, Schneider osait une résection thoracique assez vaste pour comprendre la clavicule. A la même époque, de Cérenville, par les mêmes moyens, guérissait à Lausanne plusieurs malades atteints d'empyème chronique.

En France, dès 1874 et 1875, la mobilisation de la paroi dans le but de faciliter l'affaissement de la poche pleurale était conçue par Gayet de Lyon, exposée par son élève Chabalier dans sa thèse inaugurale et pratiquée par Letiévant au moins trois fois. On raconte que, les juges de Montpellier devant lesquels Chabalier soutint et défendit sa thèse, ayant demandé ironiquement peut-être au candidat combien de côtes Gayet n'hésiterait-il pas à sectionner pour arriver à ses fins, Chabalier aurait répondu nettement : cinq et six même s'il le faut. Gayet avait donc conçu la possibilité d'une résection pluri-costale telle qu'Estlander la prôna deux ou trois ans plus tard. Letiévant de son côté, pareillement en 1875, insistait devant la Société de Chirurgie sur l'utilité de la mobilisation thoracique, comme l'atteste le rapporteur d'alors, lequel d'ailleurs exprima sur cette idée des réserves formelles. La même année, le chirurgien lyonnais opérait trois malades suivant le plan indiqué par lui et pouvait donc en 1884 adresser justement à la Société de Chirurgie une réclamation de priorité qu'on lui a bien faiblement accordée.

Il faut reconnaitre cependant que ce fut le mémoire d'Estlander qui fit définitivement germer l'idée primordiale agitée par plusieurs et fixa les grandes règles opératoires. Aussi comprend-t-on facilement que son nom soit resté attaché à l'histoire des résections thoraciques. Boyer n'a-t-il pas écrit jadis que « les inventions appartiennent plus à ceux qui les montrent qu'à ceux qui les trouvent » ?

Après lui les recherches se multiplient. En 1879, Schede préconise l'excision totale de la plèvre remplacée par un lambeau cutané, tandis que Wagner de Kœnigshutte en 1881 conseille la résection en double série linéaire. En 1883, à la Société de Chirurgie, Berger fait de la question un remarquable exposé fondé sur l'étude de 26 observations. L'année suivante, le sujet est repris à la même tribune; il l'est encore au Congrès de chirurgie de 1888. Entre temps, Sprengel (1884) avait recommandé l'incision large et le curettage de la plèvre; Bœckel (1886) avait suivi la même conduite et pratiqué la résection sur la partie postérieure du thorax; de Cérenville publiait dans la *Revue médicale de la Suisse Romande* un excellent article très personnel.

En 1890, Tillmanns de Leipzig concevait la possibilité d'une résection thoracique temporaire, de la pneumectomie totale du poumon malade et pratiquait l'ablation presque complète de l'hémithorax. La même année, Quénu faisait connaitre un procédé de thoracoplastie que Saubottin avait aussi pratiqué dès 1888.

Au Congrès de chirurgie de 1893, Delorme dans une très importante communication décrivait son procédé de thoracotomie dit « du volet » et indiquait la possibilité de la décortication pulmonaire. La même année Jaboulay et son élève Leymarie décrivaient la désternalisation costale, tandis que Delagenière publiait un an après le procédé qui porte son nom.

Simultanément Delorme faisait à l'Académie de Médecine une retentissante communication sur la décortication pulmonaire qui fut la source de nombreuses tentatives résumées par lui au Congrès de chirurgie de 1896. L'année précédente, Sorel et Guinard l'avaient eux aussi étudiée devant la même assemblée et Gourdet avait consacré une bonne thèse à l'étude du procédé thoracoplastique de Boiffin de Nantes.

Dernièrement enfin Terrier comprenait les pleurésies purulentes dans le programme de son cours et ses leçons paraissaient résumées dans le *Progrès médical*. J'ajoute que ce même sujet a inspiré de tous côtés un nombre de thèses, communications et recherches trop considérable pour que nous puissions même les signaler ici.

DIVISION. — Les méthodes nombreuses que nous allons passer en revue sont toutes issues à des degrés divers de l'opération primitive de Gayet-Létiévant-Estlander, dont elles n'ont été que le logique développement.

Mais leur multiplicité actuelle et aussi les différences survenues dans leur but et moyens exigent un essai de classification rationnelle.

Deux voies, indiquées d'ailleurs par la nature, s'offrent au chirurgien pour combler la cavité pleurale : l'affaissement de la paroi allant rejoindre le poumon inexpansible et rebelle, la dilatation du poumon marchant au contraire vers la paroi non déprimée. Deux ordres de méthodes s'en détachent : les premières qui veulent réaliser cet affaissement, ce sont les résections thoraciques; la seconde qui cherche à provoquer cette dilatation, c'est la décortication pulmonaire de Delorme. Celle-ci s'attaque directement à la plèvre viscérale épaissie, indirectement à la paroi; celles-là au contraire visent indirectement le poumon et portent tous leurs efforts sur le squelette thoracique dont il faut rompre la rigidité.

Mais les résections thoraciques elles mêmes se peuvent avec

Verneuil diviser en deux groupes. Les unes comportent une large ablation des côtes seules ou de la paroi tout entière et cherchent par une vaste brèche osseuse l'effondrement plus ou moins étendu du thorax ; ce sont les résections proprement dites, dont l'échelle de gravité croissante va de l'Estlander simple à l'opération de Schede, et que l'on pourrait nommer « thoracectomies » si le terme était plus euphonique[1]. Les autres, au contraire, par une ablation limitée suivant un plan précis, cherchent le modelage de la paroi et non pas le désossement complet, la modification de forme et non pas l'effondrement direct ; ce sont les « thoracoplasties », tels les procédés de Saubottin-Quénu, Jaboulay, Delagenière, Boiffin.

À ces deux groupes des thoracectomies et des thoracoplasties, nous en joindrons un autre, celui des « thoracotomies » de Delorme et Llobet, véritables résections temporaires, destinées surtout à l'exploration de la cavité pleurale, mais utilisables et utilisées d'ailleurs pour les empyèmes chroniques.

Nous ferons remarquer de suite quels liens étroits unissent ces méthodes diverses toutes nées, nous le répétons encore, de l'opération primitive d'Estlander, mais, et c'est l'excuse de notre classification peut être artificielle, qui ont cherché chacune par une modification importante ou une voie particulière à réaliser le but commun : l'oblitération de la cavité pleurale et du trajet pleuro-cutané. Seule la décortication de Delorme doit constituer un groupe distinct.

Nous étudierons donc successivement :

1° Les thoracectomies ou résections proprement dites, comprenant les résections costales (opération d'Estlander) et les résections thoraciques vraies (opérations de Schede-Tillmanns) :

2° Les thoracoplasties ou résections modelantes (procédés de Saubottin-Quénu, Jaboulay, Boiffin, Delagenière) ;

3° Les thoracotomies ou résections temporaires (procédés de Delorme et de Llobet) ;

5° La décortication pulmonaire de Delorme.

---

[1] Il a d'ailleurs été employé par Laruelle de Bruxelles. La Clinique, 1895. p. 849.

§ 1. — Les thoracectomies ou résections proprement dites.

Elles comprennent, nous l'avons dit, les résections costales pures dont l'Estlander est le type et les résections thoraciques vraies intéressant squelette et parties molles, telles les opérations de Schede et Tillmanns.

I. — L'OPÉRATION D'ESTLANDER.

C'est de toutes la première et la plus simple. Elle a servi de type aux procédés multiples qui l'ont suivie en la modifiant et nombre de chirurgiens lui restent encore fidèles.

Dans l'esprit d'Estlander elle avait pour but essentiel non pas d'affaisser directement et immédiatement la paroi mais de préparer cet affaissement par une mobilisation qui permit à la rétraction pleurale de s'exercer librement. C'est au recroquevillement cicatriciel de la poche que revenait le rôle principal, actif, dans la guérison ; c'est pourquoi Estlander attendait pour intervenir que la plèvre ait manifesté sa tendance à la rétraction, faute de laquelle il n'osait espérer de résultat ; c'est pourquoi aussi le même chirurgien jugeait inutile et nuisible de toucher à la plèvre pour la modifier ou l'assouplir. La résection costale suivait et facilitait la rétraction pleurale. La conception d'Estlander différait donc profondément des idées actuelles ; aujourd'hui, l'on veut aller d'emblée plus loin et plus vite, réaliser d'un coup l'accollement des parois suppurantes bien moins par leur rétraction cicatricielle que par leur affaissement direct. De là découlent des indications et des procédés opératoires notablement distincts.

Dans son type normal, l'opération d'Estlander porte sur la partie latérale du thorax. Homén lui assigne comme champ un losange irrégulier limité en avant par le grand pectoral, en arrière par le grand dorsal, allant en hauteur de la troisième à la huitième côte et mesurant sa plus grande largeur au niveau de la sixième où il atteint 10 ou 11 centimètres. Mais on conçoit que son point d'application puisse varier suivant le siége même de la poche suppurante, aussi de Cérenville a-t-il voulu décrire trois variétés de résection costale : antérieure, latérale et postérieure. Cette distinction n'est pas fondamentale, car les régles opératoires restent sensiblement les mêmes. Elle a cependant une certaine valeur surtout en ce qui touche les résections franchement postérieures qui méritent bien de constituer un groupe particulier.

Nous étudierons donc successivement les résections latérales, type ordinaire, puis les résections antérieures et postérieures.

Le manuel de l'opération d'Estlander est connu : incision des téguments, dénudation et section des côtes, ouverture de la plèvre et drainage en constituent les temps principaux sur lesquels nous allons revenir.

1° **Incisions tégumentaires.** — Elles peuvent être ramenées à deux types : les *incisions linéaires*, les *incisions à lambeau.*

Au premier groupe appartiennent les sections simples qu'Estlander faisait parallèles aux côtes, dont chacune permet d'enlever deux arcs osseux ; s'y rattachent aussi l'incision transversale unique de Thiriar, l'incision verticale de Marc Sée et celle de Miller, section verticale principale sur laquelle se branchent, en échelle de perroquet, de petits débridements transversaux. Ces incisions uniques doivent être longues et permettent ainsi en réalité par dissection de leurs lèvres la constitution de véritables lambeaux.

Au deuxième groupe se rapportent les incisions à contour varié : T de Berger, ⊥ d'Augagneur, ⇌ de Trélat, U de Bouilly, ⌣ de Delorme et Duplay, L de Boeckel, etc...

Chacune d'elles présente avantages et inconvénients. Les incisions linéaires sont économiques, commodes, favorables à la réunion immédiate et à la compression du thorax par le pansement, mais elles se prêtent mal à l'exploration et aux manœuvres diverses pratiquées sur la plèvre malade : il est vrai que pour Estlander ces manœuvres paraissent au moins inutiles.

Les incisions à lambeau permettent au contraire ces interventions complexes devenues aujourd'hui capitales. On leur a repro-

ché de créer une vaste surface cruentée capable d'hémorrhagies
et d'infection secondaire; on a dit que le lambeau, quelle que
soit sa forme, se rétracte sensiblement, s'adapte incomplètement
pour la suture au contour de la plaie, se réunit difficilement,
souvent se sphacèle, favorise sous ses bords la rétention du pus
et la formation d'abcès, tolère mal la compression nécessaire à
l'affaissement du thorax. C'est pourquoi Saltzmann, de Cérenville,
Nicaise et quelques auteurs ont tenté de revenir exclusivement
aux incisions linéaires d'Estlander que Peyrot emploie volontiers
lui aussi.

Cependant les lambeaux sont de jour en jour préférés. La
cause en est simple, c'est la nécessité, méconnue par Estlander,
affirmée aujourd'hui, d'agir autant sur la plèvre que sur les
côtes, manœuvre pour laquelle les incisions linéaires limitées se
montrent notoirement insuffisantes. Celles-ci ne conservent donc
que de bien rares indications : chambre pleurale petite, résection
costale parcimonieuse.

Il n'en est pas de même à notre avis des grandes incisions
transversale ou verticale uniques mais très étendues. Thiriar
s'est avantageusement servi de la première. Nous croyons la
seconde plus utile encore pourvu qu'elle soit longue, faite en
bonne place au milieu du champ de la résection future. Après
dissection large et facile de ses lèvres, elle permet l'ablation de
segments osseux sur une largeur et une hauteur considérables,
la libre exploration de la cavité pleurale et les manœuvres
diverses sur cette cavité. Elle est économique, ménagère des
nerfs et des vaisseaux, peu favorable au sphacèle, propice au
drainage, à la suture et à la réunion primitive. J'ajoute aussi que
par sa forme même elle se prête aisément aux exigences du cas
particulier et aux modifications utiles, car il est facile de la
prolonger ou de l'incurver à ses extrémités pour dessiner et
relever, s'il en est secondairement besoin, un lambeau destiné à
fournir la voie et le jour nécessaires.

2° **Rugination du périoste.** — La conservation ou l'ablation du périoste ont soulevé jadis bien des discussions aujour-
d'hui closes.

Estlander, Homén, Saltzmann, de Cérenville optaient pour la première.

Monod[1] le premier, puis Chauvel, Bœckel, Reverdin, Courvoisier, Ollier et la plupart ont défendu la seconde, et l'on a reconnu que, loin de ménager le périoste, il vaudrait beaucoup mieux, si cela était plus facile, l'enlever totalement, car sa présence, l'irritation dont il est l'objet, amènent souvent une reproduction des côtes assez rapide pour entraver avec l'affaissement ultérieur de la paroi les progrès de la guérison.

Je sais bien que Bouveret estime à cinq ou six semaines le temps nécessaire pour cette réparation osseuse, temps suffisant d'après lui pour que la rétraction pleurale ait pu s'exercer au maximum. Mais Monod a constaté cette reproduction dès le troisième septénaire; l'activité ostéogène du périoste est souvent très exagérée du fait de l'inflammation pleurale et des manœuvres de rugination qu'il a subies. Gross[2] a signalé une rechute de l'empyème chez un homme de 22 ans due précisément à la réparation trop prompte du squelette costal et nous tenons de Cazin qu'un fait à peu près pareil s'est produit chez un opéré du professeur Duplay.

On devrait donc enlever tout le périoste si cette manœuvre n'était pas aussi délicate et minutieuse. A défaut de cette extirpation complète, quelques auteurs ont avec la côte emporté toute la lame externe de cette membrane ne laissant en place que sa lame interne (Bœckel) ou même une simple bandelette correspondant au paquet vasculo-nerveux intercostal (Courvoisier).

En général, les opérateurs se montrent surtout désireux de ménager les vaisseaux intercostaux et d'aller vite. Pour ce, l'on a coutume de sectionner préalablement les côtes en leur milieu, après dénudation de leur face externe; leurs deux bouts alternativement soulevés seront ainsi rapidement dépouillés à la rugine. On a recommandé dans le même but de glisser au ras

---

[1] Monod. Bull. de la Soc. de chirur., 2 janvier 1884. p. 15.
[2] Gross. Soc. méd. de Nancy, 21 avril 1891.

de la côte et avec une aiguille courbe un fil métallique simple
avec lequel, par quelques râclées et traînées successives, on détache aisément le périoste de l'os.

3° Résection des côtes. — Les arcs exposés seront en leur
milieu puis à leurs extrémités coupés à la pince tranchante ou
avec l'instrument de Collin. Quelques auteurs, au lieu de les
sectionner en avant, les ont arrachées par torsion au niveau de
leurs attaches chondrales (Thiriar). Ailleurs, en présence d'hy-
perostoses excessives, Ollier a usé de la scie à chaîne, conseillée
par de Cérenville pour éviter les esquilles. En la même occur-
rence, Jules Bœckel et Weiss ont dû recourir au ciseau frappé.
Ces cas restent exceptionnels et les pinces et costotomes perfec-
tionnés d'aujourd'hui permettront une section nette et facile.

Les difficultés à cette occasion viendront moins de l'augmentation de volume et de l'éburnation des côtes que de leur tassement. Nous avons vu combien dans les cas invétérés, les arcs
osseux verticaux, imbriqués, étranglent l'espace intercostal
presque disparu. Cette disposition entraîne parfois une certaine
gêne pour l'emploi des pinces ou cisailles, dont les branches
peuvent ne s'introduire que malaisément entre les côtes trop
rapprochées. Mais la brèche amorcée et le premier arc coupé,
les sections ultérieures deviennent plus aisées.

J'en viens à une question longtemps discutée : l'étendue de la
résection costale. Quelles limites en hauteur et en largeur
doivent la borner ?

Estlander et ses premiers imitateurs se contentaient d'agir sur
les côtes moyennes dont ils n'enlevaient guère plus de cinq à six
centimètres. Berger, dans son rapport à la Société de Chirurgie
en 1883 et dans sa communication au Congrès de 1888, estimait
qu'il fallait toujours respecter les deux premiers et les quatre
derniers arcs osseux : ceux-ci, parce qu'il est dangereux pour
le libre jeu du diaphragme de sectionner toutes les côtes sterno-
vertébrales qui lui donnent attache et qu'à cet effet il convient
de ménager les neuvième et dixième dont l'ablation a paru causer
la mort par asphyxie en deux cas, parce que d'autre part la
cavité purulente descend rarement aussi bas et que l'on risquerait

ainsi une résection inutile ou une blessure intempestive du diaphragme ; ceux-là enfin parce qu'ils sont d'un accès dangereux et pénible, que d'ailleurs la présence du tuteur claviculaire empêcherait leur section d'être efficace.

Mais en hauteur Estlander, Bouilly, Keen, Güterbock, Tillmanns, Spencer et d'autres ont touché à la onzième côte. A l'extrémité opposée du thorax, de Cérenville, Lucas-Championnière, Levrat, Saltzmann, Schneider, Bouilly, Spencer, Pearce Gould, Salomoni, Fergusson, Peyrot ont enlevé de 3 à 6 centimètres sur la deuxième côte ; Monnier a été jusqu'à 8 centimètres, Delorme jusqu'à 9 et Guermonprez jusqu'à 11. Delorme a retranché 2 centimètres et Peyrot 4 centimètres à la première ; Schneider enfin, répondant par anticipation à l'objection de Berger, n'a pas hésité à retrancher 6 centimètres de la clavicule. Il est vrai que ces limites extrêmes ont été fort rarement atteintes d'emblée et seulement dans une série d'interventions croissantes, après échec chez le même malade de résections plus modestes.

En largeur, même fait. Si Estlander ne dépassait pas cinq à six centimètres, Brœkel sur sept côtes a enlevé une moyenne de 12 centimètres, d'autres ont été plus loin. Karewski[1], chez l'enfant, a réséqué avec succès dans un cas de 9 à 15 centimètres, dans un autre de 13 à 18 centimètres sur une hauteur de 4 et 6 côtes. Guermonprez[2] a atteint 14, 15, 17, 23, 25 centimètres même sur la cinquième côte. L'ablation a porté souvent des articulations chondro-costales et même chondro-sternales à l'omoplate ou au-delà. Brœkel et Guermonprez ont aussi réséqué partiellement le scapulum. N'a-t-on pas fait d'ailleurs avec succès des hémi-résections totales du thorax ?

Cette extension croissante, qui a reculé les limites de la résection à mesure que grandissait l'audace des chirurgiens, tient d'ailleurs à une orientation nouvelle des idées théoriques touchant le mode de guérison. Tandis qu'Estlander, comme nous

---

[1] Karewski. Deutsch. med. Woch., 1896, p. 219, 251, 267.
[2] Guermonprez in Van Heukelom. Journ. des Sciences méd. chirurg. de Lille, 1896, p. 109 (l. c.).

l'avons dit, voulait par une brèche minime augmenter seulement la mobilité des côtes, élargir les bornes de la rétraction cicatricielle, après lui on a voulu réaliser directement et immédiatement l'affaissement de la paroi, combler d'un coup la cavité pleurale dont on s'est efforcé dès lors d'atteindre ou de franchir les limites.

Homén avait essayé vainement de fixer mathématiquement l'étendue nécessaire de la résection de par la différence entre le segment d'arc costal correspondant à la poche purulente et de la corde qui le sous-tend ; théorie pure.

D'autres ont conseillé, lorsque la poche est plate, de réséquer une petite longueur d'os sur un grand nombre de côtes, et d'en retrancher au contraire une portion beaucoup plus considérable surtout en arrière, lorsque la poche est profonde ; résection en hauteur dans le premier cas, en largeur dans le second, ce qui parait logique mais se montre souvent insuffisant.

Sur les cavités petites ou moyennes, l'on s'accorde aisément : il faut en dépasser largement les limites parce que cela est facile et sans dangers.

Mais les difficultés surgissent lorsqu'on rencontre ces énormes chambres d'empyème total qui occupent la majeure partie de la plèvre. En ce cas, tandis que Lucas-Championnière, Chauvel, Beckel, Kœnig, Vieusse, Defontaine, C. Moreau recommandent prudemment d'éviter les délabrements excessifs, de procéder par étapes successives et par résections complémentaires, d'autres plus audacieux, Reverdin, Guermonprez, Keen, Fergusson pensent qu'il faut faire large d'emblée. L'on semble cependant revenir maintenant de ces grandes interventions, toujours graves et souvent sans profit. Delorme, très hardi jadis, n'en a obtenu que de très médiocres résultats et semble y renoncer aujourd'hui. Peyrot continue à se faire l'apôtre des résections complémentaires. Nous reviendrons plus loin sur cette indication majeure.

4° **Manœuvres sur la plèvre.** — La brèche faite au squelette, Estlander, Homén, Saltzmann ne croyaient pas devoir agir sur la plèvre et pour cause, puisque dans leur esprit, c'était sa rétraction qui devait amener l'affaissement thoracique. Berger, en 1883, penchait vers leur opinion. Mais on ne tarda pas à adopter une conduite inverse et cela pour trois motifs : exploration, désinfection de la poche, assouplissement de la paroi.

Le débridement large de la fistule, l'ouverture de la cavité, son exploration au doigt et à l'œil sont indispensables, nous le savons, pour apprécier exactement ses dimensions et fournir la mesure et le plan des manœuvres opératoires. Vieusse, Defontaine, Quénu, Delagenière, tous ont insisté sur ce point. Cela est si vrai que cette exploration directe de la plèvre est justement devenue le premier temps de toute intervention.

La désinfection et le curettage des parois y trouvent aussi leur compte. C'est ainsi que dès 1880, Boeckel pratiquait un grattage énergique de la plèvre fongueuse dont, en 1883, il excisait même un lambeau pour faciliter sa manœuvre. Reverdin, Bouilly suivaient son exemple. La même année Sprengel fendait largement la séreuse pariétale épaissie sur une étendue de 20 centimètres pour mieux curer la cavité et la tamponner à la gaze. Erhmann, de Mulhouse, l'imitait bientôt en un cas, mais à regret semble-t-il et Berger dans son rapport formulait quelques craintes touchant les accidents hémorrhagiques et fébriles possibles. Cependant cette conduite s'est généralisée rapidement; elle fait aujourd'hui partie presque intégrante de toute opération sur la plèvre suppurante.

Une troisième indication surgissait bientôt : l'assouplissement de la paroi. Le curage des fongosités, des fausses-membranes, l'ablation des plaques calcaires lorsqu'il s'en trouve en sont la préparation; mais on peut faire plus. Boeckel, en 1885, avait pratiqué l'incision cruciale de la séreuse pariétale épaissie dont il refoulait les quatre lambeaux vers la profondeur. Delorme dans le même but conseillait en 1888 une large incision verticale de la plèvre que Sprengel dès 1883 avait fendue transversalement.

Guermonprez, pour compléter ce refoulement, a préconisé une incision curviligne en U, très étendue, sous forme d'un large lambeau en rapport avec la brèche costale et à pédicule supérieur; cette incision comprend toute l'épaisseur de la plèvre et se fait de dehors en dedans par les moyens ordinaires. Mais ultérieurement pour éviter les hémorrhagies et surtout le sphacèle de ce lambeau pleural mal nourri par sa base, à cette incision unique et totale il a substitué une série d'incisures obliques, partielles, parallèles à la direction des côtes enlevées, faites de dedans en dehors, c'est-à-dire de la profondeur vers la superficie, avec une sorte de bistouri en serpette et n'intéressant que les couches internes de la plèvre épaissie.

Mais cette manière parait incommode et inutile aussi car l'oblitération habituelle des artères intercostales, signalée par Erhmann et Groselaude, éloigne toute possibilité d'une hémorrhagie notable qu'il serait d'ailleurs facile de tarir par une forcipressure directe de la tranche pleurale sectionnée.

D'ailleurs lorsque la plèvre pariétale parait par sa rigidité et son épaisseur nécessiter pareilles manœuvres, il semble plus simple et plus utile de l'enlever totalement comme Schede l'a proposé et pratiqué depuis 1879.

La plèvre viscérale a profité des mêmes manœuvres. On l'a aussi frottée, grattée, curettée pour la nettoyer et l'assouplir. Quénu, il y a déjà plusieurs années, s'était ainsi comporté sur quelques malades de Bicêtre. Delorme plus récemment, poussé par ces considérations et aussi par l'idée de restituer au poumon son volume et ses fonctions normales, a préconisé à son tour la « pleurectomie viscérale » ou décortication pulmonaire que nous décrirons longuement.

Aux manœuvres pratiquées sur la plèvre viscérale se rattache le traitement des *fistules pleuro-bronchiques*. Certes la large ouverture de la plèvre, un drainage efficace ont pu suffire à produire leur oblitération et pareille thérapeutique indirecte sera parfois imposée lorsque le siège de ces fistules en rendra l'accès particulièrement difficile. Gérard Marchant[1] ne put malgré ses efforts attirer à portée des sutures l'orifice fistuleux de son premier malade, placé au tiers inférieur de la face externe et qui n'en était pas moins fermé six jours après l'opération, sous l'in-

---

[1] Gérard-Marchant. *Congrès de chirurgie*, 22 octobre 1895.

fluence du drainage de la plèvre à la gaze. La même conduite réussit à Küster[1] et à de Cérenville[2], lequel sur quatre fistules en observa trois spontanément oblitérées au 12e, 21e et 29e jour après l'intervention.

Mais lorsque les conditions de siège seront meilleures, il ne faudra pas hésiter à profiter de la très large ouverture de la poche pour tenter d'oblitérer la fistule. Walther[3] a pu ainsi après résection des 5e et 6e côtes, cautériser profondément au thermo quatre orifices bronchiques du calibre d'une plume d'oie et en obtenir la guérison à brève échéance. La même manœuvre a réussi à Pendleton Dandridge[4], après une très large résection. Guermonprez[5] a tenté la suture après avivement à la curette. En 1891, chez un typographe de 18 ans atteint d'une pleurésie purulente gauche post-scarlatineuse compliquée de vomique avec pyopneumothorax secondaire, il fit une première incision large de la plèvre avec résection de la 9e côte. Un mois plus tard, comme malgré une amélioration réelle les symptômes persistaient encore, par une longue incision en ⎿ dont la branche verticale longeait la ligne épineuse, et après résection de 6 côtes, Guermonprez ouvrit largement la cavité et découvrit l'orifice de la fistule broncho-pleurale, situé plus bas que le hile pulmonaire, masqué en partie par le poumon, béant dans l'expiration comme dans l'inspiration et mesurant près de 4 centimètres dans son diamètre vertical. Avec une aiguille de Sims, il passa cinq catguts phéniqués N° 2 à travers les tissus circonvoisins ; de ces cinq fils, le premier coupa les tissus, le deuxième cassa ; les trois autres tinrent et l'un d'eux, le principal, traversant la fistule en son milieu, passant d'une part dans un faisceau aponévrotique du muscle intercostal interne, embrassant de l'autre près d'un centimètre de parenchyme pulmonaire, permit de fermer la fistule. Aussitôt qu'il fut serré, on cessa d'entendre et de voir

[1] KÜSTER. Congrès de Berlin. 1890.

[2] DE CÉRENVILLE. Revue méd. de la Suisse Romande, 1886 l. c.

[3] WALTHER. Congrès de chirur., 22 octobre 1895.

[4] PENDLETON DANDRIDGE. Annals of Surgery. 1895. t. XIX. p. 129.

[5] GUERMONPREZ. Soc. de chirurg., 1891 l. c.

passer l'air à chaque mouvement respiratoire ; le souffle bruyant de la fistule fut brusquement et définitivement supprimé. Drainage. Au 38e jour, la cicatrisation était complète, avec une déformation thoracique peu marquée en avant, beaucoup plus prononcée en arrière.

Gérard Marchant a essayé la même manœuvre chez deux tuberculeux atteints de pyopneumothorax. Dans l'un de ces cas, déjà mentionné, il put voir l'orifice fistuleux, mais il lui fut impossible d'attirer le poumon pour le suturer. Un simple drainage à la gaze amena d'ailleurs l'oblitération de la fistule au sixième jour.

Dans l'autre, après une résection costale étendue allant de la dixième à la cinquième côte, intéressant 10-15 centimètres de chaque arc osseux, il vit sur la paroi latéro-externe du poumon deux orifices, l'un à la base, l'autre au-dessus de la partie moyenne, affectant la forme de valves s'entrouvrant dans l'inspiration pour le passage de l'air. La perforation inférieure fut grattée, avivée et fermée par une suture ; la supérieure, également avivée, ne put être suturée, car elle était peu accessible. Tamponnement à la gaze, réunion ; guérison. L'orifice supérieur, non suturé, ne s'en ferma pas moins spontanément au bout de 10 jours.

Delorme[1] a traité également trois fistules pleuro-pulmonaires, soit par le simple avivement périphérique à l'aide d'une curette appropriée, soit par la suture après avivement. Nous n'avons de renseignements que sur deux de ses opérés, dont l'un mourut, l'autre fit une rechute après une guérison momentanée.

Delagenière[2] fit une opération analogue chez un malade porteur d'un pyopneumothorax consécutif à une caverne tuberculeuse du sommet. Celle-ci fut isolée de la cavité pleurale et suturée directement à la paroi, tandis que la première était drainée au niveau du cul-de-sac costo-diaphragmatique. Le malade succomba aux progrès de la tuberculose.

---

[1] Delorme. Congrès de chirurgie de 1895. Ibidem, 1896, 21 octobre.
[2] Delagenière. Congrès de chirurgie, 1895.

Lardy[1] enfin, à l'étranger, chez un homme de 30 ans, atteint de pyopneumothorax droit consécutif à une pleurésie grippale, et après une première pleurotomie infructueuse dans le troisième espace, fit trois mois plus tard une large brèche pleurale avec résection des 4e, 5e, 6e, 7e, 8e côtes, et découvrit une fistule pleuro-bronchique de diamètre considérable qu'il aviva et gratta sans la suturer. Après décortication heureuse du poumon, la plaie fut réunie. Au huitième jour la fistule était fermée et en deux mois, le malade guérit complètement.

Ces faits légitiment pareille tentative, car l'intervention a été bien supportée par la plupart des patients, car les morts observées ne sont pas imputables à l'acte opératoire, mais aux progrès de la maladie elle-même.

Une seule précaution est à prendre, c'est de ne pas user de lavages. Chez le premier malade de Gérard Marchant, ils faillirent amener l'asphyxie et nous avons vu maintes fois combien leur utilité était relative.

Faut-il compter beaucoup sur la suture elle-même ? On sait que les fils tiennent mal dans le tissu pulmonaire déjà friable par lui-même, rendu moins solide encore par la suppuration. Ils ont été utiles cependant en quelques cas. Mais l'acte essentiel curatif est l'avivement de l'orifice d'abord, comme l'a dit Delorme, puis et surtout peut-être, le drainage large de la cavité pleurale.

Nous insisterons moins sur l'ablation des *orifices et trajets pleuro-cutanés*, beaucoup plus simple d'ordinaire, mais qui peut comporter cependant certaines difficultés ou manœuvres spéciales. Les difficultés tiennent au nombre, au siège, aux rapports de ces trajets parfois très complexes. Il faudra les débrider, les curetter énergiquement et en tenter la réunion partielle, bien que le large drainage de la cavité pleurale ait suffi souvent à en amener l'oblitération sans que l'on ait eu besoin d'agir sur eux. Lorsque le trajet est long, étroit, profond, on pourra, à l'exemple de Ceci, le fendre complètement et le panser à plat.

[1] Lardy. *Corresp. Blatt. f. Schweizer Aerzte*, 15 mars 1895. p. 167 *l. c.*.

Le drainage en tous cas doit être large et placé en bon lieu déclive. Si l'ouverture fistuleuse est mal disposée pour cela, le cas est très fréquent, il faudra recourir sans hésiter à une contre-ouverture pour assurer complètement l'écoulement du pus, capital en l'espèce (Defontaine). Comme pour la pleurotomie simple, on a discuté sur le meilleur siège à donner à cette contre-ouverture et reproduit les mêmes arguments en faveur des parties antérieure ou postérieure du thorax. Delagenière choisit le 8° espace intercostal en avant de la ligne axillaire postérieure; Gourdet incline vers l'extrémité externe du 11° espace. Mais les conditions anatomiques nouvelles créées par l'affection elle-même, l'ascension du diaphragme, l'occlusion du sinus costo-phrénique, l'obliquité des côtes, empêchent de donner une règle formelle.

Les Allemands[1] se montrent partisans du tamponnement iodoformé pourtant capable de provoquer des accidents toxiques graves si j'en crois quelques faits de Karewski, de Billroth et de Schede.

5° **Soins consécutifs.** -- Ils nous retiendront peu. Bardeleben ajoute une grande importance à la compression méthodique du thorax destinée à favoriser l'affaissement de la paroi mobilisée. Reverdin et Chauvel ont dans ce but proposé le port d'un bandage herniaire; Thiriar a conseillé l'emploi d'une bande élastique toujours mal tolérée (de Cérenville, Bouilly), parce qu'elle gêne dans son expansion l'hémithorax sain comme l'hémithorax malade. Dubreuil a essayé d'éviter cet inconvénient par un corset plâtré, fenêtré en face du champ opératoire, servant d'appui à des bandes qui refoulent par ladite fenêtre un tampon ouaté. Plus simplement on se servira de paquets d'ouate ou d'éponges plates largement appliquées.

Mais l'on devra se rappeler avec Delorme[2] que la compression doit être très modérée au début, sous peine de sphacèle, et qu'il

---

[1] Reverdin. *Congrès de Vienne*, 1894.
Wesener. *Wiener Klin. Woch.*, 1891. p. 619-623.
[2] Delorme. *Congrès de Chirurgie*, 1888. p. 227.

ne convient de l'accentuer que lorsque le lambeau cutané aura donné des preuves suffisantes de sa vitalité.

Faut-il laver la cavité des empyèmes chroniques ? Nous croyons avec Ricard et Karewski que, pour les motifs exposés au chapitre de la pleurotomie, il faut encore ici se montrer très sobre de lavages et de manœuvres pleurales au cours du traitement consécutif. Gredinger[1], Spencer[2], Pépin[3], Vigenaud[4] prétendent cependant avoir employé avec profit l'injection dans la poche d'émulsions ou de boues iodoformées.

Telle est dans ses grands traits la technique généralement suivie pour la réalisation de l'Estlander classique, portant sur la paroi latérale du thorax.

Les résections de la paroi thoracique antérieure ont été l'objet d'une étude spéciale et détaillée de de Cérenville. Nous croyons inutile de le suivre en sa description. Le plan opératoire, la conduite à tenir restent dans leurs temps principaux trop semblables à ce que nous connaissons déjà, avec quelques modifications insignifiantes exigées par l'anatomie topographique de la région, lorsque la résection très partielle porte, comme l'a exécutée de Cérenville, sur la partie antérieure des premiers espaces intercostaux, pour des pleurésies enkystées du sommet.

Aussi bien ces résections antérieures restent-elles des interventions exceptionnelles, indiquées seulement lorsqu'existent en cette place des poches limitées, ce qui est très rare. Thiriar est le seul à les pratiquer d'une façon à peu près systématique. Il est vrai, qu'à l'inverse des notions habituellement reçues, ce chirurgien estime que les cavités pleurales siègent presque toujours sur la région antéro-latérale et que le poumon est fixé en arrière d'elles dans la gouttière vertébrale. Après large incision transversale unique découvrant six à sept côtes, Thiriar coupe

[1] Gredinger. in *Semaine médicale*, 1897, p. 172.
[2] Spencer. *Soc. clin. de Londres*, 8 décembre 1893.
[3] Pépin. *Société d'Anat. et de Phys. de Bordeaux*, 16 septembre 1891.
[4] Vignaud. *Arch. de méd. Militaire*, 1893 l. c..

franchement ces arcs en arrière et les arrache en avant par
torsion et traction combinées au niveau de leurs articulations
chondrales.

Peut-être cette résection antérieure agit-elle surtout non pas
en affaissant directement la paroi au niveau de la cavité suppurante elle-même mais en avant d'elle et en permettant au plateau
costal postérieur de se porter en avant et en dedans, par un
mouvement de bascule autour de son insertion vertébrale comme
charnière. Ce serait en ce cas le mécanisme même de la « désternalisation » de Jaboulay que nous écrirons au chapitre des
thoracoplasties.

Au résumé, ces résections antérieures sont très rarement
indiquées chez l'adulte ; en tous cas et quel que soit le siège de
l'empyème, elles sont absolument contre-indiquées chez l'enfant
dont elles compromettraient trop dangereusement le développement du thorax, comme Ollier[1] l'a fait judicieusement observer.
A cet âge, même si la cavité à combler porte en avant, il faut
avoir soin d'agir seulement sur la région latéro-postérieure.

Les résections de la paroi thoracique postérieure échappent à
ces reproches et reconnaissent d'ailleurs une utilité beaucoup
plus considérable, car elles semblent indiquées dans tous les
empyèmes rebelles dont le siège est précisément à ce niveau.
Leur but est en effet d'oblitérer les poches purulentes si fréquentes qui se prolongent en haut et en arrière sous l'omoplate
et les angles costaux parfois jusqu'aux premiers espaces.

Ces cavités résistent d'autant mieux aux tentatives opératoires
que la paroi thoracique est plus bombée à ce niveau et plus
rigide de par cette forme voûtée et le solide contrefort que lui
fournit la série des articulations costo-transversaires. L'arc costal
postérieur présente en effet une courbure de faible rayon déterminée par l'angle costal lui-même et fixée par son sommet aux
apophyses transverses qui l'immobilisent étroitement. A ces
conditions de rigidité déjà si défavorables et si nombreuses, il
faut ajouter encore l'épaisseur considérable et la forme triangu-

---

[1] OLLIER. *Congrès de Chirurgie*, 1888. p. 258.

laire que revêt la côte à cet endroit. Ces dispositions fâcheuses augmentent d'ailleurs de bas en haut, car, Amat et Bouilly l'ont fait remarquer, les côtes supérieures sont plus incurvées, plus solidement fixées et aussi moins accessibles sous le couvert scapulaire.

C'est donc en arrière, nous l'avions montré au chapitre de l'anatomie pathologique, nous y reviendrons encore, que gisent les poches profondes et rebelles. Aussi de Cérenville, Barckel, Delorme, Bouveret, Boiffin, Gourdet ont-ils à plusieurs reprises insisté sur la nécessité d'attaquer directement le squelette à ce niveau.

Mais ces résections postérieures rencontrent dans leur exécution un certain nombre de difficultés qui, malgré leurs avantages, les ont longtemps empêchées d'entrer dans la pratique. Ces difficultés viennent de la gêne apportée par la présence de l'omoplate, de l'épaisseur considérable des couches musculaires superficielles qu'il faut traverser, des masses charnues abondantes et saignantes qui remplissent les gouttières vertébrales et qu'il faut récliner ou couper. Ces obstacles, peut-être exagérés par de Cérenville, avaient cependant paru tels aux premiers opérateurs que ceux-ci avaient renoncé aux résections postérieures dont cependant ils avaient compris la supériorité.

Ils sont loin pourtant d'être insurmontables. Certes l'omoplate recouvre en grande partie les sept premières côtes, mais déjà les cinq dernières restent naturellement libres au-dessous d'elle, et si l'on veut inciser largement trapèze et rhomboïne, le scapulum s'écarte assez en dehors, au moyen de tractions faites avec un écarteur, pour découvrir sans peine entre son bord interne et la ligne transversaire un champ opératoire large de 4 à 5 centimètres en haut, de 12 à 15 centimètres en bas. Au surplus, si cet espace ne paraît pas suffisant, on le pourra facilement agrandir soit en tirant plus fort sur l'omoplate, soit en réséquant son angle inférieur, comme Barckel l'a fait un des premiers en 1886. De leur côté, grâce à la forcipressure et la compression, les muscles se peuvent inciser sans hémorrhagie sérieuse et la suture exacte en assurer le fonctionnement ultérieur ; à ce dernier point de vue, toute assurance peut être donnée ; elle se tire d'un nombre déjà considérable de faits tous affirmatifs sur le rétablissement physiologique des muscles intéressés

Cependant jusqu'à ces derniers temps, les résections postérieures proprement dites n'avaient pas encore été pratiquées de parti pris, et, en raison de ces difficultés, grossies sans doute, l'on se contentait de résections latéro-postérieures pratiquées « plutôt en arrière qu'en avant du milieu des arcs costaux ». (Bouveret). Bœckel[1] lui-même, malgré qu'il eût parfaitement reconnu le siége postérieur de l'obstacle à lever, disait en 1888 qu'il valait mieux commencer en avant, sur une région plus accessible, puis dans une deuxième intervention se reporter en arrière, s'il en était besoin. Il avait dans ce but employé une incision curviligne très étendue embrassant dans sa concavité l'angle inférieur du scapulum et réséqué partiellement cet angle. Guermonprez, Karewski, Stewart Lobingier l'ont imité à leur tour, à l'aide soit d'une incision verticale interscapulo-transversaire, soit d'une incision coudée en L ou en U. C'est ainsi que Lobingier[2] a conduit son lambeau du troisième espace en avant jusqu'à l'apophyse transverse de l'axis en arrière. Schede a maintes fois usé de la même voie et relevé en masse l'omoplate dans un lambeau. Aujourd'hui ces résections postérieures sont assez communément pratiquées et les procédés de thoracoplastie récents comme celui de Boiffin n'en sont qu'une modification heureuse.

II. — LES RÉSECTIONS THORACIQUES VRAIES.

Avec l'Estlander et ses divers siéges nous avons étudié les résections costales proprement dites ; l'extension de cette méthode a conduit insensiblement aux résections thoraciques vraies,

---

[1] Bœckel. *Gazette méd. de Strasbourg*, 1886, p. 61.
[2] Stew. Lobingier. *Medical News*, 1897, p. 273.

emportant toute la paroi et dont les opérations de Schede et de Tillmanns représentent les termes progressifs.

1° **Procédé de Schede.** — Avant même que Sprengel, Bœckel, Delorme, Guermonprez, n'aient fendu la plèvre pour la curer et l'assouplir, Schede dès 1878-1879 avait osé la supprimer radicalement. Excision de la séreuse pariétale enraidie, remplacée par un lambeau musculo-cutané, tel est le principe de son procédé, fort employé en Allemagne. Voici la description que Schede lui-même en a fait au congrès de Vienne en 1890.

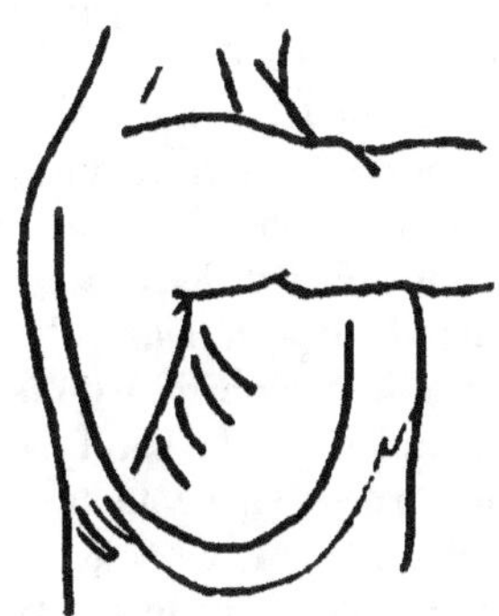

Fig. 5. — D'après Esmarch.

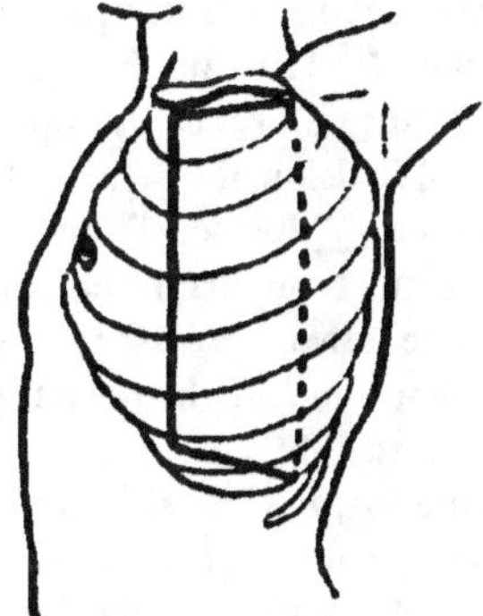

Fig. 6. — D'après Keen.

Une large incision (V. fig. 5) part du bord inférieur du grand pectoral en avant, descend jusqu'à la limite de la plèvre et, suivant le sinus costodiaphragmatique, se dirige en arrière puis remonte en U entre l'omoplate et le rachis jusqu'à la deuxième côte. Elle dessine ainsi un vaste lambeau qui enferme l'omoplate dans la concavité de sa courbe. On relève le lambeau en le disséquant à grands traits au ras des côtes et en comprenant le scapulum dans son épaisseur. Les côtes sont ainsi mises à nu. On les réséque toutes, en hauteur de la onzième à la deuxième, en longueur de leur articulation chondrale jusqu'à leur tubercule postérieur. On coupe alors aux ciseaux les parties molles intermédiaires, muscles intercostaux et plèvre,

en pinçant et liant à mesure les vaisseaux intercostaux correspondants. La cavité suppurante est ainsi véritablement éventrée.
On laisse retomber sur elle le lambeau scapulo-cutané qui suffit
à recouvrir la large plaie béante sauf en bas, où reste une surface libre qui sert au drainage pratiqué à la gaze iodoformée.

On obtiendrait ainsi dans la plupart des cas une réunion immédiate et une guérison rapide, mais au prix d'une opération
bien sérieuse comme on l'a pu voir. Il est vrai que les dimensions de la brèche pleurale se doivent mesurer sur celles de la
cavité à combler laquelle n'est pas toujours aussi étendue. Et
l'on peut dire d'autre part que Schede semble avoir aujourd'hui
renoncé à faire aussi grand pour se rallier au principe toujours
défendu en France des opérations complémentaires.

A l'incision de Schede, Keen[1] a préféré (V. fig. 6) une section en ⊏ formée d'une branche verticale allant de la clavicule
au sinus costo-diaphragmatique et complétée par deux branches
horizontales. Il a disséqué ainsi un volet à base postérieure, étendu
du bord gauche du sternum jusqu'à un doigt en arrière du bord
antérieur de l'omoplate. Excision complète de la paroi thoracique (os, nerfs, vaisseaux), y compris la deuxième côte, sur une
étendue de 0,20 cent. en hauteur et 0,12 cent. en largeur. Le
fond de la cavité, formé par la plèvre viscérale et le péricarde
fut curetté et nettoyé, le lambeau cutané rabattu et suturé. La
guérison se fit sans incidents notables, j'entends la guérison
opératoire, car après une cure apparente et malgré de si larges
sacrifices, survinrent deux rechutes qui exigèrent deux rectifications.

Langenbuch[2], Wiesniger[3], Roswell Park[4], Peyrot[5], Ferguson[6],
Güterbock[7], Reclus[8], Faure[9] et d'autres ont exécuté des procédés

[1] Keen. *Annals of Surgery*, 1895 (l. c.).
[2] Langenbuch. *Centr. für Chir.*, 1881, n° 20.
[3] Wiesniger. Cité par Galtier : Thèse de Paris, 1892, n° 216.
[4] Roswell Park. Cité par Forgue et Reclus.
[5] Peyrot. *Journal des praticiens de Huchard*, 22 novembre 1893.
[6] Ferguson. *British med. Journ.*, 6 septembre 1895, p. 180.
[7] Güterbock. 21° Congrès de Berlin, juin 1892.
[8] Reclus. *Presse Médicale*, 1893, p. 17.
[9] Faure. Observ. inédite.

analogues, mais la main forcée et après échec d'autres tentatives.

2° Procédé de Tillmanns. — A côté du Schede, nous devons mentionner le procédé de Tillmanns[1]. Il consiste essentiellement aussi en une résection thoracique très étendue, emportant toute l'épaisseur de la paroi ; mais la cavité pleurale, au lieu d'être oblitérée par le lambeau superficiel comme dans le cas précédent, est volontairement laissée en partie découverte pour que le poumon reste accessible à un traitement local, lorsqu'il est lui-même malade.

Après plusieurs tentatives infructueuses de résection costale sur un tuberculeux dont un seul poumon était pris, Tillmanns, le 27 mai 1888, pratiqua une résection totale de la paroi thoracique allant de la deuxième à la septième côte, large en haut de cinq centimètres, en bas de douze centimètres. Le poumon était solidement adhérent à la partie supérieure de la cavité et réduit au volume du poing. Il fut recouvert en partie seulement par un lambeau cutané afin qu'il restât accessible au traitement local. La plèvre fut grattée et tamponnée à la gaze iodoformée.

Le 22 juin, on épidermisa à la Thiersch les parties encore cruentées et le 23 juillet, le malade sortait guéri. Revu en avril 1890, cet homme, parfaitement guéri malgré sa tuberculose, présentait du côté gauche une cavité cutanée du volume du poing, recouverte d'épiderme. A sa partie supérieure et sous la peau, on sentait le poumon gauche ratatiné et sans fonctions physiologiques. Sa partie inférieure était formée par la plèvre médiastine épidermisée, sous laquelle on percevait nettement les battements du cœur très dévié à droite. Quand on faisait parler le malade ou exécuter des expirations profondes, le médiastin bombait dans la cavité cutanée gauche. De ce fait Tillmanns conclut qu'en cas de tuberculose unilatérale, on pourrait après ouverture large, réséquer complètement le poumon.

Ceci[2] a procédé de la même façon chez cinq de ses malades.

---

[1] TILLMANNS, 19° Congrès de la Soc. Allemande de Chir., 10 mars 1890.
[2] CECI. Congrès de Rome, 1894, p. 295.

Il préconise pour cela une incision en ⊐ dont la branche verticale correspond à la courbure postérieure des côtes, dessinant ainsi deux lambeaux symétriques ou un grand volet antérieur à convexité postérieure, l'inverse de celui de Keen. Le lambeau musculo-cutané relevé, il résèque la paroi thoracique autant qu'il est nécessaire, puis rabat le ou les lambeaux, et recouvre par des greffes de Thiersch la surface cruentée découverte. On peut ainsi, d'après lui, épidermiser sans dommages 100 à 150 centimètres carrés. De cette manière il a pu enlever les côtes du rachis jusqu'au sternum et combler la brèche grâce à de larges greffes.

Bajardi[1] a rapporté une observation pareille. La plèvre largement ouverte, on ne trouva presque pas trace du poumon, ratatiné et réduit à un simple moignon. Toute la paroi externe de la poche fut enlevée et la cavité comblée à l'aide de deux lambeaux musculo-cutanés ne laissant entr'eux qu'un intervalle assez faible lequel se ferma secondairement par bourgeonnement. Les deux lambeaux adhérèrent rapidement aux plans profonds et le malade guérit rapidement sans scoliose.

Ces très larges résections thoraciques n'ont pas été seulement pratiquées pour empyèmes rebelles ; on les a aussi employées pour enlever radicalement des tumeurs malignes de la paroi ou adhérentes à cette paroi. Tietze, Kolaczek, Alsberg, Müller, Schnizler, Rydigier, Caro, Gabryzewski, Israël, au dire de Karewski, auraient fait une trentaine de ces opérations qui restent d'un pronostic toujours fort sérieux, ainsi que nous le verrons plus loin, et partant d'indications exceptionnelles.

§ II. — **Les thoracoplasties ou résections modelantes.**

Nous rappelons qu'elles ont pour but, grâce à de faibles sacrifices osseux conduits suivant un plan particulier, d'amener non

---

[1] BAJARDI. *Congrès de Rome*, 1895. p. 293.

pas un effondrement mais un changement morphologique de la paroi qui favorise l'occlusion de la poche pleurale.

1° Procédé de Saubottin-Quénu. — Dans son mémoire fondamental, Estlander[1] avait déjà montré que l'utilité de la résection costale ne dépend pas seulement de la longueur des segments osseux extirpés mais aussi de l'interruption même de l'arc dont la force de résistance est brisée avec sa continuité. Et, toujours guidé par cette idée que la rétraction cicatricielle de la plèvre devait jouer le rôle principal dans l'affaissement de la paroi, il avait pensé pour lui permettre de s'exercer librement sans être obligé de recourir à des sacrifices osseux étendus, à « couper seulement plusieurs côtes à plusieurs endroits... Probablement on n'observerait pas l'affaissement immédiat qui se produit d'ordinaire après la résection, mais les côtes coupées s'infléchiraient en dedans et diminueraient de cette manière la cavité, résultat que l'on pourrait encore accélérer par une compression externe ». En ces lignes se trouve le germe très net des thoracoplasties.

Wagner[2] le reprit et le développa. Pour obtenir à peu de frais une mobilité plus grande des côtes, il conseille de réséquer sur les côtes « en deux points différents, le plus près possible du rachis et du sternum, de petits morceaux longs de deux centimètres environ, de manière que la portion de côte siégeant dans l'intervalle, complètement libérée de ses connexions osseuses, puisse s'enfoncer peu à peu en dedans. Ce dernier résultat peut être favorisé par un bandage compressif appliqué sur le morceau mobile de la paroi thoracique ».

Cette proposition, dans laquelle malgré l'opinion contraire de Verneuil, nous persistons à trouver nettement la genèse des procédés plus récents de thoracoplastie, et de l'opération de Saubottin-Quénu en particulier, était aussi restée inaperçue. En 1888, elle fut à nouveau mise à profit par un chirurgien russe Saubottin, dont la manière opératoire se répandit en Allemagne,

---

[1] Estlander, *Revue de Méd. et de Chir.*, 1879 (*l. c.*), p. 163.
[2] Wagner, *Samml. Klin. Vorte.*, 1881, n° 197, p. 1791, cité par Verneuil.

en Italie et en Amérique sous le nom de « méthode de Saubottin ». En France, on l'ignora et ce fut seulement en 1891 que Quénu décrivit à son tour comme sien un procédé de thoracoplastie identique dans son but et ses moyens à celui du chirurgien russe. Aussi avons-nous cru devoir joindre leurs deux noms.

Voici, d'après la première publication de Saubottin[1], les grandes lignes de son mode thoracoplastique :

1° Réséquer par une incision préliminaire 6 à 8 centimètres de la sixième côte, ouvrir largement la plèvre, l'explorer, la nettoyer et la tamponner provisoirement à la gaze iodoformée ;

2° Faire le long du bord du grand pectoral une longue incision qui mette à nu les 4°, 5°, 6° côtes, et, sans ménager le périoste, enlever de chacune d'elles un segment cunéiforme suffisant pour les mobiliser ;

3° Fa e une deuxième incision sur la ligne axillaire postérieure et une même ablation partielle des côtes correspondantes.

4° Suturer les incisions. Appliquer un pansement compressif. Au bout de dix à quatorze jours, remplacer le tamponnement iodoformé de la cavité par un gros drain.

Le malade de Saubottin guérit en trois mois. Et cet auteur reconnaît à son procédé les avantages suivants :

a). Les incisions et résections costales partielles sont sans contact infectant avec la cavité suppurante et guérissent par première intention.

b). Les côtes sectionnées se dépriment en dedans, se réunissent et forment ainsi un plan osseux de soutien qui protège la cavité pulmonaire et s'oppose à la scoliose.

Ce procédé à plastron bilinéaire s'est assez vite répandu, comme nous l'avons dit plus haut, sous le nom d'opération de Saubottin, en Allemagne, en Italie et en Amérique. Gerster[2], dès 1890, l'a exécuté avec une légère modification ; il l'a trouvé plus facile et moins sanglant que l'Estlander ordinaire. En Amérique

---

[1] SAUBOTTIN. Vratch, 1888, n° 47, p. 859.
[2] GERSTER. The Arch. of Pædiatrics, 1890, p. 593.

aussi, d'après Köhler[1], Carl Beck aurait pareillement sectionné un grand nombre de côtes en deux points différents pour mobiliser le segment pariétal intermédiaire. En Russie enfin Zviaginzeff[2] rapportait en 1891 trois observations d'empyème traitée à la Saubottin sur lesquelles nous reviendrons plus loin.

C'est à la même époque que Quénu[3], sans avoir eu connaissance des recherches du chirurgien russe, a pratiqué et décrit une opération identique dont il a modifié légèrement la technique à l'occasion d'un deuxième fait. Nous donnerons successivement ses deux manières, d'après ses communications à l'Académie de Médecine.

Sur son premier malade, Quénu traça deux incisions verticales de quinze centimètres environ l'une suivant la ligne axillaire postérieure, l'autre siégeant un peu en dehors du mamelon et intéressant le bord du grand pectoral. Il mit ainsi à nu en avant les troisième, quatrième, cinquième, sixième, septième et huitième côtes, en arrière, les quatrième, cinquième, sixième, septième, huitième, neuvième et dixième et réséqua sur chacune d'elles un segment de deux centimètres. Par là, il obtint un volet ou plastron mobile susceptible d'être facilement déprimé vers la profondeur. Alors, par une dernière incision horizontale allant de l'orifice fistuleux préexistant à l'incision antérieure, simulant la barre transversale d'un H incomplet | —|, il ouvrit largement la plèvre pour la curer et la drainer. Les incisions verticales furent complètement suturées et un pansement compressif appliqué pour déprimer le plastron. Le malade guérit vite et bien ; le moulage du thorax en est déposé au musée de Clamart où nous avons pu l'examiner.

Dans cette première intervention, la formation du plastron bilinéaire avait précédé l'exploration de la cavité pleurale. Dans

---

[1] Köhler. *Deutsch. med. Woch.*, 1895, n° 40.
[2] Zviaginzeff. *Trudi Obsh. Russk. Vratch.*, 1891, n° 40.
[3] Quénu. *Académie de Médecine*, 3 avril 1881 ; *ibidem*, 6 juin 1893.
    Consulter aussi : Vignard, *ibidem* 1892 et Calvet. Thèse de Paris (*l. c.*).

le deuxième, les temps furent intervertis et Quénu procéda comme il suit :

1° Large ouverture préliminaire de la plèvre; pour ce faire, incision horizontale parallèle à la sixième côte, flanquée de deux incisions verticales à ses extrémités antérieure et postérieure; résection des sixième et septième côtes; incision en U de la plèvre pariétale;

2° Exploration complète de la cavité; curettage; tamponnement;

3° Formation d'un plastron thoracique bilinéaire. A cet effet, on utilisa pour la section antérieure, l'incision verticale postérieure du premier temps en la prolongeant en bas et surtout en haut, avec excision de 1 centimètre d'os sur 6 côtes nouvelles, non comprises les 6° et 7° déjà enlevées. Une dernière incision franchement postérieure, longue de 21 centimètres, en dedans du bord spinal de l'omoplate permit de pratiquer aisément l'excision partielle de sept côtes, aux abords de la colonne vertébrale.

Généralisant cette manière, et suivant l'exemple de Quénu, il conviendrait de procéder ainsi en deux temps distincts : à l'exploration préliminaire de la cavité; à la formation définitive du plastron costal qui serait alors plus sûrement placé en bon lieu, en face de la cavité à combler, c'est-à-dire bien souvent très près de l'angle postérieur des côtes sous lequel siègent les grandes cavités rebelles.

Verneuil avait, dès 1892, en présentant à l'Académie de médecine le premier procédé de Quénu, proposé une modification analogue et recommandé d'ouvrir largement la plèvre avant de dessiner le volet, pour en mieux adopter la forme, la grandeur et le siège aux conditions particulières du cas.

Verneuil également, par un long et chaleureux plaidoyer, avait essayé de montrer que la méthode de Quénu diffère essentiellement de celle de Wagner que nous avons indiquée plus haut. D'après lui, celle-ci, attaquant les côtes à leurs extrémités mêmes, respecte la convexité des arcs que celle-là supprime. Comparant le profil du thorax à l'arche d'un pont, Verneuil disait que le procédé de Wagner fait descendre l'arche sans en changer la forme, tandis que celui de Quénu affaisse la voûte en son milieu et la rend moins convexe. Nous croyons cet argument spécieux, puisque de l'avis même de Verneuil et de Quénu, le siége exact des excisions costales doit varier avec la forme et les dimensions de la poche pleurale. D'ailleurs l'idée directrice reste identique et l'honneur doit en revenir à Estlander lui-même, comme il ressort de la citation que nous avons faite plus haut.

J'insisterai en revanche davantage sur l'analogie complète entre le faire actuel de Quénu et celui de Saubottin. Dans les deux cas, c'est d'abord l'ouverture préliminaire de la plèvre au niveau de la sixième côte; puis, après exploration, curettage, tamponnement, c'est la formation d'un plastron thoracique au moyen d'une double excision costale en série portant sur les limites antérieure et postérieure de la cavité suppurante, suivie de la suture des incisions.

Cultru, dans sa thèse, aux deux excisions extrêmes de Saubottin-Quénu, propose d'ajouter une troisième excision intermédiaire, pour augmenter encore l'affaissement de la convexité moyenne des côtes. Nous croyons cette complication absolument inutile; les segments osseux ainsi déterminés par cette triple section seraient ordinairement tellement courts qu'il deviendrait plus simple de les supprimer complètement par traction sur une de leurs extrémités, ainsi que Jeannel a été conduit à le faire dans une tentative de ce genre. D'ailleurs la convexité habituelle des côtes n'est pas telle qu'elle nécessite d'être rompue en trois points de leur parcours.

Tous ces procédés se rattachent trop étroitement à l'idée première exprimée par Estlander pour que nous ne le rappelions pas une fois encore. Ces réserves faites, nous nous associons pleinement aux conclusions de Verneuil touchant leur simplicité, leur bénignité, leur efficacité. A l'encontre de l'opération d'Estlander proprement dite, dans laquelle « le résultat ne s'effectue que par rapprochement des moignons costaux lequel à son tour a pour agent la rétraction progressive de la paroi thoracique, c'est-à-dire un processus lent, irrégulier, inconstant », ils permettent « une mobilisation du lambeau réalisable d'emblée, sans effort, sans qu'il soit besoin d'un acte réparateur organique ultérieur, sans que, de plus, la paroi déprimée ait tendance à reprendre sa place et à redevenir convexe ni même plane en dehors ». Enfin par l'ouverture préliminaire et le large accès de la plèvre, ils permettent d'agir directement sur elle et sur le poumon, s'il est besoin.

2° Procédé de Jaboulay. — Jaboulay [1] a fait observer que l'opération d'Estlander est impuissante à réaliser l'affaissement vertical du thorax, que les résections thoraciques qui en dérivent (opérations de Schede-Tillmanns) sont graves et mutilantes, que le procédé de Saubottin-Quénu risque par ses longues incisions de compromettre des masses musculaires utiles. Aussi, pour parer à ces inconvénients, a-t-il proposé une méthode nouvelle sous le nom de *désternalisation costale*. En voici les temps principaux :

1° A trois centimètres du sternum du côté malade, mener une incision linéaire du cartilage de la 2° côte à celui de la 7°, disséquer la lèvre externe de l'incision et désinsérer le grand pectoral des côtes supérieures, le grand droit des côtes inférieures ;

2° Avec le davier-gouge, sectionner les cartilages costaux de dehors en dedans pour éviter la mammaire interne. Reséquer une partie des cartilages sectionnés pour diminuer d'autant la cage thoracique ;

3° Pansement compressif.

On obtient ainsi un volet qui n'est pas renversable en dehors, mais susceptible, en se portant vers la ligne médiane, de rétrécir la cavité thoracique correspondante. L'extrémité antérieure des cartilages sectionnés, chevauche sur le bord correspondant du sternum.

Le thorax s'affaisse en arrière, se rétrécit transversalement pendant qu'il prend un type morphologique très différent.

[1] JABOULAY. *Province Médicale*, 1893 et LEMAITRE. Thèse de Lyon, 1893, n° 872.

Il ne comporte qu'une seule incision, dans une région peu vasculaire, ménage tous les muscles, mobilise toutes les côtes et réalise enfin sans dangers une diminution du thorax dans tous ses diamètres : rétrécissement transversal, aplatissement latéro-postérieur. On peut d'ailleurs le combiner à un Estlander partiel au niveau de la fistule purulente, ou même à une hémi-résection ou une résection totale du sternum.

Malheureusement les faits manquent, nous le verrons, pour apprécier ce procédé. Leymarie, dans sa thèse, parle sans détails de deux opérations dont l'une suivie de guérison chez un homme ayant déjà subi sans avantages deux Estlander et un Quénu, et Jaboulay a bien voulu nous répondre qu'il n'avait, depuis, trouvé l'occasion d'exécuter à nouveau la désternalisation.

3° **Procédé de Boiffin.** — Jaboulay « désternalise » les côtes ; Boiffin[1] les « dévertébralise » et voici pourquoi :

Nous avons suffisamment insisté sur la fréquence et la résistance des poches purulentes sises aux abords de la gouttière vertébrale, derrière l'omoplate et l'arc costal postérieur, pour y revenir encore. En ces cas, les plus habituels pour quelques-uns et les plus rebelles pour tous, l'insuccès des méthodes opératoires ordinaires est presque fatal : il tient à ce que ces méthodes épargnent l'angle postérieur des côtes, rigide, inflexible ; or, c'est justement ce promontoire qu'il faut abattre comme Breckel, Berger, de Cérenville, Bouilly, Bouveret l'ont tour à tour indiqué ou l'ont partiellement entrepris. Nous avons vu plus haut que des résections latéro-postérieures ou franchement postérieures, avec ou sans résection du scapulum, avaient été faites dans ce but auquel le dernier procédé de Quénu peut aussi conduire.

Boiffin et son élève Gourdet croient qu'il y a mieux à faire, plus simple aussi et voici le procédé qu'ils recommandent d'après une opération sur le vivant et quelques expériences sur le cadavre :

---

[1] Gourdet, Thèse de Paris, 26 juin 18.., n° 3.. (...)

1° Incision verticale très longue de la 6° à la 12° côte à 3 centimètres en dehors de la ligne transversaire ; le malade couché sur le côté opposé, l'omoplate s'écarte et dégage le champ opératoire ;

2° Incision franche des muscles postérieurs ; détacher les divisions peu importantes des muscles sacro-lombaires ;

3° Ruginer le périoste des segments postérieurs des côtes, commencer par les côtes moyennes et reséquer ainsi une longueur variant entre 5 centimètrs 1/2 et 7 centimètres. L'ablation des 2 ou 3 premières est seule ennuyeuse ; on a ensuite un jour suffisant. Il faut sectionner les arcs osseux d'abord en avant à 6 ou 7 centimètres de l'articulation costo-transversaire puis à 1 centimètre de cette articulation, pour ne pas l'ouvrir et avoir sur le bout postérieur la place suffisante pour forer un trou destiné à la suture osseuse consécutive. La section ne doit jamais être moindre de 5 centimètres 1,2, et ne jamais dépasser 7 centimètres (car on ne pourrait suturer) ;

4° Ouvrir la plèvre au point déclive, à l'extrémité externe du 11° espace intercostal et la drainer en ce point, juste au-dessus du diaphragme à l'aide d'une contre-ouverture ;

5° Pratiquer la suture métallique des segments antérieurs et postérieurs des côtes enlevées. Suture indispensable pour éviter leur écartement sous l'influence du poids du membre et de l'élasticité des cartilages, pour prévenir la nécrose et la distension de la cicatrice.

6° Réunir les parties molles plan par plan.

On obtient ainsi un aplatissement énorme du thorax et la disparition presque absolue de l'angle postérieur.

On ne saurait ajouter au résultat par un Quénu complémentaire. On le gâte au contraire à la partie antérieure, car les cartilages costaux, au lieu de s'aplatir, entraînés par la suture, s'infléchissent alors brusquement à angle droit, créant une sorte de sinus défavorable.

Le procédé de Boiffin permettrait en outre au besoin la très large exploration de la cavité pleurale, la décortication de la plèvre à la Delorme ; donnerait enfin un accès direct sur le hile pulmonaire et le médiastin postérieur.

Nous avons bien des fois répété cette opération sur le cadavre et nous ne saurions accepter dans leur intégrité les conclusions que Gourdet a tiré de ses expériences. Nous parlerons plus loin, au chapitre des résultats, des modifications ainsi obtenues dans la forme et les diamètres du thorax. Nous voulons seulement ici faire quelques remarques touchant la technique opératoire.

On se placera de façon à avoir la tête du malade à sa gauche ; l'incision sera faite à quatre bons travers de doigt de la ligne épineuse ; elle sera longue, très longue, beaucoup plus que ne le dit Gourdet, atteindra près de 25 centimètres et remontera jusqu'au niveau de la troisième côte ; nous en verrons bientôt les motifs. Les masses et nappes musculaires seront franchement sectionnées jusqu'au plan costal, et les divisions du sacro-lombaire rejetées à la rugine et avec ménagement hors du champ opératoire. Un large écarteur accrochera le bord spinal de l'omoplate qui s'écartera de la ligne épineuse de 8 à 9 centimètres en haut, de 13 à 15 centimètres en bas. On aura ainsi un espace accessible suffisant pour réséquer sans trop de difficultés 2 centimètres de la 3ᵉ côte, 3 ou 4 centimètres de la 4ᵉ, 5 centimètres de la 5ᵉ, 7 centimètres au moins de la 6ᵉ, 8 centimètres et plus de la 7ᵉ si on le juge nécessaire. Mais on ne dépassera pas la longueur de 7 centimètres indiquée par Boiffin sans s'exposer à de grandes difficultés pour la suture ultérieure ; si la résection doit être assez restreinte en largeur, elle doit en revanche être plus étendue en hauteur que ne le fixe Boiffin : il faut sans hésiter s'attaquer à la 5ᵉ et à la 4ᵉ côtes sous peine d'être gêné par la rigidité de ces arcs pour le rapprochement final des côtes sous-jacentes sectionnées. Et c'est pour cela qu'il ne faut pas craindre de prolonger suffisamment par en haut l'incision cutanéo-musculaire.

Les côtes seront ruginées rapidement et dépouillées des insertions périostiques des muscles intercostaux en poussant la rugine vers la ligne épineuse pour le bord inférieur, vers la région antérieure pour le bord supérieur. Leur section et leur suture exige des précautions minutieuses pour éviter éclatement et fissures. Le segment antérieur, large et plat, se fendille aisément aussi bien sous le perforateur que sous le costotome ; le segment postérieur, juxta-transversaire, étroit, épais, triangulaire, éclate facilement. Le forage des trous est délicat, car il faut protéger contre les échappées les tissus sous-jacents ; le passage et le serrage des fils ne l'est pas moins comme nous allons le voir, surtout si l'on use de fils métalliques, toujours rigides à des degrés divers.

J'en viens aux critiques touchant la partie opératoire du procédé. Il exige une incision très longue, très profonde dans une région à muscles épais et très vasculaires, dont les uns superficiels, larges, doivent être sectionnés dans la majeure partie de leur étendue, dont les autres profonds doivent être partiellement désinsérés à la rugine, ce qui ne va pas sans hémorrhagies et sans déchirures.

Les côtes, nous l'avons vu, sont difficiles ou dures à sectionner. Elles adhèrent assez fortement au périoste par leur face profonde, surtout au niveau de leurs bords. Aussi, faut-il des précautions minutieuses pour arriver à les réséquer sans faire courir des risques aux vaisseaux intercostaux d'abord, au feuillet pleural ensuite que Boiffin veut conserver intact. Je sais bien que, en cas d'empyème, la plèvre est beaucoup plus résistante, mais je sais aussi que les côtes sont plus épaisses, plus irrégulières, plus dures, plus rapprochées, plus difficiles à attaquer et à sectionner ; que de tous ces obstacles réels, dont l'expérimentation cadavérique permet à peine le soupçon, résulte une perte de temps appréciable, d'autant plus à considérer que le malade est couché sur le côté sain, dans une situation peu favorable à la respiration et à l'anesthésie.

Pareil reproche peut être fait à la suture, toujours très longue, très délicate et bien souvent très malaisée. Il ne faut pas oublier en effet que les côtes dans leur partie postérieure se dirigent très obliquement en bas et en avant, que dans les vieux empyèmes surtout par un mouvement d'abaissement forcé elles sont presque verticales. Aussi, voit-on parfois après leur section, le bout transversaire se relever légèrement attiré par les ligaments supérieurs précédemment distendus, tandis que le bout sternal tend au contraire par son élasticité à s'éloigner davantage. Leur rapprochement, après excision de 7 centimètres, devient alors particulièrement malaisé. Le bout sternal n'est plus en regard du bout transversaire correspondant mais du bout sous-jacent ; il chevauche dans le sens vertical et, pour que la suture soit faisable, doit se porter non seulement en arrière mais surtout en haut, entraînant dans ce sens l'hémithorax tout entier. Or, si l'on a ménagé les côtes extrêmes, douzième et cinquième par exemple, si la paroi thoracique est rigide, le mouvement oblique en haut et en arrière devient impossible et la suture avec lui. On est donc conduit à des sacrifices considérables, qui rendent l'opération d'autant plus longue et plus sérieuse chez des malades affaiblis. Nous verrons si les résultats obtenus valent ces multiples difficultés.

4° Procédé de Delagenière (du Mans). — Les méthodes diverses que nous venons de décrire tendent toutes, quelle que soit leur forme, à forcer la paroi à se rapprocher du poumon immobile.

Delagenière[1], partant d'un principe opposé, cherche au contraire à permettre au poumon, toujours suffisamment élastique d'après lui, à se rapprocher de la plèvre et à se redilater. Il croit en trouver le moyen dans l'affaissement du sinus costo-diaphragmatique. Ce sinus correspond, pour lui, aux 6°, 7°, 8°, 9° côtes ; ce sont elles qu'il faudra attaquer comme il suit :

Coucher le malade sur le côté sain et relever le bras correspondant pour porter le moignon de l'épaule en haut et en arrière.

1° Sur la face externe de la 8° côte, faire une incision de 18 à 20 centimètres, étendue de la ligne axillaire postérieure au point où le trajet oblique de la côte devient nettement ascendant.

Aux deux extrémités, élever deux autres incisions, l'une postérieure, parallèle à la ligne axillaire correspondante, l'autre antérieure, verticale, toutes deux longues de 7 à 8 centimètres

---

[1] DELAGENIÈRE. Arch. Prov. de Chir., janvier 1895. p. 1 l. c.

ou plus encore si l'on veut mobiliser en outre le thorax à la Quénu.

Relever le lambeau cutanéo-musculaire, en rasant la face externe des côtes ;

2° Réséquer les 8e, 7e, 6e côtes et parfois la 9e ; pour cette dernière, il suffit d'abaisser fortement la lèvre inférieure de l'incision ;

3° Ouvrir la plèvre sans tenir compte de la situation des fistules cutanées, au niveau de l'espace occupée par la 8e côte réséquée ;

Commencer en arrière au bistouri, puis prolonger en avant prudemment aux ciseaux, jusqu'au niveau du cul-de-sac costo-diaphragmatique. L'ouverture doit être assez grande pour laisser passer facilement la main et même l'avant-bras ;

4° Explorer, palper, gratter, décortiquer, suivant les indications particulières du cas ;

5° Drainer, à l'aide d'un double tube fixé à la peau par un crin. Suturer exactement la plèvre autour des drains. Suturer enfin le lambeau cutané rabattu ;

6° Supprimer le drainage très lentement, remplacer les gros drains par des tubes plus petits, puis raccourcir ces derniers, enfin ne les enlever seulement que losque l'écoulement pleural sera complètement tari.

Tel est le faire de Delagenière, procédé plutôt que méthode, application particulière de l'Estlander à la partie inférieure du thorax. Son principe et son originalité consistent à attaquer de parti pris la cavité suppurante par ses limites inférieures ; son avantage capital, à drainer cette cavité en bon lieu déclive. Cependant il n'agit pas en somme autrement que l'Estlander et peut-être serait-il excessif de vouloir toujours réséquer les 9e et 8e côtes lorsque la chambre pleurale ne descend pas aussi bas, comme on l'a pu voir assez souvent.

§ III. — Les thoracotomies ou résections temporaires.

Ces interventions dernières ont pour but non pas tant la cure immédiate de l'empyème que l'exploration large de la poitrine. Elles ont été utilisées et conçues particulièrement en vue d'autres affections : blessures par armes à feu, hernies diaphragmatiques, etc. Mais comme elles peuvent aussi servir à la cure des fistules pleurales, à la décortication pulmonaire en particulier, comme leurs promoteurs en ont conseillé et pratiqué l'emploi pour des suppurations pleurales, nous avons cru devoir leur accorder une courte description,

1° **Procédé de Delorme.** — Sous le nom de procédé du « volet thoracique », Delorme a exécuté dès 1892 et présenté au Congrès de Chirurgie de 1893 un mode d'ouverture large et rapide du thorax utilisable et pour les traumatismes du poumon et pour les affections de la plèvre.

De la 3ᵉ à la 6ᵉ côte inclusivement il trace un lambeau cutané à base postéro-supérieure adhérente, à direction oblique en bas et en avant, comme celle des côtes. Ce lambeau s'étend de deux travers de doigt en dehors du bord sternal à la saillie du bord axillaire de l'omoplate : il est libéré par dissection large au ras des côtes.

Dans un deuxième temps, l'opérateur sectionne en avant chaque côte avec l'espace intercostal en pinçant les artères correspondantes. En arrière, il sectionne également les côtes en série ou les résèque sur une petite longueur en conservant les muscles, les artères et les nerfs. Il libère ensuite les bords supérieur et inférieur du plastron costal qui bascule en arrière comme un volet découvrant la plèvre.

Depuis, et comme certains l'avaient conseillé après la publication du procédé, Delorme a heureusement modifié sa première manière et au lieu de faire deux lambeaux superposés et successifs, l'un cutané, l'autre osseux, n'en détache plus qu'un seul, exécutant ainsi une véritable résection temporaire du thorax.

Le lambeau conserve la même forme, les mêmes dimensions, mais les côtes sont sectionnées en arrière par deux incisions transversales, répondant l'une à la deuxième côte supérieure, l'autre à l'avant-dernière. On peut ainsi laisser la peau adhérente au volet ostéo-musculaire, économie de temps, de sang et de cicatrice.

2° **Procédé de Llobet** [1]. — Il se rapproche sensiblement du précédent, et aussi de la désternalisation de Jaboulay. Si nous ne craignions d'abuser du néologisme nous dirions que c'est une « déchondralisation » des côtes. En voici les temps :

1° Incision de la peau et des muscles, étendue de la 2° côte (à la hauteur du bord correspondant du sternum), jusqu'à la 8° côte, et oblique en bas et en dehors ;

2° Dissection de la peau et des muscles jusqu'à la rencontre des côtes ;

3° Section oblique d'avant en arrière et de dedans en dehors, avec la scie d'Ollier, des côtes de la 2° à la 7° :

4° Achever la section de la plèvre et des muscles pour rejeter le lambeau en dehors ;

5° Agir sur la plèvre ou le poumon, ainsi qu'il convient ;

6° Ramener le lambeau sans suturer les côtes ; réunir seulement les muscles et la peau ;

7° Faire le vide dans la cavité thoracique, à l'aide d'un aspirateur pour atténuer le pneumo-thorax produit et ramener le poumon à la paroi.

Lambotte [2] avait déjà pratiqué et conseillé un *modus faciendi* analogue à celui de Llobet ; dans le but d'arriver plus directement sur le hile pulmonaire que ne le permettait le volet plus latéral employé par Delorme, il recommandait l'incision antérieure des cartilages costaux.

---

[1] LLOBET. *Revue de Chirurgie*, 1895, p. 213.
[2] LAMBOTTE. *Société belge de Chir.*, 21 février 1894.

§ IV. — La décortication pulmonaire.

C'est l'acquisition la plus récente de la chirurgie des empyèmes ; c'est aussi la plus intéressante. La méthode de Delorme diffère en effet d'une façon essentielle de celles que nous venons d'étudier. Les opérations anciennes considèrent « comme perdu la moitié du champ opératoire ; la méthode nouvelle rétablit en entier ce dernier ; l'Estlander fait bon marché d'une paroi désormais inutile », le Delorme ne compromet « que d'une façon temporaire l'intégrité de cette paroi dont le fonctionnement est nécessaire à celui du poumon ». L'une vise surtout l'affaissement du thorax, l'autre la réexpansion du poumon auquel elle s'efforce de rendre ses propriétés physiologiques. Elle lui est donc nettement supérieure dans le but qu'elle poursuit.

Nous avons déjà montré au chapitre de l'anatomie pathologique la genèse de cette opération nouvelle et mentionné quelques autopsies où s'étaient affirmées l'intégrité du poumon et sa séparation possible d'avec la plèvre épaissie.

C'est à Delorme que doit revenir tout entier l'honneur d'avoir systématisé les recherches en ce sens, de leur avoir donné corps par de nombreuses et patientes investigations, d'avoir enfin par une initiative hardie appliqué au vivant ce qu'il avait vu possible à l'amphithéâtre, créant ainsi une méthode qui mérite bien de porter désormais son nom.

Je sais bien que Ferguson[1] a essayé de revendiquer pour l'Amérique et pour Ryerson Fowler la question de priorité. Fowler aurait, dès le 7 octobre 1893, pratiqué la première pleurectomie viscérale et Carl Beck, de New-York, l'aurait même précédé dans cette voie. Mais cette prétention ne résiste pas à l'examen. Delorme en effet, dès 1888, affirmait au Congrès de chirurgie que le poumon devait jouer un rôle actif par sa réexpansion dans la guérison des grands empyèmes dépassant 4 centimètres en profondeur.

---

[1] Hugh Ferguson. *Journ. of Amer. med. Assoc.*, 9 janvier 1897, p. 56.

Le 3 avril 1893, il communiquait au Congrès français de chirurgie ses premières recherches précises sur la décortication ; il ne s'agissait alors que d'expériences cadavériques, mais elles étaient positives ; sur deux malades, la plèvre, qui avait la résistance du cuir, fut facilement séparée du poumon et Delorme indique déjà les applications possibles de cette méthode dans les grands empyèmes, surtout dans les empyèmes tuberculeux, avec rétraction du poumon dépassant 5 centimètres. Le 23 janvier 1894, il rapportait à l'Académie de médecine sa première tentative sur le vivant, heureuse au point de vue opératoire immédiat : malgré l'insuccès final dont elle fut suivie, elle n'en eut pas moins un grand retentissement. C'est à partir de ce moment seulement que pareille intervention fut répétée un peu partout à l'étranger. J'ajoute que l'opération de R. Fowler ne fut publiée que le 30 décembre 1893 dans le *Medical Record* et que, d'après les détails de l'observation, Fowler ne semble pas avoir conçu bien nettement le plan de dégager le poumon pour favoriser son expansion, mais avoir plutôt cherché à faire l'excision d'une masse cicatricielle adhérente au poumon ; s'il y a eu de sa part tentative de décortication, c'est donc sans le vouloir. La décortication pulmonaire, quoi qu'en ait dit Ferguson, reste une méthode bien française et la « méthode de Delorme » ainsi que l'a d'ailleurs nommée l'assentiment général.

J'en indique rapidement la technique, d'après les communications de l'auteur.

1° S'ouvrir d'abord un très large accès jusqu'à la cavité pleurale et au poumon rétracté, par une voie facile et économique : tels les volets de Delorme, de Lambotte, de Llobet que nous connaissons déjà. D'autres chirurgiens ont employé aussi les résections ordinaires avec incision en $\cup$ de la plèvre ; tous les procédés sont utilisables, le Boiffin compris, pourvu qu'ils soient largement exécutés ;

2° La plèvre ouverte, nettoyer par un raclage rapide à la curette le diaphragme, le médiastin, le poumon, la plèvre pour les débarrasser du pus, du magma et des fongosités. Procéder ensuite à la décortication de la coque pleurale, telle celle du testicule dans l'hématocèle.

Pour cela, « en un endroit bien accessible, la membrane enveloppante est rayée avec le bistouri plutôt qu'incisée, dans une étendue de 2 à 3 centimètres et sur une faible profondeur ». Avec la sonde cannelée ou une curette, on écarte les lèvres de l'incision et on continue à dilacérer jusqu'à ce qu'on aperçoive *la surface lisse et la couleur gris-bleuâtre du poumon*. Alors la sonde cannelée est promenée délicatement contre la face profonde de la membrane, parallèlement à elle, en se rapprochant plus de la coque que du poumon. La coque suffisamment dégagée, la libération se poursuit aux ciseaux mousses, à l'élévatoire ou mieux à l'index. Un, deux, trois, quatre doigts puis toute la main sont successivement introduits sous la coque friable, dont l'orifice éclate plus ou moins et dégagent facilement le lobe correspondant.

Et l'on voit alors dans les cas favorables le poumon « un instant immobile, faire sous les efforts de toux brusquement hernie », « se déplisser rapidement comme un poumon d'animal qu'on insuffle, refoulant, recouvrant sa coque », remplir enfin la cavité jusqu'au niveau de la paroi thoracique. C'est ainsi que chez son premier opéré, Delorme dégagea avec la plus grande facilité le lobe supérieur, puis le lobe inférieur. La membrane qui l'encapsulait éclatait linéairement et se laissait aisément dégager du poumon, d'autant que l'auteur ne craignit pas de le séparer de sa coque « en l'exprimant comme une éponge ». A mesure que ce lobe se dégageait, il faisait hernie à son tour et remplissait brusquement et au-delà la cavité thoracique.

Lambotte[1] a vu pareillement le poumon, d'abord gros comme le poing, reprendre son volume à la manière d'une éponge préparée à la ficelle qu'on trempe dans l'eau. Lardy[2] écrit de son côté « à peine notre incision est-elle faite que nous voyons ses lèvres s'écarter et en moins de trois à quatre minutes elle atteint environ 10 centimètres de large. Le poumon se dégage à vue d'œil au point que nous devons quelque peu nous hâter pour

---

[1] LAMBOTTE. *Soc. belge de Chir.*, 25 février 1895 (*l. c.*).
[2] LARDY. *Corresp. Blat.. für Schweizer Aerzte*, 1895, p. 167 (*l. c.*).

pouvoir réséquer quelques parties de cette membrane. En moins de dix minutes, les deux tiers de la cavité pleurale étaient remplis par le poumon déplissé ».

Il convient d'amorcer le dégagement sur chaque lobe pour ne pas être précisément gêné par cette tendance excessive du poumon à reprendre trop vite ses dimensions primitives. Ce fait paradoxal, inconstant d'ailleurs, a été pourtant observé par Delorme, Lardy, Lambotte, Tavel, Roux, Veslin (d'Evreux), si bien que quelques-uns de ces auteurs ont dû modérer l'expansion du poumon en le comprimant « avec une main appuyée bien à plat sur une large compresse » pour pouvoir parfaire à ses limites l'abrasion ou la séparation de la fausse membrane. Lambotte propose, pour ne pas être gêné dans le dégagement des parties postérieures, de commencer par elles.

La libération terminée, drainer suivant les circonstances, rabattre le lambeau et le suturer. Pendant cette fixation « on peut voir le poumon dans les respirations larges ou au moindre effort de toux, propulser manifestement le lambeau thoracique » comme Delorme et Lardy l'ont constaté.

Telle est dans ses grands traits la méthode de Delorme. Seules quelques modifications secondaires ont été proposées ou pratiquées par ses imitateurs. C'est ainsi que Veslin, d'Evreux, qui a bien voulu me confier une observation inédite et suivie d'ailleurs de succès complet, semble renoncer au volet ostéo-musculo-cutané de Delorme qui lui a paru difficile à tailler, à renverser sans léser les parties molles au niveau de la charnière et sujet à se sphacéler. Il préférerait à l'avenir se contenter d'un lambeau cutané et supprimer le plan osseux, ce qui ne saurait avoir de gros inconvénients, comme le montre son cas dans lequel il s'est éliminé. Lambotte, chez son malade, a suturé le poumon aux lèvres de la plaie et a fait sortir les fils par la fistule d'une ancienne pleurotomie. Comme Veslin, il paraît abandonner le volet de Delorme, mais en faveur d'une thoracotomie antérieure portant sur les cartilages. Ajoutons enfin qu'il a usé du galvano-cautère pour prévenir ou réprimer l'hémorrhagie. Mais ce sont là points secondaires.

Lambotte a émis également une proposition plus importante : celle d'insuffler le poumon pour faciliter l'opération. Il a fait quelques expériences cadavériques en introduisant dans la bronche correspondante un instrument semblable à la canule trachéale de Trendelenburg, muni d'un ballon qui a obtenu la lumière bronchique. On aurait ainsi la possibilité d'insuffler un poumon seul et facilité plus grande pour décortiquer le poumon insufflé. On pourrait enfin, s'il en était besoin, soumettre le poumon à des inhalations ou des injections thérapeutiques. Cette idée est à rapprocher des expériences pareilles de Tuffier et Hallion, de Quénu et Longuet[1] qui ont cherché par des moyens divers à obtenir une augmentation de la pression intra-bronchique qui maintienne la surface pulmonaire contre la paroi thoracique. Le poumon aurait ainsi tendance à s'hémostasier lui-même.

Nous ignorons quel sort l'avenir et les perfectionnements possibles réservent à ce procédé. Mais en dehors des complications qu'il semble entraîner en l'état actuel de la technique, il nous paraît beaucoup moins indiqué dans la décortication que dans la chirurgie pulmonaire proprement dite. En ce dernier cas, il a pour but essentiel de prévenir ou de combattre un pneumothorax menaçant, toujours grave, que l'on n'a pas à craindre dans le premier, bien au contraire, si l'on en croit les observations déjà nombreuses où la réexpansion du poumon fut assez rapide pour gêner l'opérateur et demander même à être modérée par une pression appropriée. Cependant nous ne songeons nullement à nier l'utilité possible et probable de l'insufflation pulmonaire pré ou post-opératoire pour préparer, faciliter ou compléter le déplissement de l'organe. Déjà nous avons dit les bons résultats que Baekel avait retirés des séances d'air comprimé dans la cure de l'empyème. Ces résultats on pourra les demander aussi à l'insufflation pulmonaire, lorsque la technique en sera devenue plus simple et plus sûre à la fois.

---

[1] Quénu et Longuet, *Société de Chir.*, 9 décembre 1896.

CHAPITRE II

Les suites et accidents post-opératoires.

Nous étudierons encore d'abord ce que nous avons nommé déjà pour la pleurotomie « les suites physiologiques » c'est-à-dire le mécanisme par lequel les méthodes diverses que nous venons de décrire, conduisent à l'oblitération des cavités pleurales.

Nous serons beaucoup plus bref sur les accidents post-opératoires proprement dits qui n'offrent ici rien de spécial que nous n'ayons signalé au chapitre correspondant de notre première partie.

§ I. — Critique expérimentale des thoracoplasties.

Nous avons, au cours du chapitre précédent, insisté à maintes reprises sur le but particulier qu'Estlander prétendait remplir et que ses successeurs indirects ont repris et modifié tour à tour. Il n'en reste pas moins que, décortication à part, tous ont visé principalement l'affaissement de la paroi, accessoirement la dilatation du poumon et c'est à examiner la mesure dans laquelle ils y ont réussi que nous voulons nous attacher d'abord.

A cet effet nous utiliserons avec les résultats obtenus à l'hôpital ceux que nous ont fourni des expériences nombreuses à l'amphithéâtre. Nous sommes les premiers à reconnaître quelles différences séparent ici surtout la plèvre saine et le squelette souple d'un cadavre normal de la plèvre épaissie et du squelette rigide d'un malade vivant. Il est en ce dernier cas des résistances, des rétractions, des modifications lentes à se produire que l'expérience ne saurait ni prévoir ni mesurer. Cependant, toutes réserves faites, nous croyons que de ces recherches il n'est pas impossible de tirer quelques indications utiles.

Ces recherches nous les avons multipliées dans des conditions aussi variées qu'il nous a été possible. Nous avons choisi, dans ce but, des cadavres de tout âge et de tout sexe. Les tracés des périmètres thoraciques que nous reproduisons ici ont été pris et vérifiés plusieurs fois à l'aide de cyrtomètres divers.

Nous avons essayé sans succès la méthode vraiment idéale qui eût consisté à faire de chaque tronc un moulage partiel avant et après chaque intervention. Ce procédé, long, pénible, nous a donné des résultats médiocres et nous l'avons abandonné. Des cyrtomètres en usage, plusieurs modèles existent : celui de Woillez, celui plus récent de Colin, celui d'Evans et celui de Gourdet.

Le premier est connu de tous ; c'est une chaîne à maillons articulés assez étroitement pour conserver la direction donnée. Le second est fait d'une lame de plomb renforcée de fils de laiton, enfermée dans une gaine de cuir graduée en centimètres, brisée en deux à sa partie moyenne pour s'ouvrir facilement, et dont la résistance est calculée pour se mouler exactement sur les reliefs et dépressions et garder cette empreinte ; il nous a été fort utile. Le cyrtomètre d'Evans[1] se compose d'un cadre métallique circulaire fixe, coupé en deux parties articulées à charnière et percé d'orifices régulièrement disposés. Par ceux-ci, passent comme autant de rayons, des tiges munies de vis qui, par leur extrémité interne, appuient sur le thorax et en délimitent les contours à la manière du conformateur des chapeliers. L'instrument dont Gourdet s'est servi à l'occasion de sa thèse est construit sur le même principe.

Nous-même avons sur ce plan imaginé un cyrtomètre peut-être plus compliqué mais en tous cas plus commode. Deux demi-cercles de bois larges et plats sont articulés à charnière pour s'ouvrir facilement et embrasser aisément le thorax. Chacun d'eux est régulièrement percé d'orifices dont l'axe est dirigé

---

[1] Evans, *Brooklyn med. Journ.*, 1893.

vers le centre idéal de ces demi-cercles, et munis comme dans l'instrument d'Evans, de tiges orientées dans le même sens. Mais chacune de ces tiges, par le fait d'un ressort, est sollicitée continuellement à se porter en dedans; leur arrêt n'est plus individuellement provoqué par le serrage d'une vis mais par une pièce commune parallèle aux demi-cercles et qui d'un coup immobilise toutes les tiges dans la situation donnée. On va ainsi plus vite et plus sûrement qu'avec les cyrtomètres précédents.

Les tracés pris à l'aide de cet instrument ont été réduits exactement à la même échelle, avec le pantographe qui en a reproduit minutieusement les détails; nous en pouvons certifier la rigoureuse précision.

Ceci dit des moyens employés, passons en revue les procédés opératoires qui nous sont déjà connus.

L'*Estlander* type a été fort critiqué en ces derniers temps.

Jaboulay et son élève Leymarie lui ont adressé plusieurs reproches. Dans le sens transversal et horizontal, il ne produirait qu'un affaissement très limité. Dans le sens vertical, son action serait beaucoup plus réduite encore, et pour eux, il serait absolument impuissant à modifier la poitrine dans cette direction. Quels que soient la longueur et le nombre des segments osseux enlevés, la dépressibilité produite par l'Estlander ne dépasserait pas la hauteur d'une côte. Delorme avait constaté déjà en 1888 que la plèvre ne se laissait jamais sur le cadavre déprimer au-delà de 4 centimètres de profondeur, même après les résections les plus étendues, portées aux limites extrêmes de 20 centimètres. On ne pourrait donc prétendre ainsi combler les cavités profondes de plus de 4 centimètres, dans lesquelles le poumon irrémédiablement rétracté refuse de venir à la rencontre de la paroi impuissante à se creuser assez.

Je reconnais volontiers l'incontestable utilité de l'expansion pulmonaire et j'admets qu'elle est plus fréquente qu'on ne l'a dit encore, qu'elle seule permet avec les procédés habituels d'arriver à la cure des poches profondes. Cependant on ne saurait nier l'action de l'Estlander pour affaisser le thorax et dans le sens horizontal et dans le sens vertical. Dans le sens horizontal, cet affaissement sera logiquement proportionnel à la longueur des segments costaux réséqués.

Delorme l'a voulu rigoureusement calculer sur la convexité des côtes prises isolément et sur la distance qui sépare la côte de la corde qui sous-tend cette convexité. Mais il est juste de faire observer ici, et je reviendrai maintes fois sur ce fait, que la convexité du thorax n'est pas exactement égale à la courbure d'une côte prise individuellement. Une coupe horizontale du thorax intéresse non pas une mais plusieurs côtes, cinq fréquemment sur les thorax affaissés comme ceux des pleurétiques où les arcs osseux sont très obliques, beaucoup plus que l'on ne saurait croire d'après les squelettes « officiels ». On sait en effet que pour donner plus d'apparence à ceux-ci, les préparateurs en fixent les côtes beaucoup trop horizontales, non pas en expiration forcée comme elles le sont dans les vieux empyèmes, mais en inspiration exagérée au contraire. En réalité, la convexité du thorax est sensiblement égale à la somme des courbures des segments costaux compris sur une coupe horizontale. Cette somme est de beaucoup supérieure à la courbure individuelle des côtes. Il est aisé de s'en convaincre en comparant les tracés cyrtométriques respectifs pris sur un thorax dépouillé de ses parties molles, soit dans le plan horizontal, soit dans la direction même, oblique en bas et en avant, d'une des côtes coupées par ce plan horizontal. La courbure du premier (convexité totale) est beaucoup plus accentuée que celle du second (convexité individuelle). Il en résulte ce fait important que l'on ne saurait calculer la dépressibilité possible de la paroi d'après la corde d'un arc costal pris isolément, comme l'a fait Delorme, et que cette dépressibilité peut être plus considérable.

L'expérience confirme cette assertion, car à l'aide de très larges résections qui pourtant n'atteignaient pas les vingt centimètres de Delorme, j'ai souvent obtenu un affaissement pariétal de 4 ou 5 centimètres, lequel arrivait à 7 ou 8 après ablation du plan ostéo-musculaire à la façon de Schede. Les tracés *g*, *h*, *i*, de la figure 7, qui représentent autant de périmètres réduits au huitième environ, en sont une preuve nouvelle.

Malgré qu'il faille sur le vivant compter avec la résistance de la plèvre épaissie, l'Estlander agit donc très efficacement dans le sens horizontal.

Il agit aussi dans le sens vertical; ici son action est évidemment plus limitée, comme est moindre aussi la convexité du

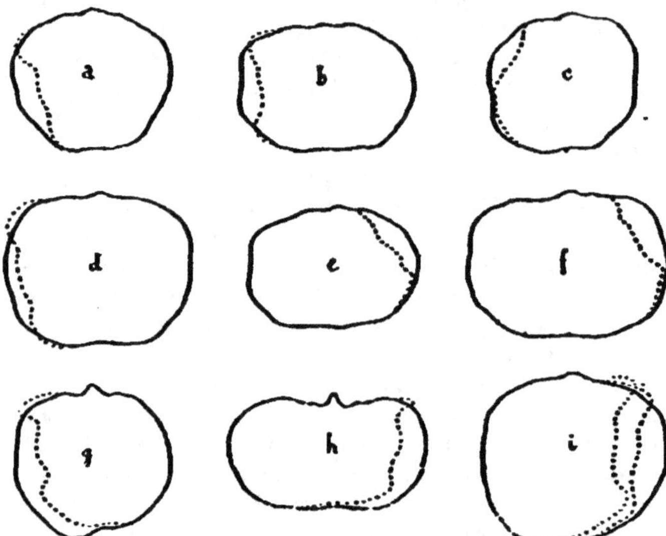

Fig. 7. — a, b, c. Estlander antéro-latéral, latéral et postérieur; — d, e, f. Quénus latéral et postérieurs; — g, h. Quénus latéraux après dépouillement des parties molles du thorax; — i. Quénu latéral suivi d'un Schede complémentaire.

thorax considérée de haut en bas. Mais elle est encore réelle et s'augmente d'ailleurs avec le nombre des côtes enlevées. Théoriquement et pratiquement, il ne peut pas ne pas en être ainsi.

Boiffin et Gourdet paraissent avoir mieux vu le point faible de l'Estlander ordinaire lorsqu'ils lui reprochent de n'agir aucunement sur l'angle costal postérieur, pierre d'achoppement du succès dans les cas rebelles. Il est réel que souvent les segments postérieurs des côtes réséquées, au lieu de s'affaisser, tendent à se redresser en arrière sous l'influence de ligaments costo-transversaires. La partie postérieure du thorax n'est en ce cas aucunement déprimée, au contraire. Sur le cadavre (*a*, *b*, figure 7) comme sur le vivant (*c*, *d*, figure 9), les tracés paraissent identiques. L'Estlander n'agit qu'au niveau même de son application ; il respecte beaucoup trop l'angle costal postérieur qu'il agrandit même parfois légèrement, à moins qu'il ne porte directement sur la région postérieure (*c*, figure 7 et 9). L'Estlander latéral semble donc convenir seulement aux cavités latérales, de profondeur et de dimensions moyennes ; mais, reporté en arrière, au siège de la poche elle-même, il doit et peut donner d'excellents résultats.

L'opération de Schede doit théoriquement lui être préférée lorsque la cavité est vaste et profonde. On voit (*i*, figure 7) qu'elle donne un affaissement beaucoup plus considérable. Sur le cadavre, cette dépressibilité, après très large résection, peut atteindre de six à huit centimètres. Mais il est aussi facile de se rendre compte qu'elle amène une brèche énorme, effroyable et qu'elle exige du malade une force de résistance considérable pour faire les frais d'un choc opératoire toujours considérable. D'ailleurs, vis-à-vis de l'angle costal postérieur, elle n'échappe pas non plus aux mêmes reproches et n'est pas sans produire souvent un redressement des segments osseux respectés semble surtout lorsque ceux-ci conservent une certaine longueur.

Il était inutile de chercher à se rendre compte sur le cadavre des résultats donnés par les résections hémithoraciques de T... manns et ses imitateurs, impossibles à prévoir à l'amphithéâtre.

L'opération de Quénu-Saubottin a été diversement appréciée. Sans en donner les motifs, Ashurst déclare ne voir aucun avantage au principe des résections bilinéaires. Leymarie lui accorde une efficacité réelle mais seulement au prix d'incisions très étendues, dangereuses pour les fonctions ultérieures des muscles intéressés, dentelé et pectoral surtout. Gourdet lui reconnaît une exécution facile, une action marquée dans le sens transversal, mais lui reproche de créer en avant et en arrière une gouttière désagréable, due au brusque enfoncement du plastron intermédiaire. Ce petit point paraît exact si l'on en croit les tracés de Gourdet et les nôtres (*d, g, h, i,* figure 7, mais nous ne saurions y voir un défaut essentiel et cette saillie angulaire, dont l'ampleur varie avec l'élasticité des côtes, est d'ailleurs susceptible de s'atténuer très notablement par une compression bien dirigée.

Plus intéressante est la comparaison des mécanismes de l'Estlander et du Quénu. Elle témoigne d'une analogie marquée, logique du reste, puisque ces procédés ne diffèrent en réalité que par la présence du segment costal intermédiaire reconnaissable à sa légère voussure, puisque le Quénu n'est en somme qu'un Estlander à la fois plus large et plus économique.

Entre les tracés *b* et *d,* représentant un Estlander et un Quénu latéraux ou entre les tracés *e, e* et *f,* reproduisant les mêmes opérations à la région postérieure, la similitude respective est évidente. Seulement le procédé de Quénu permet d'obtenir plus à moins de frais, surtout en arrière (*e, f,* où son action sur l'angle costal est réelle, à condition de reporter la deuxième section assez près de l'articulation costo-transversaire. Les tracés *g, h* représentent la même opération exécutée sur des thorax dépouillés de leurs parties molles superficielles, aussi la dépression moyenne et les deux gouttières extrêmes y sont-elles marquées davantage. Enfin sur le thorax dont le périmètre est figuré en *i,* nous avons transformé un Quénu en Schede par dissection du lambeau musculo-cutané compris entre les deux incisions verticales et suppression totale du plastron pleuro-costal correspondant; on voit combien s'accuse alors l'aplatissement transversal. On peut remarquer aussi que tandis que la partie antérieure restante de l'hémithorax, représentée par les cartilages costaux, s'affaisse aisément, au contraire les segments osseux postérieurs plus rigides semblent se redresser et se porter en arrière, diminuant le bénéfice obtenu. Une compression correcte en aurait sans doute raison.

Le procédé de Jaboulay, pour son promoteur et Lemayrie son élève, réaliserait très simplement et sans dangers une diminu-

tion du thorax dans ses diamètres transversal et latéro-postérieur.
Il comporte seulement une incision unique dans une région peu
vasculaire, ménage tous les muscles importants et mobilise
toutes les côtes. Il donne un volet à base postérieure qui, che-
vauchant en avant sur le bord correspondant du sternum, se
porte vers la ligne médiane et donnerait ainsi un type morphologique différent au thorax. Celui-ci s'affaisserait en arrière et
se rétrécirait transversalement. On pourrait rapprocher cette
altération de forme de celle que subit le thorax des vieux empyèmes abandonnés à l'évolution spontanée et l'observation
d'Étienne[1], de Nancy, note pareille déformation avec subluxation
des cartilages costaux. La desternalisation faciliterait ce mode
naturel d'affaissement thoracique.

Mais Gourdet, à la suite de ses expériences, lui reproche de
produire seulement un aplatissement transversal à peine appréciable, dont les faibles avantages sont plus que détruits par un
allongement sensible du diamètre antéro-postérieur.

Le chevauchement du plastron sur le sternum, surtout en cas
de desternalisation bilatérale indiquée par Jaboulay, donne une
véritable poitrine en carène, saillante en avant comme celle des
oiseaux. Ce procédé ne permettrait pas de combler les cavités
contenant plus d'un demi-verre de pus : il priverait enfin le
cœur de son bouclier sterno-chondral, l'épaule et la clavicule de
leur soutien direct.

Je crois que ces objections dernières sont peut-être mal fondées. On a fait bien souvent des résections hémithoraciques
autrement importantes sans que les fonctions du cœur et du
membre supérieur fussent très altérées. Les faits de Tillmanns,
Güterbock, Israël, Guermonprez, Tietze, Karewski et autres en
sont la preuve. D'ailleurs le plastron précardiaque n'est pas
détruit mais déplacé ; la clavicule conserve ses attaches au
sternum et suffit à l'épaule dont, malgré Gourdet, l'appui serait
moins touché par l'opération de Jaboulay que par celle de
Boiffin. En revanche, l'incision de Jaboulay peut, faute de pré-

---

[1] G. Étienne. *Arch. gén. de Méd.*, 1894 (l. c.).

cautions et même en exagérant cette obliquité en dehors et vers la profondeur dont nous avons parlé, devenir offensive pour

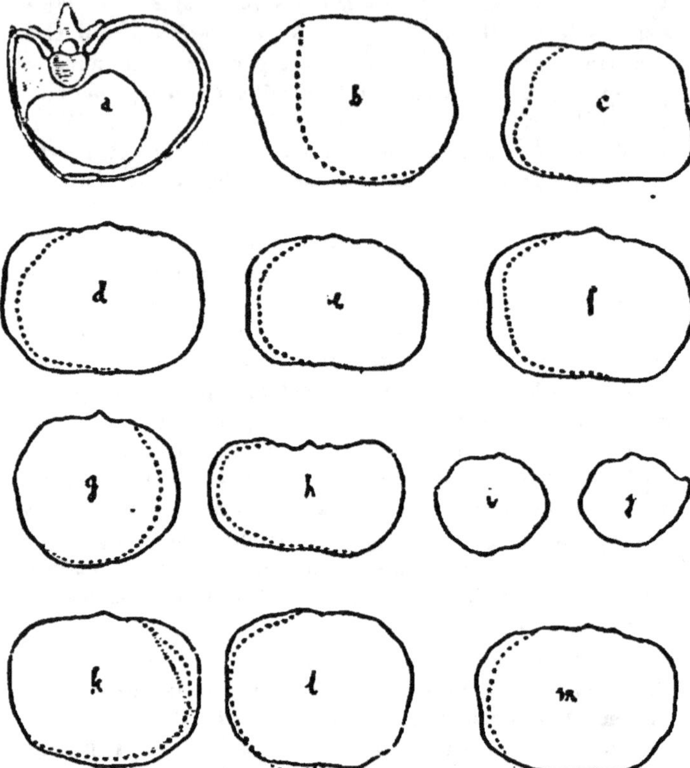

Fig. 8. — *a* et *b*, l'opération de Boiffin d'après Gourlet; — *c, d, e, f,* tracés de Boiffin; — *g, h, idem* sur des thorax dépouillés de leurs parties molles; — *i, j,* coupes horizontales d'un Boiffin au-dessous et au niveau de la troisième côte; — *k* Quénu combiné au Boiffin; *l, m,* opération de Jaboulay.

le péricarde et la mammaire interne à droite comme à gauche; cela est à considérer. D'autre part, les tracés ci-joints (*l, m,* figure 8), et j'ai reproduit les moins défavorables, semblent montrer que ce procédé ne modifie pas bien sensiblement les diamètres du thorax. Le transversal est à peine diminué ; l'antéro-postérieur reste le même, car ce qu'il perd en arrière il le regagne en avant au niveau de la saillie en carène qui nous a paru constante. L'hémithorax se porte en avant et en dedans autour des articulations costo-transversaires comme charnière ; mais ce déplacement en masse ne se produit pas toujours de la même façon et dans les mêmes limites. Il dépend essentiellement de la forme du thorax et de l'élasticité des côtes dans leur segment postérieur. Je l'ai vu manquer souvent et je doute qu'il se puisse produire efficacement sur une poitrine enraidie par un vieil empyème. La seule indication qui paraisse rester à la désternalisation est la présence d'une cavité très large et très plate placée à la limite postérieure de la région thoracique latérale.

Le procédé de Delagenière ne saurait expérimentalement différer de l'Estlander dont il est une application particulière, seulement par son siège très bas et par son but très logique du reste : détruire le sinus costo-diaphragmatique pour drainer la plèvre en bon lieu et favoriser ainsi la réexpansion du poumon.

Le procédé de Boiffin, au dire de Gourdet son défenseur enthousiaste, aurait le rare mérite de cumuler tous les avantages et d'éviter tous les inconvénients des opérations précédentes. Il permettrait la très large exploration de la cavité purulente, la décortication du poumon si on la jugeait nécessaire, fournirait un accès direct sur le hile pulmonaire et faciliterait le drainage au point déclive par une incision de décharge faite en bon lieu, après ouverture de la plèvre. Surtout il donnerait une diminution sensible de tous les diamètres thoraciques, du transversal particulièrement et aurait le très grand bénéfice de s'attaquer directement à l'angle costal postérieur qu'il supprimerait presque complétement.

A l'appui de son dire, Gourdet apporte une observation indécise dont nous nous occuperons plus loin, une expérience cadavérique et une démonstration théorique dont nous reproduisons le tracé d'après sa thèse (*a* et *b*, fig. 8).

Le tracé *a* parait probant et la gouttière vertébrale s'y montre complètement supprimée. Mais elle est seulement théorique et même trop théorique car les choses ne se passent pas réellement ainsi. Une preuve certaine en est d'abord : cette coupe horizontale, infidèle copie d'une bonne planche d'atlas ou copie fidèle d'une mauvaise planche, représente une seule côte anormalement convexe, alors que, je l'ai dit plus haut et les dessins de Braune partout reproduits l'affirment encore, plusieurs segments costaux doivent forcément figurer sur une tranche horizontale. Semblablement, peut-on supposer une courbure aussi prononcée que celle attribuée à la côte du côté opposé ? Mais ces inexactitudes mises à part, jamais par une excision costale limitée à 7 centimètres comme l'écrit Gourdet, et même par une excision de 9 ou 10 centimètres, cette excision fût-elle suivie d'une suture et d'un affrontement parfaits des segments osseux, on n'obtiendra pareille modification du thorax. Il faudrait pour cela, supprimer non plus 7 centimètres, mais toute la moitié postérieure de la côte, comme du reste l'indique la figure, faire appel à une élasticité à peine croyable de la moitié antérieure pour s'aplatir à tel point, enfin renoncer à la suture devenue complètement impossible. Cette figure reste donc uniquement un schéma incorrect trop favorablement modifié pour le besoin de la cause.

Du tracé *b*, que Gourdet a relevé soigneusement sur le cadavre à l'aide du cyrtomètre ingénieux dont nous avons parlé, nous ne songeons pas à discuter l'authenticité. Mais nous dirons seulement que malgré de très nombreux essais, conduits patiemment et consciencieusement, nous n'avons pu encore obtenir le pareil. Nous avons fait notre résection aussi postérieure, aussi étendue en hauteur et en largeur qu'il est possible, plus même que ne le recommande Gourdet et, malgré une suture soignée presque toujours laborieuse du reste, nos résultats n'ont pas été aussi démonstratifs comme on en peut juger par ces tracés, les meilleurs pour la méthode des nombreux que nous avons recueillis.

Ceci ne veut pas dire que nous n'ayons rien obtenu. Bien au contraire. Tous nos tracés, comme celui de Gourdet, témoignent

d'une diminution évidente des principaux diamètres, mais elle
est moins marquée que dans son cas. Ils témoignent aussi d'une
modification morphologique identique, mais variable en ses
détails, je le répète encore, avec la forme du thorax et son élasticité. Ainsi les figures *e, d, g,* montrent un aplatissement postérieur plus grand que les figures *e, f, h,* où il est surtout latéral.
Ainsi, le diamètre antéro-postérieur, sensiblement raccourci en
g, h, f, l'est beaucoup moins en *e, e.* Pareilles variations s'ob-
servent, nous l'avons dit, dans le procédé de Jaboulay, Boiffin
renversé pourrait-on dire, ce qui ne saurait nous étonner puisque
tous deux font appel à la flexibilité des côtes.

L'opération de Boiffin agit incontestablement sur l'angle costal
postérieur qu'elle attaque directement et supprime en grande
partie. Mais elle ne peut être aussi efficace sur la gouttière vertébrale proprement dite que seule l'ablation de l'apophyse transverse et du segment costal correspondant pourrait péniblement
supprimer. Il reste donc là, comme en témoigne la figure *a* de
Gourdet, une cause possible d'échec qu'il faut connaître.

Peut-on ajouter à l'efficacité du procédé par l'adjonction d'une
excision costale linéaire portant sur la partie latérale du thorax ?
Gourdet ne le croit pas ; il pense même que le résultat final en
serait diminué et gâté à sa partie antérieure, car le segment costal
correspondant au lieu de s'aplatir régulièrement, par courbure,
sous l'influence des tractions exercées par la suture, s'infléchirait
brusquement à angle droit, créant ainsi une gouttière analogue
à celle que produit le Quénu à ses extrémités. Ce reproche nous
paraît bien minime ; la présence de cette gouttière en avant ne
pourrait avoir rien de bien fâcheux ; j'ai dit qu'une compression
bien dirigée l'effacerait aisément et l'excision costale antéro-
latérale supplémentaire, en cas de rigidité thoracique trop
grande, permettrait d'arriver à une dépressibilité postérieure
plus considérable, comme en témoigne le tracé *k.*

Au chapitre de la technique j'ai dit quelles difficultés présentait la section osseuse terminale et j'ai ajouté qu'il ne fallait
pas craindre de s'attaquer aux côtes supérieures cinquième,
quatrième, troisième, pour les sectionner en arrière et en briser

au moins la rigidité si la suture en est impossible. Ces côtes
forment en effet autant d'attelles solides, obliques en arrière et
en haut qui tendent à empêcher en ce sens le déplacement en
masse du volet thoracique exigé par la suture. J'ai montré que
de par cette obliquité, toujours marquée en cas d'empyème, les
deux segments costaux, après résection, ne se correspondent
plus, l'antérieur situé beaucoup plus bas que le postérieur. Pour
que le rapprochement et la suture en soient possibles, il faut
que le premier se porte non seulement en arrière mais surtout
en haut, et ce dernier mouvement n'est possible que si les dernières et surtout les premières côtes, sectionnées elles-mêmes,
se prêtent à ce déplacement. D'ailleurs la conservation des arcs
supérieurs crée par leur saillie une véritable gouttière oblique
en haut et en arrière, située juste au-dessus de la première côte
épargnée, et semblable à celles que Gourdet reproche au procédé
de Quénu.

On en peut apprécier la profondeur sur les tracés *i* et *j*, qui
représentent les périmètres thoraciques pris au-dessous *(i)* et au
niveau *(j)* de la troisième côte épargnée, après ablation de l'omoplate et de ses muscles. On voit que l'aplatissement est régulier
en *i*; le tracé *j* pris horizontalement, coupe à sa partie moyenne
la troisième côte très oblique, intacte et saillante. On la voit
ainsi former une véritable crête en arrière et au-dessous de
laquelle se produit une brusque dépression à sinus angulaire.

Gourdet avait reproché à la desternalisation de supprimer son
point d'appui à l'épaule et au membre supérieur. L'opération de
Boiffin exagère encore cet inconvénient, s'il faut en croire une
figure de Gourdet. Mais du reste, nous ne le tenons pas pour
sérieux. Notre plus grave objection serait la longueur et la difficulté des sutures osseuses que Gourdet déclare nécessaires et
caractéristiques de la méthode. Nous aurons à voir bientôt si, de
par ce fait même, l'opération de Quénu exécutée très en arrière
n'est pas préférable à celle de Boiffin.

J'en viens aux mensurations que j'ai pratiquées sur les 12
sujets qui ont servi à mes expériences. Pour plus de clarté, j'en
ai ramené les chiffres à des moyennes faciles à lire et qui me

semblent représenter assez bien les résultats obtenus sur des thorax ordinaires. Voici les diminutions produites dans les divers diamètres :

	Quénu.	Jaboulay.	Boiffin.
Demi-périmètre du côté opéré.........	1.4	2.1	4,8
Demi-diamètre transversal.............	2.9	1.3	2,2
Diamètre oblique du côté opéré........	3.5	1,8	1,8
Diamètre oblique du côté intact........	0.2	0.6	2,6
Diamètre antéro-postérieur médian.....	0,6	0,8	1
Diamètre antéro-postérieur latéral......	1,2	+ 0,6	2.3

On voit ainsi que le procédé de Jaboulay paraît donner, sur le cadavre s'entend, des résultats médiocres comme nous l'avions fait prévoir, diminuer très peu le diamètre transversal et causer même un léger agrandissement antéro-postérieur. Le procédé de Quénu, exécuté très en arrière, l'emporte notablement pour l'aplatissement transversal et oblique, tandis que l'avantage reste au Boiffin pour l'aplatissement antéro-postérieur et la diminution du demi-périmètre. Sur ce dernier le Jaboulay agit plus efficacement que le Quénu. Ces résultats s'accordent logiquement avec le principe même de ces diverses interventions, l'opération de Quénu tendant à déprimer directement la paroi sans toucher au périmètre, celles de Jaboulay et Boiffin s'attaquant directement à ce dernier.

On pourrait s'étonner que, après une excision costale de 7 centimètres en moyenne, le procédé de Boiffin ait seulement produit dans nos expériences une diminution de 4 cent., 8 dans le demi-périmètre correspondant, alors que Gourdet accuse dans le même sens une diminution de 8 centimètres. Mais on s'explique difficilement, quant à ce dernier chiffre, qu'une excision de 7 centimètres puisse amener une diminution de 8, car il faut compter avec la résistance et l'élasticité du thorax. D'autre part, je le répète encore, les côtes raccourcies se portent non pas directement en arrière et en dedans mais très obliquement en haut, en arrière et en dedans, surtout sur les thorax affaissés des vieux pleurétiques. Alors le gain obtenu dans le plan horizontal n'est plus égal aux 7 centimètres supprimés mais seulement à la corde qui sous-tend l'angle costo-vertébral ainsi produit et cette corde est d'autant plus courte que les côtes sont plus obliques, tandis qu'augmentent en revanche les difficultés de la suture.

C'est pourquoi, toutes choses pesées, je crois l'opération de Quénu préférable à celle de Boiffin. Elle supprime ce temps ennuyeux, délicat et long de la suture; elle donne un affaissement transversal du thorax plus considérable et s'attaque avantageusement à l'angle postérieur lorsqu'il le faut. Il semble

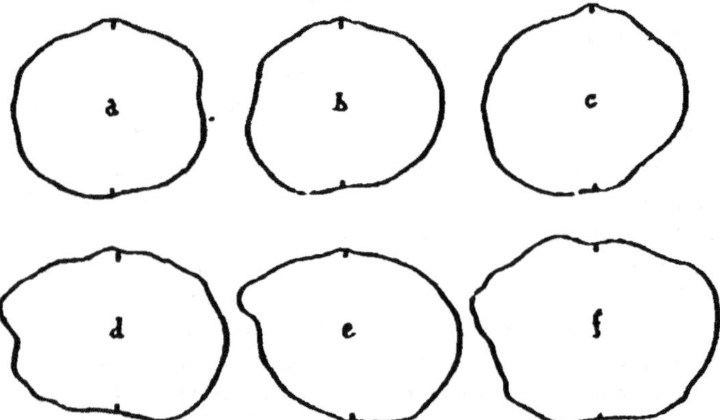

Fig. 9. — a, b : Petits Estlanders latéraux; — c, Estlander postérieur; — d, e, Estlanders antéro-latéraux; — f, Quénu latéral.

d'ailleurs qu'elle ait déjà fait ses preuves; on n'en saurait dire autant de la seconde.

A ces expériences cadavériques, susceptibles de réserves sérieuses, j'ai essayé d'ajouter l'examen beaucoup plus intéressant d'anciens opérés. Malheureusement le moyen n'est pas de ressource courante; j'ai pu cependant en retrouver quelques-uns et, grâce à l'obligeance de M. Quénu, étudier à Clamart le moulage du thorax de son premier opéré. Voici quelques tracés périmétriques (fig. 9, pris horizontalement au niveau du mamelon dans les mêmes conditions que ceux déjà reproduits plus haut.

Il est aisé de voir que les modifications du thorax semblent

affecter trois types distincts. Les petits Estlander latéraux ont
à peine produit un léger aplatissement en ce sens; les diamètres
antéro-postérieur et oblique restent pareils, seul le transversal
semble légèrement raccourci. Les tracés *c*, *d* peuvent être
rapprochés du tracé *f*, thoracoplastie latérale de Quénu. Dans
tous les trois c'est le même aplatissement en avant, la même
crête constituée par le bord axillaire correspondant et l'omoplate devenue plus saillante. Le demi-diamètre transversal est
sensiblement diminué en avant au siège de la résection; il persiste entier en arrière où il est au moins égal, sinon supérieur
au demi-diamètre opposé. Nous avons vu en effet que les côtes,
après section, tendent souvent à redresser leur coudure postérieure et à se porter en dehors au lieu de s'affaisser. Une poche
purulente située en ce point resterait béante sans tirer grand
bénéfice de l'intervention, et c'est ce qui est d'ailleurs arrivé
en *c*, *d*. Au contraire, la résection postérieure *e* semble avoir eu
un effet beaucoup plus efficace sur l'angle costal très sensible_
ment affaissé. On en peut donc conclure encore que la résection
devra logiquement porter sur la partie du thorax correspondant
au siège de la cavité pleurale, malgré que certains auteurs
veuillent toujours s'attaquer à la région axillaire moyenne.

Je crois enfin devoir faire remarquer l'analogie frappante des
tracés respectivement obtenus sur ces opérés et sur le cadavre,
à la suite des mêmes interventions.

Les tracés *a*, *b* de la figure 9 semblent calqués sur le tracé *b*
de la figure 7; dans les deux figures, le tracé *c* est identique;
d, *e* de la figure 9 rappellent exactement *a* de la figure 7; *f* de
la figure 9 est la reproduction même de *d* dans la figure 7.

Cette constatation permet de conclure que les résultats fournis
par l'expérimentation cadavérique ne sont pas dénués de valeur
et d'indications utilisables pour le vivant. Nous l'avons faite à
ce titre.

§ II. — Accidents et suites post-opératoires.

Des accidents *hémorrhagiques, infectieux* et *nerveux* ont été observés au cours du traitement des empyèmes chroniques. Ils sont trop pareils à ceux que nous avons longuement décrits pour que nous y insistions à nouveau. Nous dirons seulement que le très large drainage de la cavité pleurale tel qu'on le pratique aujourd'hui met à l'abri de l'infection et que la résection costale et l'ouverture de la plèvre permettent de lutter facilement contre un raptus sanguin dangereux qui doit être assez rare si l'on songe à l'artérite oblitérante dont sont ordinairement atteints les vaisseaux de la paroi. Pour les accidents nerveux nous rappellerons les troubles syncopaux observés par de Cérenville en deux cas, au moment de la section des côtes ; nous nous sommes expliqués sur ce fait.

La seule complication particulière au traitement post-opératoire des empyèmes chroniques, car nous n'insisterons pas sur la hernie du poumon notée en un cas par Sahli de Berne, est *l'intoxication iodoformée*. Celle-ci a été trop souvent observée à la suite du tamponnement à la gaze iodoformée des vastes cavités pour que nous ne mettions pas en garde contre cette éventualité grave et contre l'emploi d'une gaze trop riche en iodoforme. Il vaudrait mieux à notre avis user toujours d'une gaze simplement aseptique.

Restent les *déformations* et *troubles fonctionnels* consécutifs observés à plus ou moins brève échéance.

Les troubles fonctionnels sont en général peu marqués quelle qu'ait été l'étendue de la résection osseuse et des sections musculaires primitives. Les muscles sectionnés se cicatrisent très bien si on a soin de les suturer convenablement (de Cérenville a coupé le grand pectoral sans inconvénients ultérieurs, malgré qu'il ne l'ait pas recousu). Leur atrophie est due beaucoup plus à la lente évolution de l'empyème et presque toujours diminue sensiblement sous l'influence du temps et de soins bien dirigés.

Les côtes, pour leur part, se reproduisent rapidement pour peu qu'on ait laissé du périoste et on en laisse toujours; elles se régénèrent parfois trop vite et trop bien comme nous l'avons montré. D'ailleurs, même après ablation totale du plan ostéopériostique, l'hémithorax correspondant n'est pas sans protection et sans appui. Une cuirasse se forme, cicatricielle, faite de tissus fibreux épaissis, tendus sur le cadre osseux persistant, laquelle blinde à sa face profonde la nouvelle paroi et suffit à garantir les viscères sous-jacents (Keen, Ceci). Les résections hémithoraciques complètes, avec mise à nu du médiastin dans une grande partie de son étendue, n'ont pas entraîné les troubles marqués que l'on aurait pu craindre. Le malade de Güterbock dont le foie lui-même n'était plus recouvert que par les téguments, l'opéré de Tillmanns dont le cœur était sous la peau, ont pu tous deux reprendre leur travail et un métier assez pénible. On ne saurait donc de ce chef tirer un argument absolu contre les vastes résections.

La déformation thoracique elle-même ne reste pas toujours ce qu'elle est aux premiers temps de la guérison. Elle s'atténue à la longue, se régularise et peut finir par disparaître lorsque le poumon subit une dilatation secondaire et vient renflouer la paroi. De Cérenville, Beckel, Berger, Guillemot en ont eu les preuves et nous croyons pour notre part que cette correction secondaire ne doit pas être rare.

Faut-il chez les enfants craindre particulièrement une déformation thoracique progressive, produite par un arrêt dans le développement du thorax et conduisant à cette scoliose pleurétique tardive dont nous avons cité quelques exemples ? D'après son expérience personnelle, Karewski[1] serait porté à croire le contraire et pense pouvoir affirmer que la résection costale atténue la scoliose vertébrale au lieu de la produire. Cette scoliose est en effet causée par le tassement des côtes qui entraînent latéralement le rachis par l'intermédiaire de leurs attaches vertébrales. Que l'on sectionne hâtivement ces côtes à leur partie

---

[1] Karewski. Deutsch. med. Woch.. 1896 (l. c..

postérieure, que l'on permette au thorax de s'affaisser rapidement et le rachis ne s'incurvera point. La résection large, précoce serait donc le moyen excellent à tous égards de prévenir les déviations vertébrales au prix d'une dépression thoracique peu importante et toujours aisément cachée sous les vêtements.

Cette dépression thoracique chez les enfants surtout est effaçable et l'arrêt de développement ne serait à craindre que si, oublieux des conseils d'Ollier, on ne ménageait pas suffisamment la partie antérieure des côtes; en tous cas, nous n'avons pas trouvé d'observation où cet arrêt fût expressément signalé comme notable. Quelques auteurs, Monnier entr'autres, ont rapporté des cas de résection chez l'enfant suivie de scoliose marquée, sans que cette dernière ait nui au fonctionnement ultérieur de l'épaule et des poumons.

CHAPITRE III

————

Résultats et indications opératoires.

Dans ce chapitre nous examinerons successivement les résultats fournis par les statistiques, les indications générales et particulières d'ordres divers.

§ Ier. — Résultats statistiques.

L'opération d'Estlander a été faite trop de fois pour que nous ne possédions pas sur elle de nombreux documents souvent incomplets, mais qui n'en permettent pas moins d'apprécier sainement la valeur de l'intervention.

Celle-ci a paru bénigne et constamment efficace à ses débuts, parce qu'on ne l'avait encore appliquée qu'à des cas relativement simples. Berger, dans son premier rapport à la Société de chirurgie [1], ne signalait guère que des succès. L'opération comptait 38 °/₀ de guérisons complètes; l'amélioration de l'état local et général avait toujours été considérable; lors même qu'elle était restée inefficace, elle n'avait jamais paru déterminer d'aggravation et jamais en tous cas causer la mort. Un an plus tard, Lucas-Championnière [2] disait à son tour : « Il me paraît défini-
« tivement acquis que cette nouvelle opération est d'un brillant
« extraordinaire; elle n'a jamais donné lieu à des accidents,
« même chez les individus qui ont succombé plus tard aux
« progrès de leur affection pulmonaire et dans tous les cas,

————

[1] Berger. *Bull. de la Soc. de Chir.*, 1883 (*l. c.*).
[2] Lucas-Championnière. *Ibidem*, 2 janvier 1884, p. 12.

« l'amélioration qu'elle a déterminée en supprimant une partie
« de la suppuration a été incontestable ».

Mais bientôt il fallut en rabattre : les échecs se multiplièrent ;
les morts apparurent ; Berger [1] signala la première et le nombre
s'en accrut rapidement, si bien qu'en 1888, moins optimiste
déjà, Bouveret se demandait s'il était « encore permis de maintenir cette proposition de M. Berger : la résection costale est
une opération relativement bénigne et qui par elle-même n'ag-
grave pas la situation des opérés ».

De ce changement les motifs sont faciles à mettre en lumière.
Estlander et ses premiers émules s'étaient sagement bornés à
des cas favorables : poches pleurales petites, malades encore
vigoureux ; aussi le succès avait-il presque toujours couronné
leurs efforts. Mais, enhardis par ces résultats brillants et cette
bénignité en apparence justifiée de l'acte opératoire, les chirurgiens osèrent s'attaquer bientôt aux mauvais cas, malades affaiblis, vastes cavités. Le pronostic et l'issue de ces interventions
plus larges devinrent alors plus sévères. Il semble cependant
qu'en ces dernières années la mortalité opératoire se soit sensiblement atténuée, mais les échecs thérapeutiques restent fréquents, ainsi que le montrent les statistiques. Malheureusement
ces dernières restent presque toujours muettes sur les données
anatomiques et étiologiques indispensables pourtant à une juste
appréciation. Il faudrait distinguer les grandes résections des
résections limitées, les empyèmes tuberculeux des pleurésies
purulentes banales. Les statistiques ne le permettent pas. Elles
ont d'ailleurs le très grave défaut d'être formées d'éléments
hétérogènes, cueillis çà et là, et seules les séries intégrales
peuvent présenter quelque valeur. On comprend que ces dernières fassent défaut ; les empyèmes chroniques ne sont pas
d'extrême fréquence. Aussi sommes-nous forcés, toutes réserves
faites, d'utiliser les sommes réunies par Cormak [2], Amat [3], Bou-

---

[1] Berger. *Ibidem*, 1881, p. 85.
[2] Cormak. Thèse de Paris. 1887.
[3] Amat. *Gaz. méd. de Paris*. 1887 l. c.

RÉSULTATS. 363

veret[1], Forgue et Aldibert[2], Voswinckel[3] et nous-même. Nous les réunissons sous forme de tableau.

OPÉRATIONS D'ESTLANDER.

AUTEURS.	TOTAL DES CAS.	NOMBRE d'interventions.	GUÉRISONS complètes %.	GUÉRISONS incomplètes %.	AMÉLIORATIONS %.	ÉTATS stationnaires %.	MORTS %.
Cormak. 1885..............	41	»	23	»	19	7	23
Amat. 1887................	67	»	34	20	16	9	23
Bouveret. 1888............	78	»	37,1	7,6	29,4	6,4	21,7
Forgue et Aldibert. 1892.	123	»	42	11	23	18	17,8
	102	1	39	6	17	3	15,4
Comprenant............	21	2	10	15	30	10	19
	6	3	15,8	48	32	»	»
Voswinckel, 1897........	120	»	36,3	»	20	3	20
Cestan. 1898.............	71	»	51,8	»	11,2	22,4	14
dont................	11	2	21,4	»	36,3	24,2	18,1
	7	3	57,1	»	»	42,9	»

Je crois utile de revenir sur la statistique de Voswinckel et la mienne. Les 120 cas rassemblés par Voswinckel comprennent des observations recueillies dans les diverses publications depuis le mémoire d'Estlander, c'est-à-dire depuis 1879. Ils renferment indifféremment des résections simples, des thoracoplaties diverses et des opérations de Schede. Le bloc est loin d'être homogène, comme on le voit, puisque les interventions anciennes y côtoient les opérations récentes. Raison de plus pour n'accepter que partiellement ses résultats. Ces 120 observations ont donné 76 guérisons, 27 améliorations, 4 insuccés, 27 morts et 1 résultat inconnu.

Les 27 morts comprennent 8 cachexies ou épuisements; 6 tuberculoses; 2 albuminuries; 4 collapsus opératoires; 2 péricardites;

[1] Bouveret. Traité de l'Empyème (l. c.).

[2] Forgue et Aldibert, in Traité de Thérapeutique chirurgicale de Forgue et Reclus, t. II, p. 544.

[3] Voswinckel. Deutsch. Zeitschrift für Chir., 13 juillet 1897 (l. c.).

2 septicémies ; 1 intoxication iodoformée ; 1 embolie pulmonaire ; 1 décès de cause inconnue.

Sur les 120 cas, se trouvaient 14 empyèmes tuberculeux qui ont fourni : 2 guérisons (14,2 %); 3 améliorations (21,4 %) : 1 insuccès et 8 morts (57,1 %).

La durée du traitement, notée en 37 cas, a varié de quatre semaines à plusieurs années. Elle a été de 1 à 2 mois, dans 13 faits; de 2 à 6, dans 13 cas également; de 6 à 12, dans 4 ; dans 7 enfin, elle a dépassé une ou plusieurs années.

Notre série de 71 observations comprend seulement des faits publiés depuis 1892. Elle échappe donc à l'un des reproches que nous adressions à celle de Voswinckel. Il lui reste cependant le très grave défaut d'être composée de faits épars et souvent disparates; nous avons de notre mieux essayé de les classer pour atténuer cet inconvénient. Mais, somme toute, elle demeure sujette à l'erreur et nous sommes les premiers à en faire l'aveu.

Parmi les 71 faits dont nous avons donné les résultats généraux (51,8 % de guérisons complètes ; — 11,2 % d'améliorations; — 22,4 % d'échecs ou états stationnaires ; — 4,2 % de morts opératoires ; — 9,8 % de morts consécutives), nous avons créé plusieurs catégories : d'après le nombre des interventions subies par les malades, l'étendue de l'opération, la nature tuberculeuse ou non de l'empyème. C'est ainsi que des 71 opérés, 14 ont subi une deuxième intervention, et 7 une troisième.

1° Dans les 71 opérations primitives, nous distinguerons d'après l'étendue de la résection :

a). 18 grands Estlanders, avec : 61 % de guérisons complètes ; — 16,6 % d'améliorations ; — 16,6 % d'échecs et 5,5 % de morts opératoires.

b). 35 Estlanders moyens, avec : 36,3 % de guérisons complètes ; — 6,6 % d'améliorations ; — 30 % d'échecs ; — 9,9 % de morts opératoires ; 16,5 % de morts tardives.

c). 18 petits Estlanders, avec : 55,5 % de guérisons complètes ; 16 % d'améliorations ; — 22 % d'états stationnaires ; — pas de morts immédiates ; — 5,5 % de morts tardives.

J'ajoute que de ces 71 malades, 8 étaient tuberculeux dont un seul guéri par une très large intervention.

2° 14 malades ont subi une deuxième opération laquelle a donné : 21,4 °/₀ de guérisons complètes ; — 36,3 % d'améliorations ; — 24,2 °/₀ d'états stationnaires et 18,1 °/₀ de morts opératoires dont l'une à la suite d'une très large résection.

Sur ces 14 patients, 5 étaient tuberculeux dont un est mort et 4 sont restés non guéris.

3° 7 malades enfin ont subi une troisième opération, avec 4 guérisons complètes (57,1 °/₀) et 3 échecs (42,9 °/₀). Ces 3 échecs se rapportent aux quatre tuberculeux restants de la deuxième série dont trois sont encore restés fistuleux tandis que le quatrième, plus jeune et âgé de 12 ans, a fini par guérir définitivement peut-être, car cette cure se maintenait encore deux ans après la troisième intervention.

De ces chiffres divers, sujets à erreurs ou à rectifications incessantes du jour au lendemain par l'apport de quelques faits défavorables, peut-on déduire quelques remarques fondées ?

Il semble que de 1883 à 1898, les résultats s'améliorent progressivement. Le pourcentage des guérisons passe successivement de 23 à 34, 37, 43, 51, tandis que celui des morts tombe de 23 à 21, 17 et 14.

A un examen superficiel, les interventions répétées pourraient paraître médiocrement heureuses en leurs effets. Le chiffre des guérisons diminue de plus de moitié pour les malades opérés deux fois dans la statistique de Forgue et la nôtre. Il se relève en revanche très sensiblement pour ceux qui ont subi trois interventions. Mais à cette moindre efficacité seulement apparente il est une raison majeure : c'est que les opérations multiples s'adressent uniquement aux cas défavorables, empyèmes vastes ou tuberculeux tous difficilement curables. Des huit tuberculeux de notre statistique, nous voyons en effet qu'un seul a guéri par une première résection ; cinq ont été réopérés avec une mort et quatre échecs ; ces quatre ont subi une troisième intervention dont trois sans succès. Mais ces cas exceptés, le pourcentage s'améliore de suite et donne pour les malades opérés deux fois 28,4 °/₀ de cures complètes ; 42,6 °/₀ d'améliorations ; pour les malades opérés trois fois, 3 guérisons complètes sur

3 cas. Les résections complémentaires, nous le redirons plus loin, conservent donc toutes leurs indications et restent une ressource précieuse.

Doit-on leur préférer les interventions larges d'emblée ? En réunissant aux 18 grands Estlanders de notre première série 7 autres résections très étendues pratiquées en deuxième et troisième lieu, nous notons 52 % de succès complets; 20 % d'améliorations; 24 % d'échecs et 4 % de morts opératoires. Or, les Estlanders moyens, qui s'adressent habituellement aux poches pleurales de dimensions à peu près analogues, donnent 36,3 % de succès; 6,6 % d'améliorations; 30 % d'échecs et 9,9 % de décès immédiats. Les grandes résections sont-elles donc plus efficaces et plus bénignes ? Plus efficaces, elles doivent l'être logiquement lorsque le malade en supporte le choc et leurs avantages en ce cas ne sont pas contestables. Plus bénignes, cela reste douteux. L'on a peut-être exagéré leur gravité que Guermonprez et Voswinckel tiennent pour très relative. Mais il faut aussi sans aucun doute faire la part des cas malheureux restés inédits, dont l'apport viendrait certainement atténuer en une large mesure et l'efficacité et la bénignité de ces grandes interventions. D'ailleurs, en dehors des morts ignorées, il est à cette gravité relative une raison plausible : les larges résections ne sont guère tentées que chez des malades encore vigoureux; les opérations plus modestes s'adressent souvent au contraire à des malades affaiblis. Quoi qu'il en soit, les grandes interventions ont trop fréquemment provoqué un choc sérieux, leur mortalité réelle doit en dépit de nos chiffres rester encore trop considérable pour qu'il ne faille pas toujours en réserver prudemment l'issue.

L'opération de Schede peut être rapprochée des très grands Estlanders dont nous venons de parler et dont elle n'est que l'amplification aux limites extrêmes.

Au Congrès de Berlin en 1890, Schede rapportait 11 cas personnels de sa méthode, avec 8 guérisons, soit 72 %, et 3 morts soit 27,2 %, dont une intoxication iodoformée, un collapsus fatal et une cachexie suppurative, de sorte que la mortalité opératoire vraie pourrait être ramenée au seul cas de collapsus, soit à 11 %, environ.

Depuis [1], le même auteur a donné une statistique plus étendue. comprenant 15 cas personnels (avec 8 guérisons, 2 résultats inconnus, 5 morts), et 18 cas empruntés à Billroth, Rosenberger, Hahn, Rotter, Schmid de Stettin, Zeller de Stuttgard, Bœters de Gœrlitz, Sick et Rieder (avec 5 guérisons, 3 malades encore en traitement, 8 morts).

Ces 33 cas réunis ont fourni, comme résultats définitivement connus : 13 guérisons (39,3 %) ; 7 insuccès (21,2 %) et 13 morts (39,3 %).

Ces 13 décès renferment : 6 tuberculoses, 1 albuminurie, 1 péricardite, 2 intoxications iodoformées et 4 collapsus rapides.

La mortalité opératoire proprement dite pourrait donc se réduire à ces derniers, soit 12,1 %, chiffre sensiblement égal à celui de 1890.

Schede n'en conseille pas moins, pour éviter pareille terminaison fatale chez les malades affaiblis, d'employer le thermocautère et surtout de procéder par opérations complémentaires successives, n'emportant que deux ou trois côtes à chaque fois. Il semble donc à son tour être un peu revenu des résections si étendues qu'il préconisait jadis.

D'ailleurs si, dans sa deuxième série, la mortalité opératoire est à peu près la même qu'en 1890, en revanche le pourcentage des guérisons tombe de 72 % à 39,3 %. Cet écart énorme est bien fait encore pour montrer quelle valeur relative il faut seulement attacher aux statistiques.

Nous avons de notre côté relevé 20 autres faits [2] où la plèvre pariétale a été enlevée à la Schede sur une étendue variable, avec 12 guérisons, 4 améliorations, 3 insuccès et une seule mort immédiate (Reclus).

---

[1] Schede. *Handbuch der spec. Ther. inner. Krankh. (l. c.).*

[2] Thiriar. Bichelot (Th. Coltac), Pesrot, Reclus, Guermonprez, Delorme, Wiesinger, Keen, Ferguson, Lucy. Carl Beck. Geo. Bayard, Langenbuch. Tillmanns. Guitreux.

Ces résultats seraient excellents si nous ne devions faire justement observer que la plupart de ces interventions ont été limitées, exemptes de la brèche énorme qui constitue l'opération de Schede proprement dite. Souvent aussi, l'ablation de la plèvre est venue secondairement compléter une ou plusieurs résections costales préliminaires. Ces conditions spéciales expliquent la faible mortalité que nous avons relevée dans ces 20 cas mais empêchent aussi de fonder sur eux une opinion ferme.

Il vaut mieux à cet effet s'en tenir aux chiffres plus véridiques de Schede et conclure avec lui que, si les opérations larges d'emblée amènent, chez les malades vigoureux et lorsqu'elles réussissent, une guérison plus facile et plus complète, elles n'en restent pas moins très graves en général. Il faut donc, en principe, malgré Voswinckel, leur préférer les résections complémentaires successives, à l'exemple d'ailleurs de tous nos chirurgiens français.

Du *procédé de Saubottin-Quénu,* nous avons rassemblé 12 cas, dont 5 déjà réunis par Cultru, un nouveau de Quénu, un de Saubottin, deux de Zviaginzeff, un de Delagenière du Mans, un de Lange[1] de New-York, un de Carl Beck[2].

Sur ces 12 cas, il y a eu 2 morts, 4 améliorations, 2 guérisons à peu près complètes au moment où elles ont été publiées, et 4 guérisons qui paraissent définitives; soit au pourcentage : 16,6 de mortalité 33,3 de succès relatifs et 50 de succès complets. Mais il faut dire que les deux décès (Quénu, Zviaginzeff) ne sont pas directement imputables à l'acte opératoire; le malade de Quénu est mort au vingtième jour d'un abcès du cerveau; celui de Zviaginzeff a succombé au neuvième jour à une diarrhée cachectique qui avait elle-même précédé l'intervention. J'ajoute que M. Quénu a bien voulu nous répéter que son dernier opéré était porteur d'une énorme cavité que la méthode du plastron bilinéaire a comblée avec aisance. Aussi croyons-nous devoir accorder à cette méthode une juste considération que nos expériences cadavériques confirment sans nul doute possible.

---

[1] LANGE. *Trans. of the New-York Surg. Soc.,* 8 février 1893.

[2] CARL BECK. *Journ. of the Americ. med. Assoc.,* 1895, p. 622.

Les procédés de Jaboulay et de Boiffin, n'ont été pratiqués qu'une fois chacun [1]. Le premier a donné un succès là où avaient échoué deux interventions antérieures, mais c'est peut-être justement à ces interventions précédentes qu'il a dû de réussir à son tour, à titre d'opération complémentaire. Le second n'a procuré qu'une amélioration dans un cas, très grave il faut le reconnaître. Mais l'un et l'autre sont trop peu sortis du domaine théorique pour qu'on puisse porter sur eux un jugement fondé sur des faits bien établis.

Le procédé de Delagenière a été exécuté 6 fois par son auteur avec 6 succès et a réussi pareillement entre les mains de Monod [2]. Il est vrai que celui-ci a enlevé plus de côtes que ne le fait celui-là. Les chiffres prouvent en faveur de ce mode opératoire, mais de nouveaux faits sont encore nécessaires pour confirmer les heureux débuts de cette intervention.

La décortication pulmonaire est elle aussi de date trop récente pour qu'on en puisse sainement juger les fruits. Delorme, dans une très importante communication au Congrès de Chirurgie de 1896, à laquelle nous renvoyons pour tous détails, rapportait 18 observations plus ou moins résumées :

6 fois, soit 33,3 °/₀, le résultat opératoire avait été parfait, 1 fois satisfaisant, 3 fois médiocre, 8 fois à peu près nul ; 5 malades, soit 27,7 °/₀, avaient guéri parfaitement, 2 avaient été améliorés, 1 était resté stationnaire ; 3, soit 16,6, étaient morts, dont 2 rapidement et un longtemps après l'intervention.

À ces 18 faits, nous pouvons en ajouter 11 autres [3] dont mal-

---

[1] Leymarie dans sa thèse Lyon 1893 parle de deux opérations pratiquées par Jaboulay, mais ne relate qu'une observation.

[2] Monod. *Société de Chirurgie.* 1895. p. 258.

[3] Girard, de Berne. *Congrès de Chir.*, 1896 ; Boiffin. *in* Thèse de Gourlet ; Monnier. *Gazette des Hôpitaux.* 1895 (*l. c.*) ; Hugh Ferguson. *Journ. of Amer. med. Assoc...* Janvier 1897 (*l. c.*) ; Holmes, *British med. Journ.*, 6 septembre 1896. p. 160 (3 cas) ; Roux, de Lausanne. *Revue méd. de la Suisse Romande*, février 1896, p. 91.

Nous y ajouterons une observation que nous devons à l'amitié du docteur Vestin, d'Evreux, et deux faits appartenant au professeur Lanelongue, de Bordeaux, qui nous ont été communiqués obligeamment par son chef de clinique, le docteur Vitrac

heureusement quelques-uns mentionnés dans les publications avec des détails insuffisants pour en apprécier la juste portée. Nous insisterons seulement sur deux, plus circonstanciés.

L'un appartient au professeur Roux, de Lausanne; Delorme l'avait simplement signalé dans sa communication; Roux l'a publié depuis et a bien voulu nous envoyer directement quelques détails complémentaires. Je transcris les termes mêmes de sa lettre : « Rétraction totale du poumon; plèvre épaisse de 5 à 8 millimètres. Simple incision longitudinale sur la plèvre viscérale au couteau gynécologique. La plèvre s'écarte de minute en minute et le poumon reprend son volume. Actuellement, résultat idéal ».

Nous devons l'autre à l'obligeance de notre ami Veslin (d'Evreux); en voici le très succint résumé : malade de 32 ans; en août 1895, empyème gauche d'origine traumatique; en mai 1896, pleurotomie, fistule, cachexie; en septembre 1896, large Estlander avec curage de la plèvre mais sans résultat; en décembre 1896, opération de Delorme, volet ostéo-musculo-cutané; empyème total; poumon rétracté en avant, loin de la gouttière costo-vertébrale, décortication laborieuse, impossible sur le tiers supérieur, tout se passe comme l'a dit Delorme, et le poumon se dilate rapidement. Toilette rapide; suture du lambeau, soulevé à chaque inspiration par le poumon. Opération longue qui a duré deux heures et demie.

Suites immédiates simples, puis sphacèle du lambeau laissant une énorme ouverture par laquelle on aperçoit le poumon. En juin 1897, la brèche thoracique est à peu près fermée : l'état général est excellent, et le malade quitte l'hôpital. Respiration normale en avant sur toute la hauteur, en arrière, jusqu'à l'épine de l'omoplate, au-dessus respiration soufflante.

Ces deux faits, exceptionnellement favorables, viennent se joindre aux 6 autres pour affirmer les brillants résultats que la décortication peut donner en certains cas.

Si nous examinons maintenant ceux que fournissent le total des 29 faits nous trouvons que, au point de vue de l'expansion pulmonaire : 13 fois, soit 44,7 % le résultat opératoire a été parfait; 1 fois, satisfaisant; 3 fois, médiocre; 12 fois, soit 41,2 %, à peu près nul. Dans 22 faits seulement le résultat thérapeutique est noté suffisamment, mais l'on peut assurément ranger les résultats inconnus dans les cas stationnaires sans risquer d'altérer la vérité. On trouve alors que 11 malades, soit 37,8 %, ont guéri complétement; 5, soit 17,2 % ont été plus ou moins améliorés; 9, soit 30,9 %, sont restés stationnaires; 4, soit 13,7 %, sont morts, dont deux rapidement et deux longtemps après l'intervention.

J'ajoute que ces 29 cas renfermaient au moins 6 empyèmes tuberculeux avérés, parmi lesquels 2 ont été très améliorés et 4 ont succombé plus ou moins vite. Si l'on défalque des 29 cas, les six tuberculeux défavorables, restent alors 23 faits avec 10 guérisons complètes, soit 43,4 %, 3 améliorations et 10 états stationnaires, soit 43,4 %. La mortalité immédiate devient nulle, car elle était entièrement constituée par les empyèmes tuberculeux et les résultats s'affirment favorables.

Ici encore l'opération semble, comme le disait Delorme, ne pas faire courir de risques notables à l'opéré surtout si l'on sait vite, en cas d'impossibilité, changer son plan et transformer l'intervention. La décortication, s'est montrée parfois particulièrement laborieuse et longue (quelques opérateurs ont mis deux heures et plus à la parachever dans tous ses détails) ; elle s'est parfois accompagnée d'une hémorrhagie en nappe assez abondante ; Sorel (du Havre) a vu dans son cas deux ou trois artérioles saigner assez sur la tranche de la coque pleurale pour exiger une ligature. Malgré cela, les morts opératoires se réduisent à deux ; or, l'une d'elles (Delorme) se rapporte à un malade qui fut enlevé par une tuberculose cérébrale et abdominale déjà très avancée, et l'autre (Reclus) survint chez un homme très affaibli, dont les deux poumons étaient infiltrés de tubercules. De ce cas, que l'on ne songerait plus à opérer aujourd'hui « la méthode n'a point à souffrir » en toute vérité.

De nouveaux faits sont encore nécessaires pour porter une conclusion ferme. Au moins peut-on dire avec Delorme que la décortication, faite dans les limites précises où elle est pratiquement possible, verra sans doute « ses succès s'accroître à mesure que nous nous éloignerons de la période incertaine du début pendant laquelle on n'a pu faire la part exacte de ses indications et de ses contre-indications ».

Malheureusement si « la valeur de la décortication est tout entière liée à son opportunité », à la condition nécessaire d'un poumon perméable et surtout d'une membrane décollable, rien dans l'étiologie, la marche, les signes, la bactériologie de l'empyème ne permettent au moins encore de saisir nettement cette indication formelle. Un seul moyen demeure : ouvrir le thorax, explorer directement la cavité et le poumon, moyen d'autant plus justifié que cette intervention préliminaire peut en cas d'insuccès de la décortication se transformer en Estlander.

Conclusions. — De la critique expérimentale à laquelle nous nous sommes livrés au sujet des résections et thoracoplasties, de l'étude statistique que nous venons de faire touchant ces méthodes et la décortication pulmonaire, semblent se dégager quelques déductions utiles.

L'opération de Schede mise à part, car sa gravité est beaucoup plus considérable, les autres interventions restent à peu près égales comme mortalité opératoire, celle-ci variant entre 13 et 16 °/₀ environ. La décortication en particulier ne paraît pas avoir entraîné jusqu'ici plus de décès que les résections costales habituelles. Le pourcentage des guérisons diffère davantage, mais il est plus difficile à établir, certains auteurs rangeant dans les succès complets des cas placés par d'autres au groupe des améliorations très prononcées. En réunissant ces deux séries, on trouve que l'Estlander a fourni très approximativement 63 °/₀ de succès, l'opération de Quénu 83 °/₀ et la décortication 55 °/₀. Nous ne parlons pas des autres procédés sur lesquels des chiffres sérieux manquent encore.

Comme nous avons pu voir que l'opération de Quénu semblait expérimentalement réaliser à moins de frais le large affaissement du thorax, c'est à elle que nous donnons la préférence dans la plupart des cas. Mais, comme la décortication a donné lorsqu'elle a réussi des succès de meilleur aloi et risque de mieux rétablir la fonction pulmonaire sans faire encourir au malade des dangers beaucoup plus sérieux, nous dirons volontiers : dans les cas très simples, résection costale classique à la façon d'Estlander ; dans les cas plus sérieux, essai de décortication ou thoracoplastie bilinéaire lorsque l'état général ou local s'oppose à celle-là.

Nous allons d'ailleurs essayer de mieux préciser la conduite à suivre par un examen détaillé des conditions diverses qui se peuvent présenter.

§ II. — Indications et contre-indications opératoires.

1° Indications et contre-indications d'ordre général. — Elles se tirent de l'âge et de l'état viscéral du malade : cœur, foie, reins, poumons.

L'*âge* d'abord mérite sérieux examen non pas chez l'adulte où cette notion perd de son importance, mais aux termes extrêmes.

Chez l'enfant, Ollier[1] et Ashurst[2] sont d'avis qu'il faut être sobre d'interventions osseuses, dangereuses parce qu'elles peuvent porter atteinte au développement ultérieur du thorax, inutiles parce que, à cet âge, on peut tout attendre de l'élasticité des côtes. Les statistiques de Griffith, Morison et Poore montrent en effet que sur 17 empyèmes chroniques chez l'enfant, l'incision large et simple a procuré 13 guérisons, soit 76,5 % ; 2 morts et 2 insuccès, soit 11,8 °/₀. Mais s'il faut savoir attendre plus longtemps encore que chez l'adulte, il est cependant des cas où l'on doit intervenir. Le très jeune âge lui-même peut ne pas constituer une contre-indication formelle. De Cérenville a opéré avec succès une petite fille de trois ans. Auguste Broca a bien voulu nous communiquer quatre observations d'Estlanders très étendus pratiqués chez des enfants de 5, 6, 7 et 12 ans avec trois guérisons et une mort provoquée par les dimensions inu-

[1] OLLIER. Congrès de Chirurgie, 1888 (l. c.).
[2] ASHURST. American Surg. Assoc., 29 mai 1894.

sitées de la poche pleurale. Nous avons pu par ailleurs rassembler 8 autres cas de résections étendues, chez des enfants au-dessous de 10 ans, avec une seule mort chez un sujet de 22 mois à qui Poore enleva les cinquième, sixième, septième et huitième côtes et qui succomba à des lésions amyloïdes étendues. Karewski et Duret se déclarent aussi partisans de l'intervention et le premier a rapporté quatre faits heureux à l'appui.

Il convient seulement chez l'enfant de ménager au maximum le squelette costal, surtout dans sa partie antérieure où se fait le développement, et de s'attaquer toujours à la région postéro-latérale du thorax, même si la fistule siège exceptionnellement en avant.

Chez le vieillard, par contre, il faut se montrer beaucoup plus réservé ; la susceptibilité du cœur et du poumon commande alors la plus grande prudence ; et l'on devra renoncer aux longues interventions déprimantes pour recourir aux résections complémentaires si la poche à combler est de quelque étendue.

L'état général et *viscéral* doit être d'ailleurs toujours pris en considération, surtout aux âges extrêmes où la vitalité et la résistance sont moins considérables en présence d'une opération sérieuse. Il s'en faut pourtant qu'à moins de lésions tuberculeuses ou amyloïdes très avancées, on ne puisse intervenir chez des malades même gravement atteints. Estlander, Berger, Bouilly, Lucas-Championnière, Bœckel étaient de cet avis, et de Cérenville insistait en 1886 sur « la véritable résurrection qui peut se manifester après l'opération chez des pleurétiques arrivés au dernier degré de la cachexie hectique et en apparence si compromis que l'on a à peine le courage de les soumettre à une opération aussi grave » ... « la fièvre cesse, l'état général se ranime, et au bout de quelques jours, le malade a regagné ce qu'il avait perdu : il a pour lui toutes les chances qui étaient contraires ». Mais alors, nous l'avons dit, l'Estlander semblait une opération très inoffensive, les échecs et les morts se sont accumulés depuis. Aujourd'hui des réserves sérieuses doivent être faites ; ici comme ailleurs il faut mettre en balance la résistance du malade et la gravité de l'acte chirurgical.

Les lésions cardiaques, amyloïdes et tuberculeuses envisagées particulièrement, comportent les mêmes appréciations, variables avec leur degré et leur étendue,

Les *troubles circulatoires* paraissent très importants à de Cérenville et à Bœckel, en présence d'une anesthésie toujours longue et d'une opération toujours déprimante. Peut-être, sans les négliger, leur accorde-t-on aujourd'hui une place moins grande, au moins en ce qui touche les dangers immédiats de la chloroformisation.

Les dégénérescences amyloïdes hépatico-rénales semblent pouvoir rétrocéder après guérison de la fistule. Il faut d'ailleurs distinguer la néphrite amyloïde des albuminuries banales dont quelques-unes comportent un pronostic moins sévère. Il n'en reste pas moins que des désordres hépathiques ou rénaux dûment constatés restent pour Berger, Bœckel, Thiriar, etc., une réelle contre-indication et commandent la plus extrême prudence.

La tuberculose a suscité de nombreuses discussions. Répétons d'abord qu'elle est plus rare qu'on ne le croit peut-être et n'existe environ que dans le quart des cas. Il s'en faut que tous les cachectiques minables soient les tuberculeux qu'ils paraissent. Griffith a récemment insisté sur la nécessité d'un examen bactériologique pour trancher nettement la question.

Cet examen doit porter sur le pus et sur les crachats; il nécessite le contrôle combiné du microscope et des inoculations, parce que les bacilles font souvent défaut et seules les inoculations au cobaye peuvent donner quelque assurance. Il faut examiner à la fois et le pus et les crachats car, en présence d'une tuberculose pleurale, le poumon n'est pas fatalement pris. Aussi peut-on distinguer par ordre de gravité décroissante : les empyèmes tuberculeux avec tuberculose pulmonaire, les empyèmes tuberculeux sans tuberculose pulmonaire, les empyèmes non tuberculeux avec tuberculose pulmonaire.

En présence d'une tuberculose avérée, quels que soient sa forme, son siège et sa gravité, Reverdin, J. Bœckel, Verneuil[1],

[1] VERNEUIL. *Bull. de la Soc. de Chir.*, 1885. et *Études sur la tuberculose*, 1891 (*l. c.*).

Thiéry [1], Debove et Courtois-Suffit condamnent absolument
toute intervention.

Bœckel a perdu ses deux malades, Verneuil n'a jamais vu ni
guérison, ni amélioration, et Thiéry, sur 4 cas, a noté une amélioration passagère, deux insuccès, une aggravation de l'état
général et local.

Mais Poulet, de Cérenville, Bouveret, Kirmisson pensent que
la contre-indication est seulement relative, subordonnée à
l'étendue des lésions, à la vitalité du sujet, à la gravité prévue de
l'opération. Sur 11 empyèmes chroniques tuberculeux rassemblés
par Bouveret, on note 4 améliorations, 3 morts tardives et 4
décès rapides. Malgré que l'intervention n'ait jamais en ces 11
cas donné de guérison complète, Bouveret estime que c'est déjà
un résultat enviable d'obtenir une cicatrisation partielle et une
diminution notable de la cavité suppurante. Nous avons réuni
25 cas pareils traités par des résections ou thoracoplasties
diverses qui ont donné 3 guérisons complètes, 2 guérisons opératoires avec mort tardive par généralisation, 13 insuccès et
7 morts plus ou moins rapides. Nous ne voulons pas dire qu'il
faille de par les chiffres compter sur 12 °/₀ de guérisons et
28 °/₀ de morts, car aux 7 morts il faut en réalité ajouter les
13 insuccès qui ont fini ou finiront par mourir, ce qui porte
alors la mortalité définitive à plus de 80 °/₀, car aussi notre
statistique très incomplète est comme ses pareilles sujette à
l'erreur.

Elles montrent cependant que la tuberculose est loin de constituer à elle seule une contre-indication formelle, que la guérison est rare mais non pas impossible et qu'il y a lieu de
distinguer entre les faits. Or, deux conditions se peuvent présenter : le poumon est indemne ou il est pris.

Lorsque le poumon est indemne, c'est-à-dire lorsque les lésions
paraissent limitées à la plèvre, que les signes stéthoscopiques et
l'examen sérieux des crachats restent négatifs, il faut agir hardi-

____

[1] Thiéry. Thèse de Paris. 1890, p. 151.

ment car, toutes choses égales d'ailleurs, il n'est aucune raison pour ne pas traiter et guérir cette tuberculose locale.

Lorsque le poumon est pris, les indications se doivent tirer du degré, de l'étendue, de la forme évolutive des lésions pulmonaires, aussi de l'état du poumon opposé. Les altérations viscérales l'emportent-elles sur la lésion pleurale selon la formule de Trélat, il faut s'abstenir et il le faut encore si la tuberculose procède par poussées et se montre envahissante, rapide dans sa marche, au lieu d'être torpide et fileuse. On doit aller de l'avant en cas contraire. Je sais bien que Rendu[1], à propos de l'intervention dans le pneumothorax tuberculeux, estime que malgré une auscultation très approfondie on n'est jamais sûr que le poumon opposé soit sain et capable de suppléer le poumon malade; qu'il peut être atteint de congestion pulmonaire aiguë amenant une mort rapide.

Mais ici encore la radiographie, jointe à l'examen bactériologique et clinique, rendra certainement d'utiles services. D'autre part, pour si restreint qu'il soit, le nombre de guérisons complètes ou d'améliorations sérieuses vaut que l'on tente d'opérer en l'absence de lésions organiques graves, en présence de conditions locales favorables. Nous ne saurions oublier d'ailleurs que des tuberculeux ont supporté victorieusement de très graves opérations, que Güterbock[2], Tillmanns[3], Peyrot[4], pour ne citer que ceux-là, ont pu pratiquer chez trois malades, avec un succès définitif, des résections thoraciques très larges avec excision de la plèvre, montrant ainsi qu'il ne faut pas toujours rejeter l'intervention alors même qu'elle doit être assez étendue.

Cette intervention peut d'ailleurs être commandée par une infection secondaire de la plèvre dont la présence n'est pas indifférente et peut sensiblement contribuer à la fièvre et à l'intoxication du malade. En ce cas, il faut agir au moins pour

---

[1] Rendu. *Soc. méd. des Hôpit.*, 13 novembre 1891. p. 151.
[2] Güterbock. *21e Congrès de chirurgie.* Berlin. juin 1892 *l. c.*
[3] Tillmanns. *19e Congrès de la Société allemande de Chir.*, 1890 *l. c.*
[4] Peyrot. *Journ. de Huchard*, 22 novembre 1893.

donner au pus et aux produits pyrétogènes une large voie d'évacuation.

2° Indications et contre indications d'ordre local. — Elles portent sur la nécessité, la date et le mode de l'intervention.

Sur l'opportunité d'une intervention dans les empyèmes chroniques tout le monde est d'accord en principe. Les exemples de guérison spontanée sont trop rares, quel qu'en soit le processus, pour qu'on puisse affirmer sans ambages la gravité de l'empyème fistuleux abandonné à son évolution. C'est la mort presque inévitable en quelques mois ou quelques années. Les causes en sont multiples : intoxication par résorption des toxines pleurales, troubles digestifs et fébriles, dégénérescences graisseuses et amyloïdes, cachexie suppurative en un mot, sans compter les troubles de l'hématose et les infections secondaires inévitables. On peut donc poser en règle qu'il faut intervenir. Mais on ne saurait soumettre d'emblée aux mêmes opérations des faits qui peuvent essentiellement différer et une distinction devient ici nécessaire.

Trois cas se peuvent rencontrer. L'empyème n'a jamais été soigné et n'est pas encore fistuleux. L'empyème a été traité mais de façon notoirement insuffisante. L'empyème a déjà été pleurotomisé et drainé avec soin, mais une fistule persiste.

Le premier est rare; il en existe cependant des exemples avérés. Nous avons montré au chapitre de l'anatomie pathologique que la caractéristique des empyèmes chroniques n'était pas tant dans la fistule pleuro-cutanée et la résistance aux moyens chirurgicaux que dans les modifications anatomiques profondes de la plèvre, du poumon et de la paroi, lesquelles peuvent être précoces. C'est en se fondant sur ces faits que quelques chirurgiens ont proposé d'intervenir d'emblée par une large résection chez tous les malades atteints d'un empyème relativement vieux, qu'il soit ou non compliqué de fistule. Ainsi M. Monnier [1] a procédé par un vaste Estlander chez un enfant de dix ans atteint

---

[1] MONNIER. *Société médico chirurgicale.* 1897, voir *Presse médicale.* 18 septembre 1897.

depuis cinq mois et demi d'une pleurésie purulente droite non fistuleuse.

Cette conduite semble logique et, dans le cas particulier, les constatations faites au cours de l'opération démontrèrent au chirurgien le bien fondé de son opinion. Nous croyons cependant qu'il serait excessif de la généraliser. Lorsque l'empyème est vierge encore de fistules et d'intervention, comme à priori rien ne saurait indiquer sa ténacité, comme Poore, Morison, Griffith et d'autres ont rapporté des exemples de guérison légitime après une simple incision large avec ou sans résection unicostale, point n'est besoin de recourir d'emblée aux moyens extrêmes. Chez l'enfant surtout, au squelette plus souple et plus spontanément modelable, une thoracoplastie précoce serait au moins prématurée. Aussi persistons-nous à croire qu'en présence de ces cas, il faut commencer d'abord par ouvrir et drainer largement la plèvre. On en retirera toujours de bons résultats et parfois la cure complète et définitive. Si l'on échoue, il sera temps alors sans tarder trop, de recourir à une résection complémentaire. La thoraco-plastie ne serait indiquée que si l'ouverture pleurale permettait de constater une attrition pulmonaire trop considérable et rendue définitive par un épaississement marqué de la plèvre.

Lorsque l'empyème est déjà fistuleux, que la fistule soit spontanée ou post-opératoire, si la première intervention a été insuffisante, l'incision mal placée, le drainage mal conduit, les mêmes réserves sont applicables. Il faut d'abord savoir patiemment se borner à une pleurotomie large, à un drainage complet, à un débridement secondaire placé en bon lieu déclive.

Enfin l'empyème parait avoir été primitivement et longtemps traité avec soin, mais une fistule persiste. Il faut s'enquérir prudemment par les moyens divers que nous avons exposés des conditions anatomiques de la cavité purulente et du trajet. Les commémoratifs, l'exploration directe, la radiographie font-elles soupçonner que la fistule est entretenue par la présence dans la plèvre d'un corps étranger : drain, épingle, laminaire, etc., l'ablation de ce corps étranger s'impose sans attendre et amène presque toujours les plus heureux résultats. (Bœckel, Thiriar,

Berger, Lucas-Championnière, Glück, Sharp, Gallozzi, Hassler, Liénard, Ricard, etc.). Je rappelle une fois encore combien ces faits sont fréquents ; il y faut toujours songer.

L'examen du pus fait-il, comme en un cas d'Ollier, découvrir de petits débris calcaires, traces d'une calcification étendue de la plèvre malade que l'examen direct pourra confirmer, il faudra sans trop attendre assouplir directement au moins par un curettage cette plèvre enraidie qui ne saurait guérir toute seule.

La fistule est-elle fonction d'une ostéiste costale voisine, d'une transformation calleuse du trajet plutôt que d'une chambre profonde, c'est à la côte malade, aux calus du trajet qu'il faudra s'adresser.

Ces cas particuliers mis à part, j'en viens à ceux où la suppuration est entretenue par la béance des parois cavitaires rigides, condition sur laquelle on a tant insisté. A quelle date convient-il d'intervenir ?

Homén et Berger avaient jadis pensé que toute fistule, persistant encore quatre ou six mois après l'incision de la plèvre, pouvait être regardée comme spontanément incurable. Parfois du reste, ces mêmes auteurs admettaient l'utilité d'une résection hâtive, lorsque dans les quatre ou six premières semaines après la pleurotomie, l'excavation demeurait considérable. De Cérenville estimait pareillement que l'on est en droit d'y recourir, même lorsque les possibilités d'une guérison spontanée sont loin d'être épuisées, du moment où l'étendue et la profondeur de l'excavation représentent approximativement un quart au moins de la cavité pleurale. Il est vrai que ces auteurs croyaient alors l'opération d'Estlander presque toujours efficace et toujours inoffensive, elle n'avait en effet donné encore aucun revers.

Mais aujourd'hui, et malgré ce qu'en a dit Monnier, la question des résections précoces paraît nettement résolue par la négative. Déjà en 1888, Bouilly[1] déclarait ne plus intervenir avant la fin de la première année et Peyrot, plus récemment, a fait maintes fois appel de l'arrêt trop absolu prononcé par les auteurs précédents.

---

[1] BOUILLY. *Congrès de Chirurgie.* 1888 *(l. c.)*.

En 1890, à la Société de chirurgie[1] et dans le *Traité de chirurgie* de Duplay-Reclus, il a fortement insisté sur ce point. On croit à tort, d'après lui, que passés quelques mois, on ne peut plus compter sur l'expansion du poumon et le comblage de la cavité suppurante : il a vu, pour sa part, des poches de 250 grammes se combler après deux ans, et aussi des cavités de 350 grammes. « L'opération d'Estlander a été pratiquée trop souvent jusqu'ici avec une véritable précipitation. Dire qu'elle est indiquée toutes les fois qu'un opéré n'est pas guéri, trois ou quatre mois après l'incision de la plèvre, c'est poser une indication beaucoup trop absolue... et combien de fois l'a-t-on faite après deux mois ou deux mois et demi chez des jeunes gens qui réunissaient toutes les indications d'une guérison spontanée. Defontaine[2], Moreau[3], Vigenaud[4], Claudot[5], ont apporté des preuves semblables à l'appui de la même opinion, et montré qu'un bon drainage, des pansements bien faits, la suppression de lavages inopportuns, l'emploi d'émulsions iodoformées, aidés par une bonne hygiène et le séjour au grand air, peuvent même après huit ou dix mois, permettre d'éviter une thoracoplastie qui paraissait nécessaire. Parfois, à cette tâche, suffira aussi un débridement nouveau de la plèvre ou du trajet, avec ou sans résection des côtes adjacentes. Bouilly[6], à propos d'une observation de Gellé (de Provins) présentée par Kirmisson, où la résection de deux côtes avait amené une guérison rapide, faisait justement observer qu'il ne s'agissait pas là d'un Estlander véritable, mais d'une très large pleurotomie, permettant une évacuation meilleure. Il citait l'exemple personnel d'une fille de 15 ans, qu'avait guéri une deuxième incision plus large. Rioblanc a rapporté un cas pareil.

Aussi croyons-nous sage de dire avec Defontaine : « la thora-

---

[1] PEYROT. *Bull. de la Soc. de Chir.*, 23 mars 1890.
[2] DEFONTAINE. *Revue de Chir.*, 1889 (*l. c.*).
[3] MOREAU. *Bull. de l'Acad. royale de Belgique*, 1893, p. 194.
[4] VIGENAUD. *Arch. de méd. Milit.*, 1890, t. I (*l. c.*).
[5] CLAUDOT. *Arch. de méd. Milit.*, 1893, t. I (*l. c.*).
[6] BOUILLY. *Société de Chir.*, 23 mars 1890.

coplastie n'est indiquée que lorsqu'on a constaté l'insuffisance d'une ouverture pleurale convenablement établie, c'est-à-dire absolument déclive, permettant les libres entrée et sortie de la cavité pleurale, conditions qui ne paraissent souvent bien réalisées que par la résection de deux ou trois côtes et la division de toutes les parties molles des espaces intercostaux correspondants. Dans de telles conditions, si on attend plusieurs mois, on aura bien plus rarement à pratiquer l'opération thoracoplastique, c'est-à-dire la résection costale envisagée indépendamment de toute modification de l'ouverture pleurale ».

En ces dernières années et toujours pour rétrécir le champ des grandes interventions précoces, les partisans du drainage aspiratif ont voulu appliquer leur méthode à la cure des vieux empyèmes. Bohland[1] a publié un cas de guérison définitive obtenue chez un homme de 29 ans atteint depuis 6 mois d'un vaste empyème de la plèvre gauche; le siphon de Bulau dut rester quatre mois appliqué; l'expansion pulmonaire se fit complétement. Bohland cependant croit de pareils succès exceptionnels.

L. Djouritch[2] au contraire insiste dans sa thèse sur les effets constamment heureux du siphon de Revilliod « dans les empyèmes réputés incurables » et son travail renferme six guérisons amenées par la patiente application de cette méthode chez des malades fistuleux depuis quatre ans et demi, six mois, dix-sept mois, onze mois, deux mois et un mois, sans que la moindre résection costale ait été nécessaire. Nous avons résumé brièvement ces faits à la page 187. En négligeant les deux derniers où la fistule était de date trop récente pour qu'on pût à bon droit la considérer comme définitive, nous voyons que dans les autres le traitement a duré 2, 3 et 5 mois. Je sais qu'en ce dernier fait, l'application fut très irrégulière de par l'indocilité absolue du malade. Mais, si l'on peut sans aucun inconvénient, tenter l'essai de cette très intéressante méthode, il est malheu-

---

[1] Bohland, *Deutsch. med. Woch.*, 1896, p. 196 (l. c.).
[2] L. Djouritch, *Thèse de Genève*, 1892 (l. c.).

reusement à craindre que l'on n'obtienne pas souvent les résultats heureux consignés par Djouritch. Il n'en reste pas moins, lorsque l'état général est médiocre, les forces insuffisantes pour supporter une grave intervention, une indication nouvelle de recourir à ce mode particulier de drainage avant d'en arriver aux thoracoplasties.

Mais ces réserves faites, lorsqu'on aura donné à la guérison spontanée toutes chances de se produire et comme soin et comme délai, lorsque plusieurs mois, un an même se seront écoulés, ce qui offre l'avantage pour Quénu de s'éloigner au maximum de la période de virulence et d'opérer « à froid », comme dans l'appendicite, loin d'un streptocoque dangereux dont le réveil est toujours possible, alors si l'état général est menacé, si l'état local est stationnaire, il faut ne plus hésiter à intervenir plus activement. J'ai pu voir récemment un jeune garçon de 17 a..s qui supportait sans inconvénients apparents depuis plus d'un an une fistule au côté gauche. Cette tolérance parfaite est rare. Et le plus souvent attendre indéfiniment exposerait à mettre le malade et à opérer dans des conditions défavorables, sur un organisme localement plus atteint, généralement plus affaibli.

Estlander estimait que l'épaississement exagéré de la plèvre favorisé par ce long délai était utile pour le succès définitif de l'opération, lequel était dû pour lui au recroquevillement cicatriciel de la cavité. Nous avons vu que les interventions actuelles, basées sur un autre principe, veulent réaliser d'emblée l'affaissement du thorax ; elles ne demandent rien à la rétraction de la plèvre, tout à l'assouplissement immédiat de la paroi et l'épaississement de la plèvre n'est alors qu'un obstacle de plus.

C'est dire que le *défaut de rétraction de la paroi thoracique*, si important pour Estlander, a perdu toute sa valeur de contre-indication.

Nous en dirons autant de *l'ancienneté de l'empyème* qui ne saurait davantage empêcher d'intervenir. Bouilly la considère comme fâcheuse et n'en a pas moins obtenu un succès après douze ans ; Bouveret, à tort d'ailleurs, ne l'estime-t-il pas au contraire favorable suivant les idées d'Estlander ?

La présence d'une *fistule pleuro-bronchique* permanente, loin d'être un empêchement, est beaucoup plutôt une indication d'ouvrir largement la plèvre pour agir directement sur elle par le grattage, la cautérisation ou la suture lorsqu'elle est possible.

Les très grandes dimensions de la cavité ont été considérées par Erhmann[1], Weiss[2], Spilmann[3], Bouilly, Le Fort, Verneuil, Amat[4] comme une contre-indication formelle. Mais Bouveret avoue qu'il est fort difficile d'établir la limite au-delà de laquelle un grand empyème cesse d'être opérable. De Cérenville, Schede, Ferguson, Keen, Peyrot, Guermonprez et Vanheuverswyn, Güterbock, Tillmanns et d'autres encore ont montré par leurs succès que cette condition évidemment défavorable n'était pas cependant la source de contre-indications absolues mais bien plutôt d'indications opératoires particulières que nous allons envisager maintenant.

3° Indications anatomiques particulières. — Il faut en effet reprendre à cette place la distinction des cavités en petites, moyennes et grandes, chacune de ces catégories pouvant être plate ou profonde.

a) Petites cavités. — La conduite est facile à tracer. En présence d'une poche petite et plate, l'opération d'Estlander s'impose, appropriée seulement à son siège et à ses dimensions. C'est dire qu'elle devra porter tantôt sur la paroi latérale du thorax (Estlander type), tantôt sur sa paroi postérieure (procédé de Brckel) ; tantôt enfin sur sa partie inférieure (procédé de Delagenière).

À ces cas simples un traitement simple suffit qui se montre presque toujours efficace, sans qu'il soit besoin de recourir à des manœuvres pleurales autres qu'un curettage consciencieux.

Si la cavité est petite mais profonde, la résection ordinaire courra le risque d'être souvent insuffisante. Je fais allusion à ces

---

[1] Erhmann, *Bull. de la Soc. de Chir.*, 1884, p. 341.
[2] Weiss, *Revue méd. de l'Est*, 1882 (l. c.).
[3] Spilmann, *Soc. méd. de Nancy*, 22 avril 1881.
[4] Amat, *Gaz. méd. de Paris*, 1887 (l. c.).

trajets étroits mais profonds, véritable fossés dont Bouilly et Ceci ont des exemples. Il faut agir directement sur eux en les éventrant. Une résection costale préliminaire permettra de les mettre à jour, de les fendre, de les gratter et de les tamponner pour les faire bourgeonner du fond vers l'ouverture, à la manière de tous les trajets fistuleux.

b). Cavités moyennes. — Lorsqu'elles sont plates, il n'est pas de difficultés sérieuses. La plupart des procédés leur seront applicables et l'on pourra en tenter la cure en un seul temps, sans craindre un choc trop grave pour le malade. A chacun selon son tempérament de choisir le mode opératoire particulier. Nous inclinerions pour notre part vers la thoracoplastie de Quénu complétée ou non par la destruction du sinus costo-diaphragmatique selon le faire de Delagenière, si la poche arrive à ce niveau.

Les cavités profondes sont déjà beaucoup plus rebelles. Et nous croyons que le premier temps opératoire doit consister à ouvrir largement la plèvre pour s'inspirer rigoureusement des conditions de forme, de siège, de l'état du poumon. Si la plèvre est assez épaisse pour qu'on puisse supposer à bon droit qu'elle s'oppose à la réexpansion du poumon, il faudra tenter une décortication partielle ou totale. Celle-ci n'offre aucun danger sérieux à condition de bien choisir ses cas et de ne pas s'entêter inutilement à vouloir détacher quand même une coque trop adhérente. Lorsque cette décortication n'est pas possible, il faudra se contenter d'un curettage soigneux toujours fort utile à l'assouplissement et à la désinfection et, puisqu'on ne peut agir sur le poumon, s'adresser franchement à la paroi. On l'attaquera largement soit par un Estlander, auquel bien des chirurgiens sont restés fidèles, soit par une thoracoplastie proprement dite. De celles-ci, j'ai suffisamment montré par des chiffres et des faits que la manière de Quénu semble l'emporter sur toutes les autres par sa facilité d'exécution et son efficacité. Lorsque la poche suppurante siège sous l'angle costal postérieur, l'Estlander perd la plupart de ses avantages. Malgré que Baekel ait en ce cas conseillé avec Thiriar de s'attaquer à la région latérale du

thorax, quitte dans une opération ultérieure à se reporter en
arrière, nous croyons plus logique d'agir d'emblée sur la cavité
elle-même et non pas à son voisinage. Ce serait courir d'ailleurs
à un échec presque certain, trop fréquent encore lorsque la
résection est exécutée directement en face de la poche. L'opération de Boiffin ou celle de Quénu sont alors recommandables.

c). *Grandes cavités.* — Il en est de plates aussi, toujours relativement faciles à combler malgré leur étendue, grâce à une
thoracoplastie largement exécutée.

Mais lorsqu'elles sont à la fois étendues en surface et en profondeur, les interventions ordinaires, même les plus hardies,
risquent de se montrer insuffisantes. Aussi, pourvu que le malade
soit assez vigoureux, doit-on à l'heure actuelle recourir à un
essai de décortication pulmonaire après large thoracotomie exploratrice. Delorme l'avait déjà dit en 1888 : la réexpansion du
poumon peut seule amener la guérison des cavités profondes de
plus de 4 centimètres, pour lesquelles l'affaissement de la paroi
désossée à son maximum serait presque toujours impuissant.
La décortication, moins urgente dans les cas ordinaires où le
poumon respire encore, reconnaît ici une double indication :
combler la cavité suppurante, redonner au poumon une partie
de ses fonctions perdues.

Mais que faire en l'échec de cette manœuvre ? Faut-il recourir
d'emblée à une de ces vastes résections à la Schede avec ou sans
pleurectomie pariétale ? Faut-il au contraire procéder plus lentement par retouches successives ? L'état général du malade ne
sera pas sans considération. Certains ont voulu prétendre qu'un
affaiblissement marqué des forces était une raison de plus pour
en finir à tout prix et courir les risques ou bénéfices immédiats
d'une large intervention. La doctrine se peut soutenir, mais
elle n'est pas sans dangers. Et, malgré que les grandes résections aient leurs partisans résolus, à l'étranger surtout, nous
nous déclarons nettement en faveur des interventions complémentaires et plus modestes. L'exemple de Schede lui-même doit
faire naître de salutaires réflexions ; nous l'avons montré con-
verti en ces temps derniers à la cause des opérations moyennes,

qui a toujours prévalu chez nous. Les interventions limitées sont plus sages lorsque l'état général est médiocre et conduisent aussi sûrement au but.

Mais il convient pourtant de se garder d'un excès inverse et prudence ne veut pas dire timidité. Si nous réservons à des cas et à des opérateurs exceptionnels ces résections hémithoraciques énormes dont nous avons cité quelques exemples, nous croyons en revanche qu'il faut savoir oser souvent. La gravité de l'affection d'une part, de l'autre l'anesthésie, la forcipressure et l'antisepsie nous en donnent le droit.

TABLE DES MATIÈRES

LIVRE SECOND

LES SUITES ET ACCIDENTS POST-OPÉRATOIRES

LIVRE TROISIÈME

RÉSULTATS ET INDICATIONS OPÉRATOIRES

DEUXIÈME PARTIE

LES EMPYÈMES CHRONIQUES

NOTIONS PRÉLIMINAIRES

Saint-Brieuc. — Typographie Francisque Guyon, rue Saint-Gilles.